Praktische Irisdiagnose

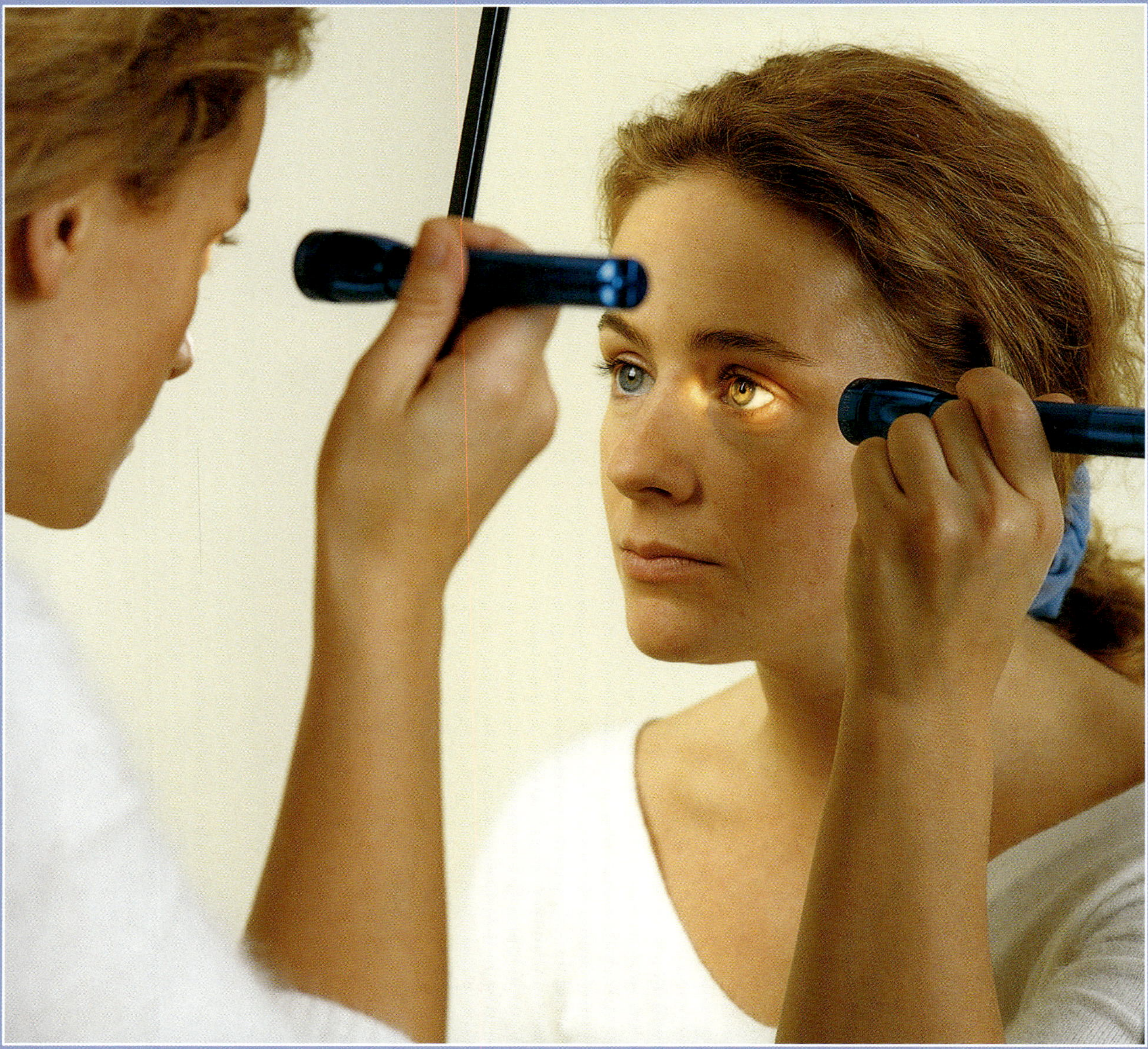

PETER JACKSON-MAIN

Praktische Irisdiagnose

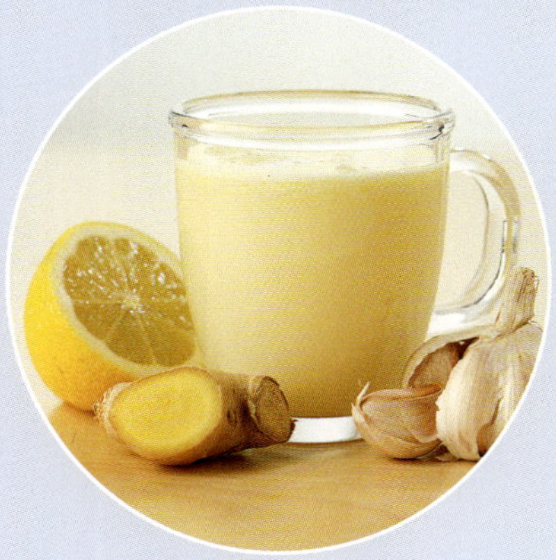

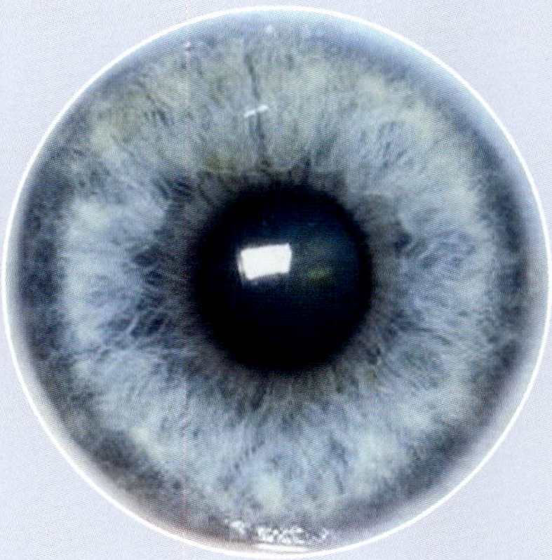

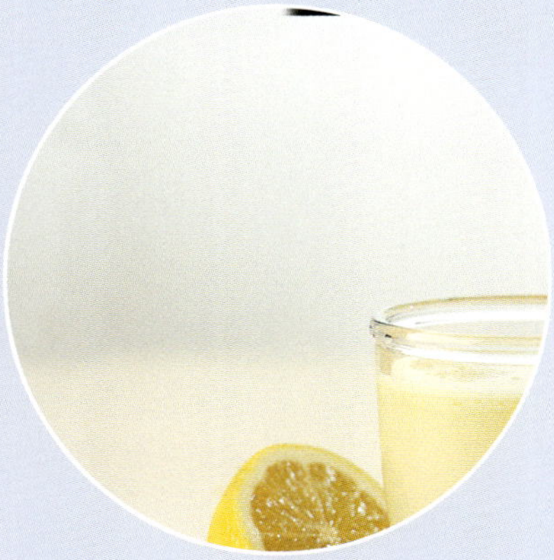

Was wir in unseren Augen lesen können
Neue Wege zu Vorsorge,
Heilung und Wohlbefinden

AT VERLAG

Die in diesem Buch wiedergegebenen Informationen und Ratschläge wurden mit größtmöglicher Sorgfalt geprüft. Da sie den Rat einer kompetenten Fachperson nicht ersetzen, sondern lediglich ergänzen können, ist es in jedem Fall empfehlenswert, sich bei ernsthaften Beschwerden oder bei einer akuten Erkrankung an den Arzt oder Heilpraktiker Ihres Vertrauens zu wenden. Autor und Verlag übernehmen keinerlei Haftung für Schäden oder Folgen, die sich aus dem Gebrauch oder Missbrauch der hier vorgestellten Informationen ergeben.

Die Originalausgabe dieses Buches ist unter dem Titel »Practical Iridology« 2005 bei Carroll & Brown Ltd., London, erschienen.

Aus dem Englischen übersetzt von Annemarie Döring

Dieses Buch ist ein unveränderter Nachdruck des 2005 unter dem gleichen Titel im Oesch Verlag, Zürich, erschienenen Werks.

AT Verlag, Aarau und München
Umschlagbilder: Carroll & Brown Ltd.
Druck und Bindearbeiten: Offizin Andersen Nexö, Leipzig
Printed in Germany

ISBN 978-3-03800-622-0

www.at-verlag.ch

INHALT

VORWORT

Unter Irisdiagnostik (Iridologie) versteht man die Untersuchung und Analyse des farbigen Teils des Auges, der Regenbogenhaut (Iris), um Faktoren zu entdecken, die für die Vorbeugung und Behandlung von Krankheiten, aber auch für die Bewahrung einer optimalen Gesundheit eine wichtige Rolle spielen können.

Einer der Vorteile der Irisdiagnostik besteht darin, daß sie uns vieles über den Gesundheitszustand eines Menschen zu verraten vermag. Ein Irisbild kann bei einem gesundheitlichen Problem zum Beispiel darauf hindeuten, daß mehr als nur ein einziges Organ betroffen ist oder daß das Problem auch eine emotionale oder mentale Komponente hat. So kann man einen Patienten, der sich zwischen verschiedenen Behandlungsmöglichkeiten entscheiden muß (etwa, ob er zu einem Chiropraktiker oder einem Facharzt für Naturheilkunde gehen soll), viel besser beraten.

Ich erhielt meine Ausbildung an der School of Natural Healing, einer von Dr. John R. Christopher gegründeten Schule für Kräutermedizin, die auf der europäischen Heilpflanzentradition und der Heilkunst der nordamerikanischen Indianer aufbaut. Dr. Christopher ließ sich in seinem Bestreben, Krankheiten zu heilen und die Gesundheit seiner Patienten zu verbessern, durch nichts entmutigen und genießt bis heute einen geradezu legendären Ruf wegen seiner Heilerfolge bei Patienten, die die Ärzte schon fast aufgegeben hatten. Sein Buch *The School of Natural Healing* ist ein Klassiker der Literatur zum Thema Pflanzenheilkunde und ein Kompendium der natürlichen, nicht invasiven Heilverfahren.

Die drei Grundprinzipien der Naturheilkunde sind Einfachheit, Verantwortungsbewußtsein und Veränderung. Eine einfache Vorstellung vom Heilen besagt, daß man seinen Körper gar nicht zu heilen braucht und auch keine Ärzte oder Spezialisten zu diesem Zweck zu Rate ziehen muß. Unser Körper heilt sich selbst, ganz natürlich und mühelos; er ist so konstruiert, daß er sich immer wieder reparieren und regenerieren kann, denn sonst könnten wir gar nicht überleben. Die Naturheilkunde bekräftigt diese Selbstheilungskräfte unseres Körpers. Sie ist sich aber auch der Tatsache bewußt, daß ein solcher Selbstheilungsprozeß nur eintreten kann, wenn der Patient die Verantwortung für seinen Gesundheitszustand übernimmt und sein Leben entsprechend ändert.

Heutzutage gibt es viele verschiedene medizinische Methoden und Richtungen; doch der einzig wahre Heiler ist die Natur. Sämtliche Vorschläge und Hinweise in diesem Buch beruhen auf dieser Tatsache. Statt Tabletten und Nahrungsergänzungspräparaten empfehle ich daher lieber bestimmte Nahrungsmittel, anstelle von Medikamenten Heilpflanzen, und statt für komplizierte Techniken zu werben, die nur der Spezialist beherrscht, gebe ich praktische Ratschläge, die jeder Mensch in die Tat umsetzen kann.

Die Irisdiagnostik unterstreicht die Einmaligkeit eines jeden Individuums und dessen Fähigkeit, richtig mit seiner Gesundheit umzugehen. Ihre Iris – mitsamt den Informationen, die sie beinhaltet – gehört Ihnen ganz allein. Selbst wenn Sie einen professionellen Irisdiagnostiker zu Rate ziehen, müssen Sie die Informationen, die er Ihnen gibt, verstehen und innerlich akzeptieren können. Seine Aussagen sollten einen Sinn für Sie ergeben und im Kontext Ihres Lebens verständlich sein. Erst dann verwandelt Wissen sich in die Fähigkeit, sich selbst zu helfen und zu heilen.

Heute arbeiten Ärzte und Heiler vieler verschiedener Schulen und Traditionen, unter anderem Kräuterheilkundler, Homöopathen und Schulmediziner, mit der Irisdiagnostik. Ich hoffe, daß dieses Buch auch Sie auf eine faszinierende Entdeckungsreise in die Welt Ihrer eigenen Augen schicken wird.

1

WAS IST IRISDIAGNOSTIK?

Unsere Pupillen sind von einer Struktur umgeben, für deren Existenz die konventionelle Wissenschaft bisher noch keine richtige Erklärung hat: der Iris (Plural: Iriden). Die Iris unterscheidet sich vererbungsbedingt von Individuum zu Individuum, und zwar in erster Linie durch ihre Farbe.

Die Augen und die sie umgebende Haut verraten uns eine ganze Menge über einen Menschen. Wenn jemand müde, blutunterlaufene, dunkel umrandete oder glanzlose Augen hat, können wir davon ausgehen, daß es mit seiner Gesundheit und Vitalität nicht zum Besten steht; ein Funkeln in den Augen kann dagegen auf Belustigung, Freude oder Liebe hindeuten.

Schon in den frühesten Epochen der menschlichen Zivilisation hat man Informationen über Menschen aus den Augen abgelesen. Die Chinesen leiteten bestimmte Gesundheitstendenzen von der Größe, Form und Stellung der Augen ab, und in der ayurvedischen Tradition Indiens ist die Augenfarbe Bestandteil der Konstitution (Dosha) eines Menschen.

EIN WEG ZU GUTER GESUNDHEIT

Jede Iris ist etwas Einmaliges. Von den über fünf Milliarden Menschen, die auf der Erde leben, hat kein einziger genau die gleiche Iris wie Sie. Nicht nur die Farben, sondern auch die unzähligen Strukturvarianten, die man in jeder Regenbogenhaut eines Menschen entdecken kann, sind der genetische Beweis für Ihre Einzigartigkeit. Jede Iris ist anders.

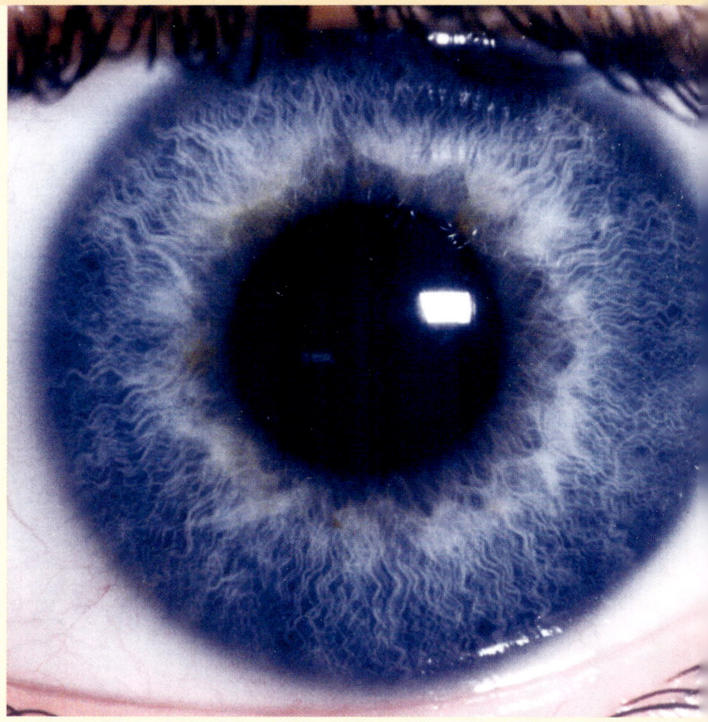

Die durchschnittliche Iris beinhaltet schätzungsweise 200 Unterscheidungsmerkmale. Deshalb spielt die Irisidentifikation auch im Sicherheitswesen eine immer wichtigere Rolle. Dabei registriert man die Verteilung bestimmter charakteristischer Merkmale (zum Beispiel Furchen, Löcher, Fasern, Ringe, Punkte und dunklere Schattierungen) in der Regenbogenhaut und benutzt Infrarotlicht, um Reflexionen zu reduzieren und Brillen und Kontaktlinsen zu durchdringen. Anhand Ihrer Iris kann man Sie ungefähr zehnmal sicherer identifizieren als an Ihrem Fingerabdruck!

EIN GANZHEITLICHES VERFAHREN

Irisdiagnostiker sind der Ansicht, daß die Therapie und die Empfehlungen zur Lebensweise, die man einem Patienten gibt, auf einer genauen Einschätzung der ganzen Person und sämtlicher Faktoren beruhen müssen, die ihr Leben geprägt haben. Der »Vater der Medizin«, Hippokrates, hat einmal gesagt: »Es ist wichtiger, zu wissen, was für ein Mensch eine Krankheit hat, als zu wissen, was für eine Krankheit ein Mensch hat.«

WISSENSWERTES ÜBER IRISDIAGNOSTIK

In der griechischen Mythologie war Iris die Göttin des Regenbogens, die den Menschen die Botschaften der Götter überbrachte. Das Farbenspektrum des Regenbogens symbolisiert die Vielfalt des Menschengeschlechts und beinhaltet ebenso viele verschiedene Farbnuancen wie der nach dem Regenbogen benannte Teil unseres Auges: die Iris (Regenbogenhaut).

Die Irisdiagnostik beruht also auf der humanistischen, ganzheitlichen Tradition der Medizin und Heilkunde, welche die Integrität der ganzen Person erkennt und respektiert. Diese Wissenschaft hatte von Anfang an mehr mit den komplementären Disziplinen der Homöopathie und Naturheilkunde gemeinsam als mit der Schulmedizin; diese Richtungen existierten stets mit einem gewissen Unbehagen nebeneinander. Das Unbehagen, das großenteils bis zum heutigen Tag besteht, spiegelt sich auch in der Geschichte der Iridologie und in den Erlebnissen ihrer berühmtesten Vertreter wider.

Bei der Irisdiagnostik werden nur die Augen untersucht; komplizierte Geräte oder Testverfahren sind dazu nicht notwendig. Man braucht lediglich eine ganz normale Lupe, eine Taschenlampe und genügend Wissen, um mit der Diagnosestellung zu beginnen.

Zu Anfang einer irisdiagnostischen Untersuchung stellen meine Patienten mir meistens die Frage: »Werden Sie mir auch sagen, was mit mir nicht in Ordnung ist?« Darauf antworte ich normalerweise: »Nein. Ich werde Ihnen eher sagen, was mit Ihnen in Ordnung ist.« Schon zu Beginn meiner beruflichen Laufbahn habe ich mir angewöhnt, bei jedem Patienten zuerst eine positive Beobachtung zu machen. Wenn man jemandem in die Augen schaut und ihm gleich einen ganzen Katalog von Krankheiten aufzählt, macht man ihm damit höchstens angst. Es ist viel besser, die Sitzung mit ein paar ermutigenden Worten zu beginnen, um sein Gegenüber zu beruhigen. Denn eine negative Haltung des Patienten würde ein möglicherweise bestehendes Ungleichgewicht höchstens verstärken und der Heilerfahrung nicht förderlich sein.

KONVENTIONELLE DIAGNOSTIK

Auf einfachster Ebene bedeutet Diagnostik nichts anderes, als durch Untersuchung von Krankheitsanzeichen die Art einer Erkrankung genauer zu bestimmen. Zu diesen Anzeichen gehören die vom Patienten berichteten Symptome, aber auch andere wahrnehmbare und verborgene Zeichen. Ein wahrnehmbares Zeichen kann etwas an der Person sein, was einen Anhaltspunkt für die Erkrankung gibt, beispielsweise Haltung, Hautfarbe, Gesichtsausdruck, Zunge, Puls, Körpergeruch oder stimmliche Besonderheiten (etwa Heiserkeit). Verborgene Zeichen sind normalerweise das Resultat von Veränderungen in der Zusammensetzung des Blutes, in den Hormonspiegeln und inneren Geweben. Die moderne Medizin hat eine ganze Reihe von Untersuchungsmethoden entwickelt, von einfachen Urin- und Blutuntersuchungen, der Entnahme von Gewebeproben bis hin zu endoskopischen Untersuchungen und bildgebenden Verfahren wie beispielsweise Echokardiographie, Ultraschall, Computer- und Kernspintomographie, um solchen Veränderungen auf die Spur zu kommen.

Komplementärmedizinische Therapeuten beschäftigen sich immer intensiver mit der Differenzialdiagnostik. Auf diese Weise können sie zu Beginn einer Behandlung die gleichen Untersuchungen durchführen wie Schulmediziner, die sich zunächst einen Überblick über die Symptome verschaffen, eine körperliche Untersuchung durchführen und den Blutdruck messen oder den Patienten abtasten, um danach zu bestimmen, auf welche Erkrankung oder Störung die Krankheitszeichen am besten passen.

Diese diagnostischen Methoden sind allesamt krankheitsorientiert, und zum Schluß sagt der Arzt oder Therapeut dann wahrscheinlich: »Ich glaube, Sie haben diese oder jene Krankheit« und entscheidet sich für eine bestimmte Behandlungsmethode. Aber was nützt Ihnen eine solche Diagnose? Versetzt sie Sie in die Lage, das Problem selbst anzugehen? Manchmal kann eine Diagnose auch Angst und Depressionen auslösen, nämlich dann, wenn wir uns mit dem Schock eines ernsten Befundes auseinandersetzen müssen.

Prognose

Zusätzlich zur Diagnose erhält der Patient häufig eine Prognose: Er erfährt, wie seine Erkrankung sich mit oder ohne Behandlung wahrscheinlich weiterentwickeln wird. In dieser Hinsicht befinden wir uns völlig in den Händen der Experten – normalerweise bleibt uns nichts anderes übrig, als zu glauben, was sie uns sagen, ob es uns gefällt oder nicht.

Was für Möglichkeiten haben wir, diese Voraussage zu beeinflussen oder zu ändern? Eine Prognose hat nur dann Gültigkeit, wenn der oder die Betroffene dem üblichen Patientenprofil ent-

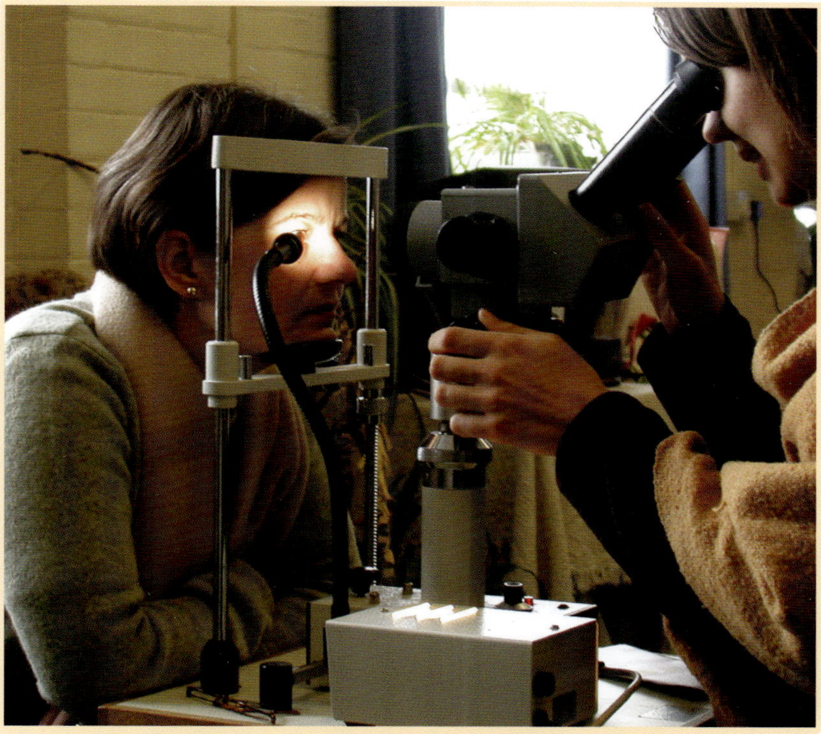

UNTERSUCHUNG MIT DEM BIOSKOP **Im Rahmen einer irisdiagnostischen Sitzung untersucht der Therapeut Augen und Iris unter anderem mit einer speziellen Kamera. Diese fertigt Dias vom Auge an, die er dann an die Wand projizieren kann, um dem Patienten den diagnostischen Prozeß zu erklären.**

spricht: Die meisten Patienten wissen nicht, wie sie ihr Vitalitäts- und Gesundheitspotenzial optimieren und ihren Gesundheitszustand eigenverantwortlich zum Positiven wenden können. Aber die Geschichte der Medizin ist gespickt mit Erfahrungsberichten von Patienten, die ihre schlechte Prognose durch bloße Entschlossenheit und positive, kreative Energie widerlegt oder überlebt haben.

DIE KONSTITUTION VON DEN AUGEN ABLESEN

Manche Heilpraktiker und Naturärzte haben erkannt, daß ein krankheitsorientierter Behandlungsprozeß zu kurz greift; so spielt zum Beispiel die Lebensweise eines Menschen eine immer wichtigere Rolle für seine Gesundheit. Hier erfüllt die Irisdiagnostik eine wichtige Funktion: Sie verrät Ihnen nämlich Ihre Konstitution, also Ihre Grundveranlagung. Diese Konstitution entscheidet darüber, für welche Probleme und Erkrankungen Sie besonders anfällig sind – nicht im Sinn einer unumstößlichen Voraussage, sondern als Hinweis auf die angeborene Reaktionsweise Ihres Körpers. Die Irisdiagnostik kann Ihnen auch Anhaltspunkte darüber geben, wie Ihre Lebensumstände sich auf Ihre Konstitution ausgewirkt haben.

DIE PROGNOSTISCHE GLEICHUNG

PROGNOSE = DIAGNOSE + INDIVIDUELLE KONSTITUTION + JETZIGER GESUNDHEITSZUSTAND + GEWÄHLTE THERAPIE

Wenn Sie einen der obigen Faktoren ändern, verändert sich auch die Prognose. Die Konstitution spielt für den Ausgang einer Erkrankung eine sehr wichtige Rolle.

Ein Aktionsplan für mehr Wohlbefinden

Wenn Sie wissen, wodurch Sie krank geworden sind, gibt Ihnen das automatisch eine Vorstellung davon, was Sie tun müssen, um wieder gesund zu werden. Das Wichtige ist der Weg, der Sie zur Gesundheit zurückführen kann, und das Wissen, das Sie brauchen, um sich diese Gesundheit dann auch zu bewahren.

Wenn Sie sich vernünftig ernähren, sich regelmäßig bewegen, schädliche Angewohnheiten wie Rauchen und übermäßiges Trinken aufgeben und richtig mit Streß umgehen, haben Sie statistisch gesehen eine gute Chance, länger und gesünder zu leben. Um entscheiden zu können, wie Sie Ihre Lebensweise verbessern sollen, müssen Sie aber erst einmal wissen, was für Sie gesund ist, denn bestimmte Faktoren wirken sich individuell unterschiedlich aus. Sie brauchen also eine Methode, um sich über die spezifischen Bedürfnisse Ihres Körpers klar zu werden. Diese diagnostische Methode muß sowohl auf Ihrem jetzigen Gesundheitszustand als auch auf Ihrer genetisch bedingten Konstitution basieren. Die Iridologie ist eine solche Methode.

Die Irisdiagnostik liefert Ihnen entscheidende Informationen: Sie verrät Ihnen Ihre Stärken, Schwächen, Chancen und Risiken. Mit Hilfe dieser Informationen können Sie sinnvolle Entscheidungen zugunsten Ihrer Gesundheit treffen. Um gesund zu werden und zu bleiben, ist es genauso wichtig, unsere Stärken richtig einzuschätzen, wie uns unserer Schwächen und Risiken bewußt zu sein. Denn die Stärken sind unsere Verbündeten, die uns auf unserem Weg helfen.

Stärken können uns etwas über unseren Lebensweg verraten: für welche Arbeit wir am besten geeignet sind, was wir in unseren zwischenmenschlichen Beziehungen suchen und nach welcher Befriedigung wir im Leben streben. All diese Faktoren sind wichtig für die Entscheidung, was wir an unserem Leben verändern müssen, um wieder gesund zu werden. Menschen, die ihre Schwächen weiter verschlimmern und ihre Stärken ignorieren, werden weder gesund noch glücklich sein. Im übrigen kann das, was Sie vielleicht als Schwäche empfinden, unter Umständen auch eine verborgene Stärke sein. Solche »Schwächen« können nämlich eine Art Sicherheitsventil sein, das dafür sorgt, daß der Streß in Ihrem Leben nicht überhand nimmt.

Aus Krankheitssymptomen lernen

Ein Symptom – normalerweise ein Schmerz oder Ausbruch irgendwelcher Beschwerden – ist eine Botschaft aus Ihrem Inneren, die Ihnen sagen will, daß irgend etwas geändert werden sollte. Wenn Sie diese Botschaft einfach als unerwünschtes Problem betrachten und beseitigen, indem Sie ein Schmerzmittel oder ein anderes Medikament nehmen, das die Symptome unterdrückt, bringen Sie Ihr eigenes Gesundheitssystem damit zum Schweigen, so daß es Sie nicht mehr führen kann. In so einem Fall können Sie sicher sein, daß die gleichen Beschwerden früher oder später (vielleicht sogar in schlimmerer Form) wiederkehren werden. Wenn Sie jedoch auf Ihre Krankheitssymptome hören und sich ihrer Bedeutung bewußt sind, können Sie die notwendigen Veränderungen in Ihrem Leben vornehmen. Noch besser ist es, sich mit Hilfe einer ganzheitlichen Beurteilungsmethode des Gesundheitszustands wie beispielsweise der Irisdiagnostik für eine präventive Strategie zu entscheiden; dann sind Sie sich bestimmter Schwachpunkte in Ihrer Gesundheit bewußt, die irgendwann Probleme bereiten könnten, und ergreifen vorbeugende Maßnahmen, damit es gar nicht erst so weit kommt. Wenn Sie sich über solche Schwachstellen klarwerden und sie respektieren, können Sie daraus sogar eine Stärke machen und Risiken in Chancen verwandeln.

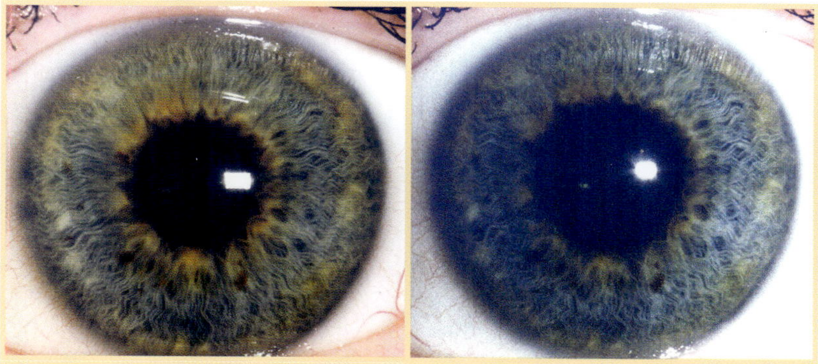

ZUVIEL QUECKSILBER Das sind die Iriden einer Frau, bei der eine Quecksilbervergiftung festgestellt wurde. In den ungefähr zwei Jahren, die zwischen den beiden Fotos liegen, hat die Patientin intensive Entgiftungsmaßnahmen durchgeführt und sich dabei ganz besonders auf ihre Leber konzentriert. Das Bild »danach« (rechts) zeigt, daß die gelbe Pigmentierung rund um ihre Pupille und in der Randzone der Iris deutlich zurückgegangen ist.

IRISDIAGNOSTIK HEUTE

Die Irisdiagnostik ist eine der wenigen Disziplinen, die das Auge zur Diagnosestellung heranziehen. Auch Augenärzte können durch Untersuchung des Augeninneren eine ganze Reihe von Krankheiten feststellen. Sie kennen zudem einige Krankheitszeichen, mit denen die Irisdiagnostik arbeitet, vor allem bestimmte Merkmale der Hornhaut (einer der äußeren, durchsichtigen Schichten des Auges). Die Sklerologie ist eine Technik, die den Gesundheitszustand eines Menschen anhand bestimmter Zeichen im Weißen seines Auges beurteilt. Ebenso wie die Irisdiagnostik, mit der sie eng verwandt ist, ist auch die Sklerologie in erster Linie das Terrain komplementärmedizinisch orientierter Therapeuten.

Die Irisdiagnostik hat sich inzwischen in vielen Ländern als komplementärmedizinische Disziplin etabliert. Dank ihren besonderen Eigenschaften ist sie in der Lage, einige Grenzen zu überschreiten, die wir in den letzten Jahrzehnten mit unserem Schwergewicht auf »evidenzbasierter« Wissenschaft in der medizinischen Welt errichtet haben. Von der detaillierten Physiologie der Schulmedizin über den naturheilkundlichen Ansatz bis hin zum breiten Spektrum verschiedener ganzheitlich arbeitender Therapeuten – die Irisdiagnostik hat jedem etwas zu bieten, der die Dynamik entschlüsseln möchte, die Gesundheit und Krankheit zugrunde liegt.

Die Irisuntersuchung hat auch ins Studium der menschlichen Psyche Eingang gefunden. Es gibt bereits Anfänge einer energetischen Theorie, die Gesundheit und Krankheit eines Individuums mit seinen psychischen und emotionalen Erlebnissen in Verbindung bringt und die Iris in den Mittelpunkt einer ganzheitlichen Analyse des vieldimensionalen menschlichen Bewußtseinsfeldes rückt.

Vor allem in den USA und Australien beurteilt man mit Hilfe der Irisdiagnostik den Grad der Verschlackung von Körpergeweben und den Erfolg von Entgiftungsmaßnahmen. In Europa wurde die Irisdiagnostik noch bis vor kurzem an manchen medizinischen Fakultäten gelehrt und basierte auf Forschungsarbeiten, die in einem schulmedizinischen Kontext durchgeführt worden waren. Zur Zeit werden die verschiedenen Stränge der internationalen Irisdiagnostik zu einem einzigen zusammenhängenden Teppich verwoben. Die Irisdiagnostik, die auf allen Kontinenten mit ausgezeichneten Forschungszentren vertreten ist, dürfte jetzt nahe daran sein, die Vorurteile zu überwinden, mit denen sie bisher zu kämpfen hatte, und ihren Platz neben bekannteren medizinischen Disziplinen einzunehmen.

PIONIERE DER IRISDIAGNOSTIK

Es ist unmöglich, genau zu sagen, wann und wo die Diagnostik von Erkrankungen anhand des Auges ihren Anfang genommen hat. Man nimmt an, daß schon die alten Ägypter etwas von Irisdiagnostik wußten, denn im Museum von Kairo sind bemalte Keramik-Augäpfel zu sehen, die Markierungen in der Iris und der Lederhaut (das Weiße des Auges) aufweisen.

Im 17. und im 18. Jahrhundert erschienen zwei wichtige Texte: die 1670 von Philippus Meyens veröffentlichte *Chiromatica Medica,* die bereits bestimmte Organfelder in der Iris erwähnt, und die 1786 von Christian Haertels publizierte Abhandlung *De Oculo et Signo* (»Das Auge und seine Zeichen«). Es gab damals jedoch noch keine zusammenhängende Theorie oder Praxis der Irisdiagnostik.

Die Geschichte der modernen Iridologie beginnt im 19. Jahrhundert mit einem jungen ungarischen Arzt namens Ignatz von Peczely.

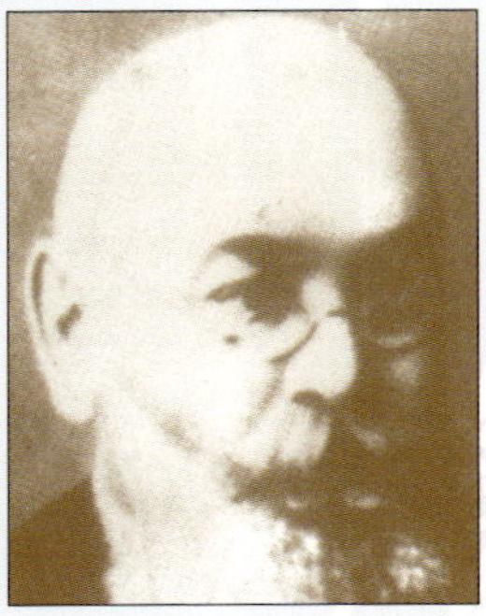

Ignatz von Peczely (Ungarn, 1826–1911)
Als von Peczely elf Jahre alt war, versuchte er eine in seinem Garten gefangene Eule zu befreien. Dabei brach er dem Vogel versehentlich das Bein. Als er die Eule wieder gesund pflegte, bemerkte er einen dunklen Fleck in ihrer Iris. Da ihm dieses Phänomen ungewöhnlich erschien, beobachtete er es weiter, wann immer die Eule in seinen Garten kam; ihm fiel auf, daß der Fleck mit der Zeit immer blasser wurde, als sei er Zeichen einer früheren Verletzung, die inzwischen verheilt war.

Später soll von Peczely seiner Mutter mit homöopathischen Heilmitteln das Leben gerettet haben. Daraufhin suchten viele Menschen seine ärztliche Hilfe. Er begann, die Augen seiner Patienten zu studieren und Zusammenhänge zwischen ihren Krankheiten und bestimmten Zeichen in ihrer Iris zu entdecken, und erlangte mit seiner scheinbar magischen Fähigkeit, den Menschen ihre Gesundheit von den Augen abzulesen, hohes Ansehen. Leider zog er damit auch bald die Aufmerksamkeit von schulmedizinischen Autoritäten auf sich, und ein berühmter Arzt beschuldigte ihn betrügerischer Praktiken. Daraufhin schaute von Peczely dem Mann intensiv in die Augen und stellte ihm auf der Stelle eine Diagnose, die so genau zutraf, daß der Arzt seine Anschuldigungen wieder zurückzog.

Aber von Peczely war sich darüber im klaren, daß es unweigerlich zu weiteren Auseinandersetzungen kommen würde; also entschloß er sich, eine ärztliche Ausbildung zu absolvieren. So konnte die Irisdiagnostik sich als medizinische Wissenschaft weiterentwickeln, denn sein Studium bot von Peczely die Möglichkeit, die Augen lebender und verstorbener Patienten zu untersuchen und Zusammenhänge zwischen bestimmten Iriszeichen und Befunden an Leichen herzustellen. Auf diese Weise konnte er umfangreiche Forschungsarbeiten durchführen, die zur Grundlage unseres heutigen irisdiagnostischen Wissens wurden. Außerdem verdanken wir von Peczely den ersten Versuch einer Iriskarte. Im Jahr 1880 veröffentlichte er sein Werk *Entdeckungen auf dem Gebiete der Natur- und der Heilkunde.*

Gegen Ende seiner medizinischen Laufbahn schlug von Peczely sich mit der Frage herum: »Hier ist zwar ein Zeichen – aber wo ist die Krankheit?« Denn er stellte fest, daß Iriszeichen nicht immer mit gesundheitlichen Problemen einhergehen, und zerbrach sich den Kopf darüber, warum das wohl so sein mochte. Erst später gelangte man zu der Erkenntnis, daß vieles, was wir im Auge erkennen können, nicht die Krankheit selbst ist, sondern vielmehr eine Anfälligkeit dafür. Das bildet die Basis der modernen Irisdiagnostik.

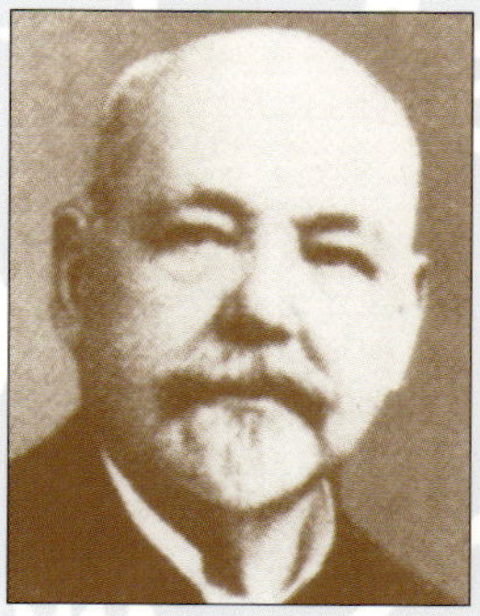

Nils Liljequist (Schweden, 1851–1936)
Während Ignatz von Peczely seine Theorie der Irisdiagnostik in Ungarn entwickelte, forschte Nils Liljequist in Schweden auf diesem Gebiet. Im Alter von 14 Jahren war der bis dahin kerngesunde Jugendliche geimpft worden. Von da an verschlechterte sich sein Gesundheitszustand rapide, und er litt häufig unter Skrofulose, Grippe, Malaria und Rheumatismus, was eine intensive ärztliche Behandlung erforderlich machte.

Im Alter von 20 Jahren veröffentlichte er seine Erkenntnis: »Chinin und Jod verändern die Farbe der Iris; ich hatte früher blaue Augen, jetzt sind sie grünlich mit rötlichen Flecken.« Liljequists Hypothese, daß Giftrückstände von Medikamenten in seinem Körper zu den Veränderungen seiner Irisfarbe geführt hatten, war für die Entwicklung der Irisdiagnostik ebenso wichtig wie die Beobachtungen von Peczelys; bis zum heutigen Tag gibt es Irisdiagnostiker, die bestimmte Zeichen in der Iris als »Medikamentenpunkte« bezeichnen.

Im Jahr 1893 veröffentlichte Nils Liljequist sein Werk *Om Oegendiagnosen* (»Augendiagnostik«). Es ist ein großartiges Vermächtnis äußerst detaillierter Iriszeichnungen, die Liljequist vor der Einführung der Nahaufnahmenfotografie angefertigt hatte.

DEUTSCHE UND AMERIKANISCHE IRISDIAGNOSTIKER

DIE DEUTSCHE TRADITION

Pastor Felke (1856–1926)
Felke trug dazu bei, die Irisdiagnostik in Europa bekannt zu machen.

Rudolph Schnabel (1882–1952)
Schnabel veröffentlichte das Werk *Das Auge als Spiegel der Gesundheit.* Er entdeckte das nach ihm benannte Iriszeichen Schnabel-Lakune.

Joseph Deck (1914–1990)
Deck begründete das sehr produktive Forschungsinstitut für Irisdiagnostik in Ettlingen (Deutschland). Zu seinen wichtigsten Arbeiten gehört die Klassifikation der Konstitutionstypen auf der Basis der Irisfarbe und -struktur. Für Deck war die Iris in erster Linie ein Hinweis auf den Genotyp; er war der Auffassung, daß Iriszeichen angeborene Veranlagungen darstellen. 1965 veröffentlichte er seine *Grundlagen der Irisdiagnostik,* noch heute ein wichtiges Standardwerk der Iridologie.

DIE AMERIKANISCHE TRADITION

Henry Lahn (Dr. H. E. Lane) (Anfang des 20. Jahrhunderts)
Lane führte die Irisdiagnostik um die Jahrhundertwende in den USA ein. Er war Arzt und veröffentlichte im Jahr 1904 sein Werk *Iridology: the Diagnosis from the Eye* (dt. *Der Krankheitsbefund aus dem Auge).*

Dr. Henry Lindlahr (Anfang des 20. Jahrhunderts)
Lindlahr, ein Schüler Lanes, war ebenfalls Arzt und außerdem Osteopath. 1913 erschien sein Buch *Nature Cure Philosophy and Practice.* Das Schwergewicht seiner Arbeit lag auf der Naturheilkunde und der sogenannten »Heilkrise«: Bei der Reinigung von Giftstoffen, die sich im Körper angesammelt haben, kann es zu einer Krise kommen, in der man frühere Erkrankungen teilweise noch einmal durchlebt, um sich dann davon zu befreien.

Dr. Bernard Jensen (1908–2002)
Jensen, ein Schüler Lindlahrs, vertiefte dessen Forschungsarbeiten zum Thema »Heilkrise«. Er studierte Chiropraktik, Osteopathie, Kräutermedizin, Homöopathie, Reflexologie und Hydrotherapie und veröffentlichte das Buch *Iridology: the Science and Practice in the Healing Arts.*

Dr. John R. Christopher (1909–1983)
Christopher, ein Freund und Kollege Jensens, veröffentlichte *The School of Natural Healing,* die philosophische und praktische Grundlage der »Association of Master Herbalists« in England.
Dr. Christopher hat sich vor allem durch seine Arbeit mit Patienten einen Namen gemacht, die unter angeblich unheilbaren Krankheiten litten.

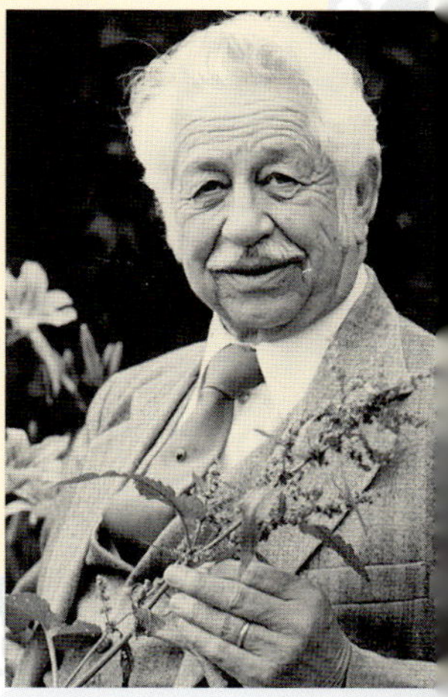

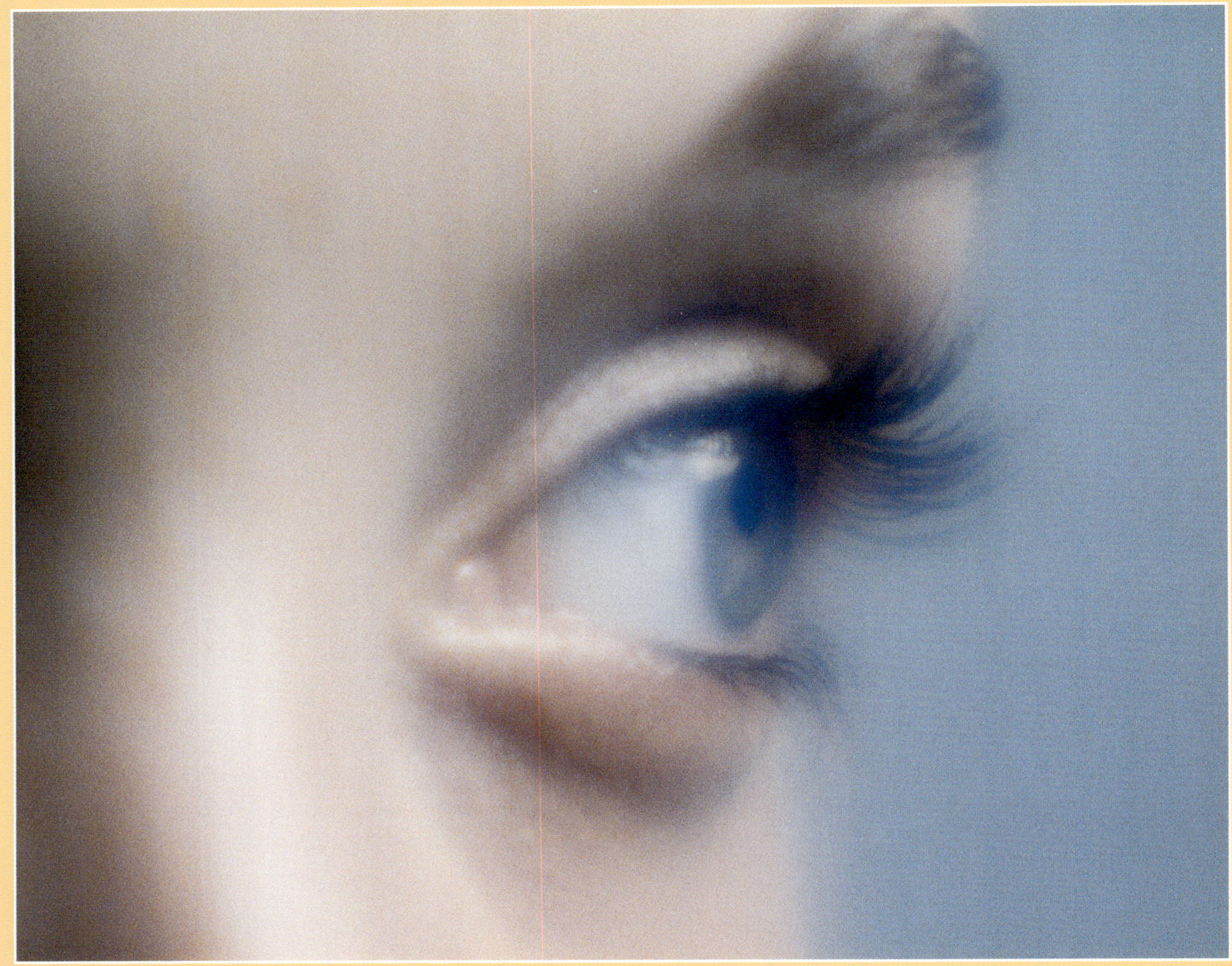

2

DIE ANATOMIE VON AUGE UND IRIS

Wenn man sich mit der Anatomie des Auges beschäftigt, lernt man bereits einige Grundprinzipien kennen, auf denen die Iridologie aufbaut, und nähert sich so einer wissenschaftlichen Erklärung jener Phänomene an, die den Beobachtungen der Pioniere der Irisidagnostik zugrunde liegen.

Den Grundsätzen der Iridologie zufolge erfüllt die Iris viel mehr Funktionen, als die Schulmediziner ihr zuschreiben: Sie hat keineswegs nur die Aufgabe, mit Hilfe von Muskeln die Pupille zu erweitern oder zu verengen. Genau wie die Fingerspitzen enthält die Iris sehr viele Nerven. In Experimenten, bei denen man Lichtstrahlen auf bestimmte Irisbereiche richtete, hat man festgestellt, daß die Körperorgane, die diesen Irisregionen entsprechen, dadurch stimuliert wurden. Das deutet darauf hin, daß auch Lichtempfindlichkeit zu den Eigenschaften der Iris gehört.

DIE STRUKTUR DES AUGES

Das Auge ist eine hohle Kugel, umgeben von zähem, bindegewebeartigem Material, der Lederhaut, die als das Weiße des Auges sichtbar ist. Die Augenkammer (in etwa identisch mit dem Bereich vor der Linse) ist mit einer durchsichtigen Flüssigkeit, dem Kammerwasser, gefüllt, die Licht durchläßt, ohne es zu verzerren. Hinten ist das Innere des Augapfels, der sogenannte Glaskörper, mit dem Sehnerv verbunden, einem Nervenfaserbündel, das vom Gehirn ausgeht. Das ist gewissermaßen die »elektrische Leitung«, die alle vom Auge empfangenen Signale ans Bewußtsein weiterleitet.

Die Verästelungen des Sehnervs kleiden die Innenfläche des Augapfels aus und bilden die Netzhaut. Auf diese Netzhaut wird ein verkleinertes Bild dessen, was wir sehen, projiziert und anschließend vom Sehnerv ans Gehirn weitergeleitet. Sehnerv und Netzhaut sind untrennbar miteinander verbunden; diese Tatsache ist für die Iridologie von besonderer Bedeutung.

Die Sehzellen der Netzhaut bestehen aus spezialisierten Zapfen und Stäbchen, die lichtempfindlich sind, so daß das Auge Licht aufnehmen und an Nervenfasern entlang weiterleiten kann. Die menschlichen Netzhautzellen sind aber noch weiter spezialisiert: Sie können auch Licht verschiedener Wellenlängen – also Farben – wahrnehmen.

Gegenüber der Austrittsstelle des Sehnervs liegt eine Öffnung im Augapfel, durch die das Licht ins Auge eintreten kann. An den Rändern dieser Öffnung sind zwei Strukturen befestigt, die für unser Sehvermögen unentbehrlich sind: Linse und Iris.

Kameraähnlicher Aufbau

Die Sinneszellen des Auges sind eine Verlängerung unseres Gehirns; sie sprießen während der Entwicklung des Fötus aus dem Gehirn hervor. Wie eine Kamera fokussiert die hinter der Pupille aufgehängte Linse das empfangene Bild auf die Netzhaut, die lichtempfindliche Zellen enthält.

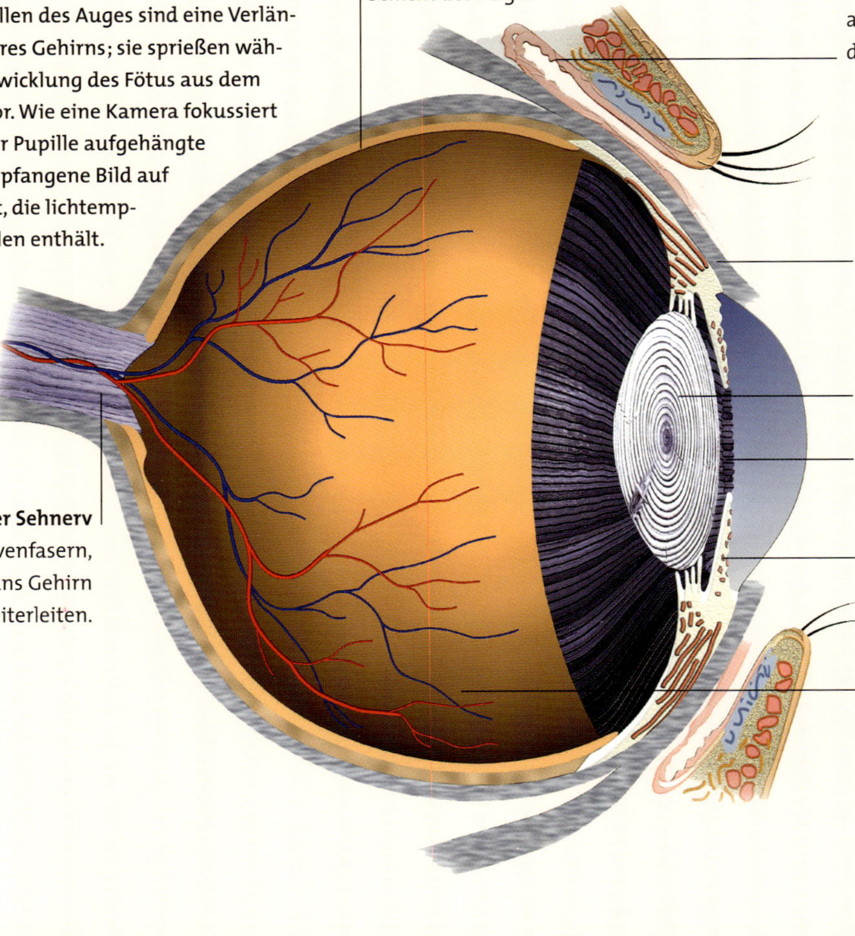

Die Netzhaut ist die innerste Schicht des Auges.

Die Bindehaut ist eine Membran, die das Augenlid auskleidet und die Vorderseite des Augapfels überzieht.

Die Hornhaut ist eine zähe, durchsichtige Schicht, die an der Vorderseite des Augapfels unter der Bindehaut liegt.

Die Linse bricht Lichtstrahlen, die durch die Pupille ins Auge einfallen.

Die Pupille ist das Loch in der Mitte der Iris.

Die Iris liegt zwischen Linse und Hornhaut.

Der Glaskörper ist eine geleeartige Masse im Innern des Auges, die zu über 95 % aus Wasser besteht.

Der Sehnerv enthält Nervenfasern, die Reize ans Gehirn weiterleiten.

Die Linse ist ein konvexer, elastischer Körper aus durchsichtigem Gewebe und hinter jener Öffnung aufgehängt, durch die alles Licht ins Auge dringt. Ähnlich wie die Linse einer Kamera fokussiert sie das Bild, das wir sehen, auf die »Fotoplatte« der Netzhaut. Muskeln, die am Augapfel ansetzen, befähigen das Auge dazu, dieses Bild scharf einzustellen: Sie verändern die Form der Augenkammer und damit die Brennweite des optischen Signals.

Vor der Linse befindet sich die Iris, ein Ring aus Bindegewebe, dessen Muskulatur das Sehloch in der Mitte dieses Rings – die Pupille – verengen oder erweitern kann. So wird reguliert, wieviel Licht einfallen kann. Direkt um die Pupille herum liegt der Pupillenschließer – genau wie andere Schließmuskeln unseres Körpers ein Ringmuskel, der dafür sorgt, daß sich die Pupille zusammenziehen und somit die einfallende Lichtmenge reduzieren kann. Wenn seitlich helles Licht ins Auge fällt, sollte sich die Pupille deutlich sichtbar zusammenziehen.

Der äußere Irisbereich besteht aus Muskelfasern, die die Pupille erweitern, indem sie die Innenränder der Iris nach außen ziehen. Bei schlechtem Licht oder Dunkelheit erweitern unsere Pupillen sich automatisch, damit möglichst viel Licht einfallen kann.

ÜBERPRÜFUNG DER PUPILLENREFLEXE

Wenn Sie sich vor dem Spiegel mit einer kleinen Taschenlampe seitlich ins Auge leuchten, können Sie beobachten, wie Ihre Pupillen sich erweitern und zusammenziehen.

1 Lassen Sie das Licht mehrmals hintereinander in eines Ihrer Augen fallen; aber achten Sie darauf, daß der Lichtschein nicht direkt in die Pupille fällt (das kann unangenehm sein), sondern seitlich.

2 Beobachten Sie die Größenveränderung Ihrer Pupille: Sobald das Licht hereinscheint, wird sie kleiner.

3 Wenn Sie den Lichtstrahl länger auf Ihr Auge gerichtet halten, werden Sie feststellen, daß Ihre Pupille sich nach kurzer Zeit wieder erweitert, weil Ihr Auge sich an das hellere Licht gewöhnt hat. Diese Erweiterung ist eine automatische Reaktion auf Impulse von Ihrem Nervensystem.

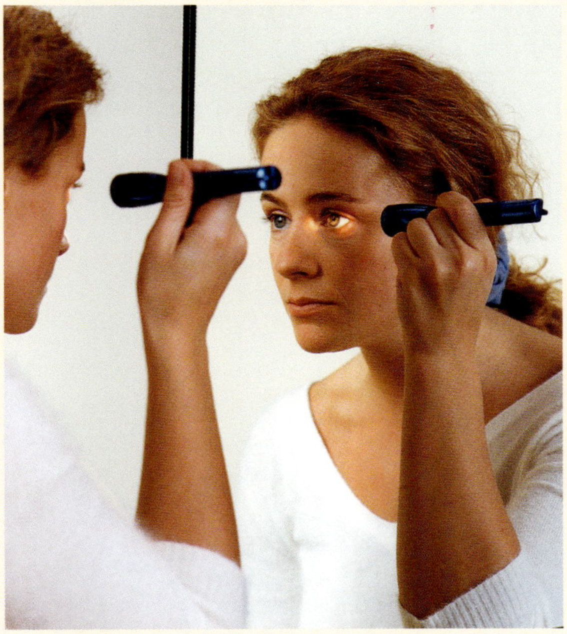

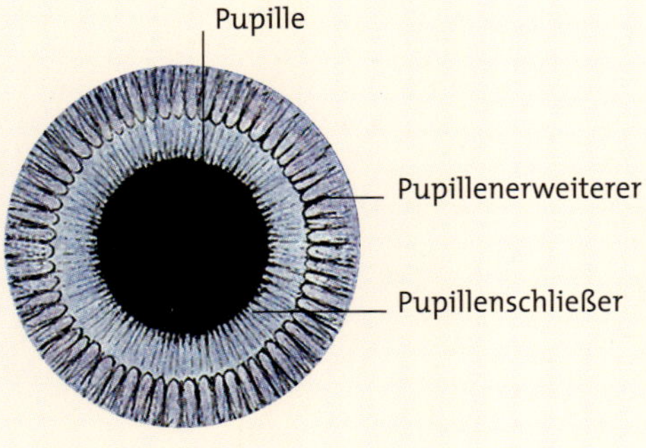

bei schwachem Licht

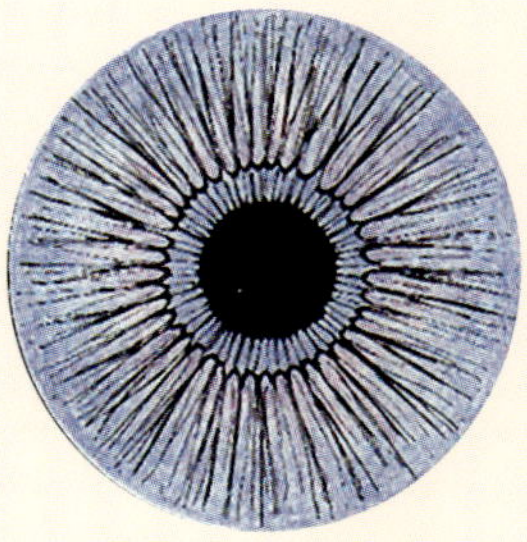

bei hellem Licht

Erweiterung und Verengung
Die Muskelfasern des Pupillenschließers und des Pupillenerweiterers sorgen dafür, daß Ihre Pupille sich verengt oder erweitert, je nachdem, wieviel Licht ins Auge fällt und ob Sie gerade mehr unter dem Einfluß des sympathischen oder des parasympathischen Nervensystems stehen.

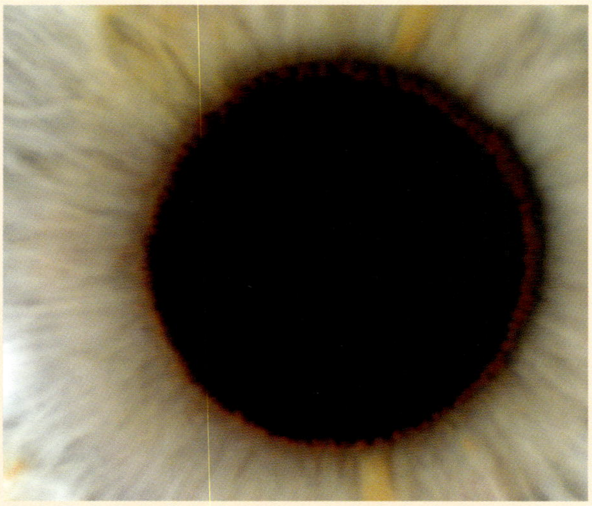

PUPILLENRAND

Wenn der Sehnerv in das Innere des Augapfels eingetreten ist, wird er zur Netzhaut und bildet eine Schicht, die die Innenfläche (also die Hinterseite der Iris) auskleidet. Diese Schicht bildet eine feine, rötlichbraune Krause rund um die Pupille: den Pupillenrand oder -saum, der in der Irisdiagnostik eine wichtige Rolle spielt.

So können Sie Ihren Pupillenrand erkennen

Um Ihren Pupillenrand sehen zu können, brauchen Sie eine Taschenlampe und eine kleine Lupe. Sie können auch einen Vergrößerungsspiegel verwenden.

1 Leuchten Sie sich mit der Taschenlampe seitlich ins Auge, und betrachten Sie es durch das Vergrößerungsglas oder im Spiegel, den Sie dazu so nah an Ihr Gesicht halten sollten, daß Sie Ihr Auge scharf im Blickfeld haben.

2 Der Pupillenrand bildet die Begrenzung zwischen dem Innenrand der Iris und der Pupille. Er sieht aus wie ein ungleichmäßiger, rötlichbrauner Ring von variierender Dicke. Dieser winzig kleine Ring ist die sichtbare Verlängerung jenes Nervengewebes, das Netzhaut und Sehnerv bildet – die einzige Stelle Ihres Körpers, an der dieses Gewebe von außen sichtbar ist.

DIE STRUKTUR DER IRIS

Die Iris ist ringförmig und am Limbus oder der Iriswurzel (dem sichtbaren äußeren Rand der Iris) mit der äußeren Schicht des Augapfels verwachsen. Ihre Muskeln befinden sich in den tieferen Schichten; darüber liegt jener Teil der Iris, den wir als Stroma bezeichnen.

Stroma

Das Stroma besteht aus Bindegewebe und enthält Tausende von Fasern und Nervenendigungen. Die Fasern bestehen aus strahlenförmigen Blutgefäßen, die in unterschiedlichen Dichtegraden angeordnet sind. Diese Anordnung variiert von Mensch zu Mensch sehr stark und kann sich auch von Abschnitt zu Abschnitt einer einzelnen Iris unterscheiden. Die Anordnung dieser Fasern bestimmt den individuellen »Irisabdruck«; jeder Irisabdruck ist anders. Iridologen beurteilen anhand dieses Bildes die angeborenen Gesundheits- und Persönlichkeitstendenzen eines Menschen. Die Dichte der Faserschichten ist einer der Faktoren, die zur Beurteilung der anlagebedingten Stärke, Vitalität und Widerstandskraft eines Menschen herangezogen werden.

Das Stroma einer jeden Iris enthält ungefähr 28 000 »blinde« Nervenendigungen. Diese Nerven lassen sich bis zu einem Bereich des Zwischenhirns zurückverfolgen, der unter der Bezeichnung »äußerer Kniehöcker« *(Corpus geniculatum laterale)* bekannt ist. Möglicherweise gehen von hier Verbindungen zu sämtlichen Organen und Systemen unseres Körpers aus.

Die medizinische Wissenschaft hat bisher noch keine Erklärung für dieses Phänomen gefunden. Einer Theorie zufolge könnte dieser Schaltkreis die Basis eines körperinternen Feedbacksystems bilden.

Faserstruktur

Die Iris enthält ungefähr vier Faserschichten, die man an manchen Stellen, wo die Faserstruktur durchbrochen oder nicht so dicht ist, deutlich erkennen kann. Ein »Loch« in dieser Struktur (eine sogenannte Lakune) gibt den Blick unter die Oberfläche in die normalerweise verborgenen inneren Bereiche der Iris frei. Bisweilen enthält eine Lakune, die die erste oder zweite Faserschicht durchdringt, auch noch kleinere Löcher, die bis in tiefere Schichten hineinreichen.

Manchmal, wenn ein Mensch unter Streß steht oder sich irritiert fühlt, kann sich eine der Fasern prall mit Blut füllen und anschwellen. Dann trennt sich die äußere Umhüllung der Faser ab, und ein dünner rosa Faden wird sichtbar. Solche Veränderungen sind normalerweise mikroskopisch klein und mit bloßem Auge nicht zu erkennen; und doch handelt es sich dabei um wichtige Iriszeichen und mögliche Hinweise auf physiologische Streßbereiche im Körper.

Die komplexe Gefäßstruktur ist bei der Geburt noch nicht voll entwickelt. Wenn man einem neugeborenen Baby in die Augen schaut, fällt einem vielleicht auf, daß sie wie dunkle Seen ohne differenzierende Merkmale aussehen. In den Wochen nach der Geburt bilden sich allmählich wolkige Strukturen aus – erste Anzeichen eines sich entwickelnden Musters –, und erst im Alter zwischen drei und vier Monaten differenziert sich die Irisstruktur fertig aus. Doch die Pigmentierung kann sich immer noch weiterentwickeln, sogar bis ins Teenageralter hinein.

Pigmentierung

Am hinteren Ende des Stromas befindet sich eine Gewebeschicht, die man als Basisblatt bezeichnet. Diese Schicht ist dunkelblau pigmentiert und der Grund, warum manche Menschen blaue Augen haben. Die Fasern in blauen Augen sind in Wirklichkeit weißlich oder blaßgrau, und die blaue Farbe ist nichts anderes als das Basisblatt, das durch diese Faserstruktur durchschimmert. Manche Forschungsergebnisse deuten darauf hin, daß diese Schicht lichtempfindlich ist und ein Loch im Stroma Licht eindringen läßt, um Organfelder tief im Inneren der Iris zu stimulieren.

Das Stroma enthält auch Pigmentzellen, die manche Augen braun erscheinen lassen. Die Pigmentierung dieser Zellen kann so dicht sein, daß die Fasern, aus denen die Iris besteht, manchmal gar nicht mehr zu erkennen sind. Man nimmt an, daß dieser Farbstoff ebenso wie die dunkle Pigmentierung der Haut die Aufgabe hat, vor intensiver Sonneneinstrahlung zu schützen, und somit eine ererbte Anpassung an heiße Klimaregionen darstellt. In blauen Augen scheinen diese Pigmentzellen sich mehr oder weniger im Ruhezustand zu befinden.

Hornhaut und Bindehaut

Das Stroma wird nach außen hin von einer dünnen, durchsichtigen Umhüllung geschützt: der vorderen Grenzschicht oder Grenzmembran, an die sich die Hornhaut und schließlich die Bindehaut – die äußerste Schicht des Auges – anschließt.

Vordere Grenzmembran und Hornhaut sind wichtig für die Irisdiagnostik, denn in diesen Schichten zeigen sich Ablagerungen – zum Beispiel von Medikamenten – als Iriszeichen und liefern Informationen über den Gesundheitszustand eines Menschen. In der Hornhaut befindet sich außerdem eines der bekanntesten Augenzeichen, nämlich der Arcus senilis (siehe auch Seite 64 / 65), der auf einen zu hohen Cholesterinspiegel oder eine Herz-Kreislauf-Erkrankung hindeuten kann.

Iriskrause

Wenn Sie sich Ihre Augen genau anschauen, werden Sie sehen, daß die Iris in zwei konzentrische Bereiche unterteilt ist. Rund um die Pupille liegt normalerweise ein ringförmiger Bereich, der etwa ein Drittel der Iris umgibt und ein bißchen stärker hervorzutreten scheint als der Rest der Regenbogenhaut. Das ist die Iriskrause. Anatomisch gesehen ist sie ein Überrest der Pupillarmembran des Embryos, die kurz vor der Geburt einreißt. Ihr äußeres Erscheinungsbild ist von Mensch zu Mensch verschieden. Bei manchen Menschen ist sie überhaupt nicht zu erkennen, während sie bei anderen deutlich hervortritt und manchmal gezackt oder ausgefranst erscheint. Manchmal bildet die Krausenzone nur einen schmalen Ring rund um die Pupille, bei anderen Menschen erstreckt sie sich fast bis zum äußeren Irisrand. Sie kann auch eine ganz andere Farbe als der Rest der Iris aufweisen und bis in die äußeren Irisbereiche ausstrahlen.

Die Iriskrause liefert Informationen über das vegetative Nervensystem, stellt aber in der Iriskarte gleichzeitig den Grenzbereich zwischen den Verdauungsorganen und anderen Organsystemen dar. Irisdiagnostiker achten genau auf die Variationen und Wellenmuster der Iriskrause und auch darauf, wie deutlich sie hervortritt.

DIE NERVENVERSORGUNG DER IRIS

In der Iris befinden sich zwei Muskeln, die als Gegenspieler fungieren und die Größe der Pupille verändern können – Pupillenschließer und Pupillenerweiterer. Der Pupillenerweiterer steht hauptsächlich unter dem Einfluß des sympathischen Nervensystems. Dieser Bereich unseres Nervensystems ist für die »Flucht-oder-Angriffs-Reaktion« zuständig, die durch das Hormon Adrenalin ausgelöst wird. Wenn Sie Angst haben, unter Streß oder Schock stehen, erweitern Ihre Pupillen sich normalerweise. Sinn dieser Reaktion ist es, Ihnen in Zeiten der Bedrohung oder Gefahr möglichst viele visuelle Informationen zu liefern. Die Natur weiß, daß in schwierigen Situationen selbst das kleinste Detail fürs Überleben entscheidend sein kann.

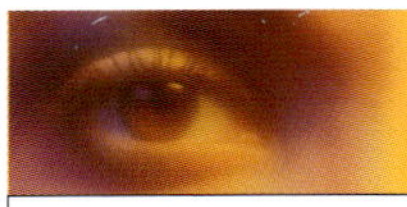

WISSENSWERTES ÜBER IRISDIAGNOSTIK

Wer unter Sympathikotonie leidet, steht ständig »unter Strom«, macht sich dauernd Sorgen, hat Angst oder ist übertrieben ehrgeizig. In unserer heutigen schnellebigen und stressigen Zeit entwickeln viele Menschen diese Tendenz und können gar nicht mehr richtig zur Ruhe kommen. Vagotone Menschen hingegen sind antriebsschwach und apathisch.

Der Pupillenschließer dagegen wird vom parasympathischen Nervensystem gesteuert, das in Zeiten der Ruhe und Entspannung vorherrscht. Der Hauptnerv des parasympathischen Systems ist der Vagus, der vor allem für den Verdauungstrakt zuständig ist. Dieser Teil des Nervensystems dominiert also, wenn Ihr Körper Nahrung verdaut. Deshalb sollte man nicht essen, wenn man aufgeregt ist oder unter Streß und damit unter der Kontrolle des sympathischen Nervensystems steht; denn dann kann man sein Essen nicht so gut verdauen.

SO KÖNNEN SIE DIE GRÖSSE IHRER PUPILLEN BEURTEILEN

Ihre Pupillengröße kann Ihnen eine gute Vorstellung davon vermitteln, wie Ihr Nervensystem arbeitet.

1 Schauen Sie sich in die Augen, und versuchen Sie die relative Größe Ihrer Pupillen im Vergleich zum gesamten Auge einzuschätzen.
2 Nun leuchten Sie sich mit einer kleinen Taschenlampe eine Zeitlang ins Auge. Daraufhin wird Ihre Pupille sich zunächst zusammenziehen, sich nach kurzer Zeit jedoch wieder erweitern, weil Ihr Auge sich an das helle Licht gewöhnt hat. Leuchten Sie sich deshalb lange genug ins Auge, bis die anfängliche lichtempfindliche Reaktion Ihres Auges abgeklungen ist.
3 Normalerweise beträgt der Radius der Pupille ungefähr ein Viertel des Radius der Iris.

Dies sind natürlich nur allgemeine Richtlinien; Ihre Pupillengröße verändert sich auch in Abhängigkeit davon, wie Sie sich fühlen und was in Ihrem Leben gerade geschieht. Sie können diesen Test öfters wiederholen, um einen Eindruck von der normalen Größe Ihrer Pupillen zu bekommen.

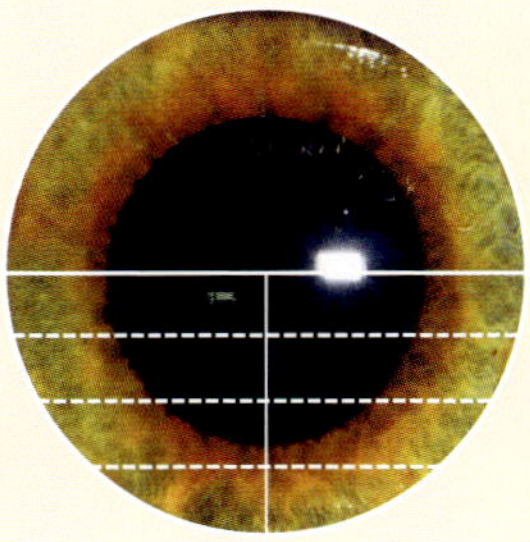

2

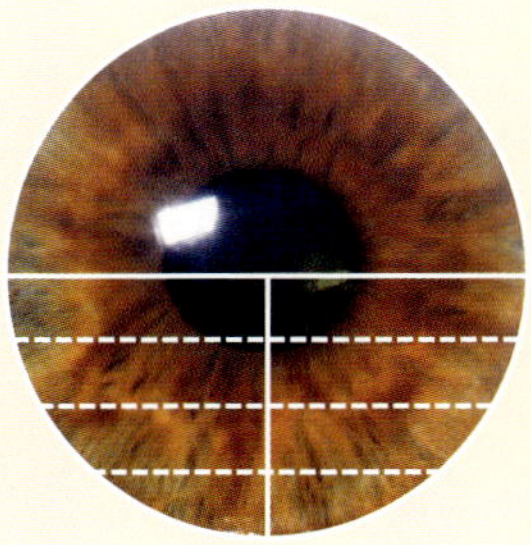

3

Einflüsse auf die Aktivität des vegetativen Nervensystems

Aktivatoren des Sympathikus
- Adrenalin, Ängste, Sorgen, »Flucht-oder-Angriff«-Situationen, Streß, Euphorie
- Drogen und Medikamente: Ephedrin (in bronchienerweiternden Mitteln enthalten), Kokain, LSD, Cannabis und Alkohol (erstes Rauschstadium), Amphetamine (»Aufputschmittel«)
- Opiatentzug (Reaktion)

Physiologische Auswirkungen
- Pupillen weiten sich, Blutgefäße ziehen sich zusammen, Blutdruck und Herzfrequenz steigen

Aktivatoren des Parasympathikus
- Ruhe und Entspannung, Verdauung, Meditation, Schlaf, Freisetzung von Endorphinen nach körperlichem Training
- Drogen und Medikamente: Barbiturate, Opiate, Schlafmittel, Benzodiazepine (z. B. Valium), »Beruhigungsmittel«, zweites Stadium eines Cannabis- oder Alkoholrauschs
- Pflanzliche Heilmittel, die die Nerven beruhigen

Physiologische Auswirkungen
- Pupillen verengen sich, Blutdruck und Herzfrequenz sinken, Blutgefäße erweitern sich

Diese beiden Bereiche des autonomen Nervensystems sind Gegenspieler: Der Sympathikus hilft uns, angemessen auf die Anforderungen des Lebens zu reagieren, während die Impulse des Parasympathikus dafür sorgen, daß wir nach der Aktion wieder in einen Zustand der Ruhe und Entspannung zurückkehren. Doch bei manchen Menschen nimmt im Lauf der Zeit eine dieser beiden Reaktionsweisen überhand – normalerweise das sympathische Nervensystem. Das bezeichnet man als Sympathikotonie; solche Menschen befinden sich immer in einem Zustand der Angst oder Besorgnis oder spüren in sich den unwiderstehlichen Drang, ständig etwas leisten zu müssen. Es gibt aber auch sogenannt vagotone Menschen, die zu Trägheit und Antriebsschwäche neigen.

Auch der Ge- oder Mißbrauch bestimmter Drogen kann sich auf die Pupillengröße auswirken. Barbiturate, Opiate und andere Beruhigungsmittel führen dazu, daß die Pupillen sich zusammenziehen, während stimulierende Drogen wie beispielsweise Kokain, Amphetamine und Halluzinogene wie LSD die Pupillen erweitern (siehe Kasten oben).

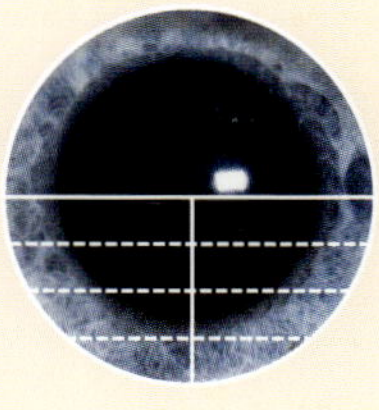

Extrovertierter Typ
Wenn Ihre Pupillen ständig größer sind als ein Viertel Ihres Irisradius, stehen Sie hauptsächlich unter dem Einfluß des sympathischen Nervensystems. Wahrscheinlich sind Sie eher aktiv, aufgeschlossen, kontaktfreudig und vertrauensvoll und genießen die Herausforderungen des Lebens. Wenn Ihre Pupillen extrem groß sind, neigen Sie womöglich zu einer Überaktivität oder übermäßigen Stimulation der Nebennieren. Das kann mit der Zeit zu Erschöpfung führen; in diesem Fall sollten Sie sich Gedanken über Ihre Lebensweise machen und sich überlegen, ob Sie Ihrem Körper nicht zuviel abverlangen. Vielleicht arbeiten Sie zuviel oder vernachlässigen Ihre Interessen zugunsten derer anderer Menschen. Womöglich müssen Sie in Ihrem Leben deutlichere Grenzen ziehen, um Ihre Energie nicht überzustrapazieren.

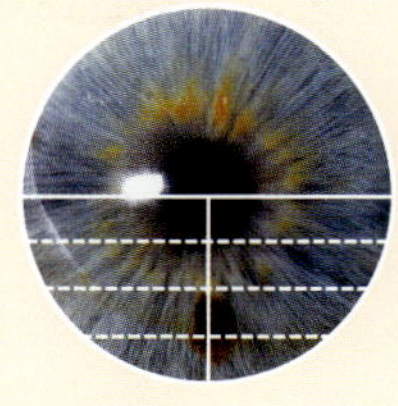

Introvertierter Typ
Wenn Ihre Pupillen in der Regel überdurchschnittlich klein sind, stehen Sie hauptsächlich unter dem Einfluß des parasympathischen Nervensystems. Dann sind Sie vielleicht ziemlich introvertiert oder sogar ein bißchen engstirnig. Sie fassen nicht so leicht Vertrauen zu anderen Menschen und gehen vorsichtig mit Ihrer Energie um. Deshalb erschöpfen Sie Ihre Kräfte nicht so leicht wie der extrovertierte Typ. Doch Menschen, bei denen das parasympathische Nervensystem dominiert, sind häufig antriebsschwach, schlafen zuviel und bewegen sich zuwenig. Denken Sie einmal darüber nach, wie Sie dieses Ungleichgewicht beheben und sich physisch mehr auf das Leben in dieser Welt einlassen können.

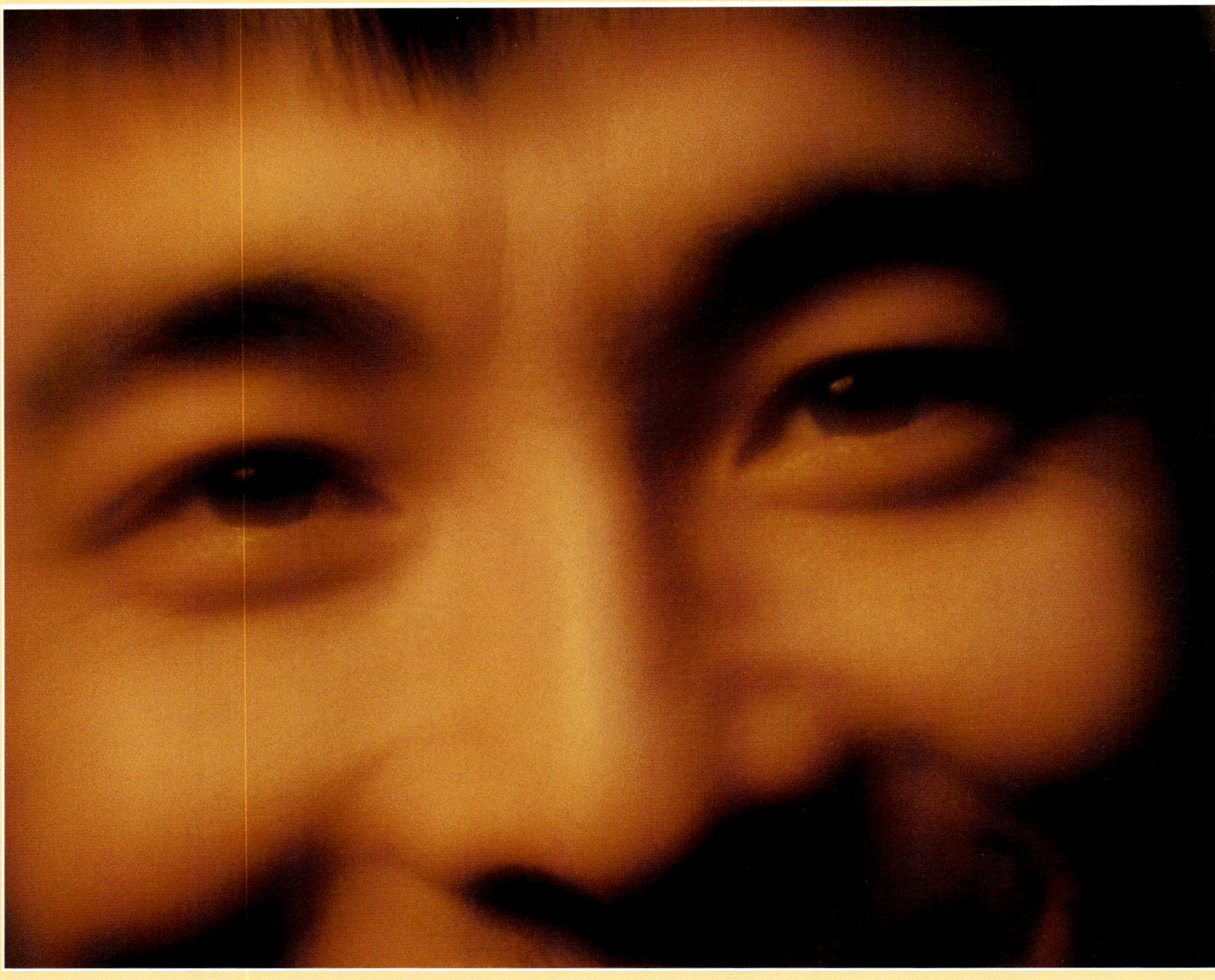

3

KONSTITUTION UND VERANLAGUNG

Ehe Sie sich eine Iriskarte anschauen, Zeichen in Ihrer Iris entdecken und diese in Beziehung zu bestimmten Organen und Organsystemen setzen können, sollten Sie sich einen allgemeinen Überblick über Ihren Körper und die Erkrankungen verschaffen, für die Sie besonders anfällig sind. Man definiert die Konstitution eines Menschen als Summe seiner angeborenen und erworbenen Merkmale. Sie hängt von zwei Hauptfaktoren ab: Der erste ist das Erbgut, das in Ihrer DNA in kodierter Form vorliegt. Dieses Erbgut bestimmt Merkmale wie beispielsweise Geschlecht, Größe, Hautbeschaffenheit und Augenfarbe. Der zweite wichtige Faktor sind die Erfahrungen, die Sie im Mutterleib und in Ihrem späteren Leben machen. Wie können wir unsere Konstitution kennenlernen und richtig mit ihr leben?

Die zwei »reinen« Farben Blau und Braun und die Mischiris bilden die drei wichtigsten konstitutionellen Iristypen. Jede dieser drei Konstitutionen besitzt ihre eigene Weisheit und ihre speziellen Methoden, mit denen sie versucht, ihren Besitzer zur Gesundheit zurückzuführen. Wenn Sie sich mit den verschiedenen Konstitutionstypen beschäftigen, sollten Sie daran denken, daß wir im Grunde alle nach dem gleichen Schema konstruiert sind. Die Unterschiede in der Augenfarbe bestimmen zwar gewisse Verhaltensweisen unseres Körpers, doch wir alle sollten durch Ernährung, Entgiftung und harmonische Hormon- und Nervenimpulse ein Gleichgewicht in unserem Stoffwechsel aufrechterhalten.

DIE BLAUE IRIS

Ein blaues oder graues Auge hat keine Pigmentierung außer derjenigen der dunkelblauen Stromaschicht, des Basisblatts. Wenn Sie sich ein blaues Auge genau anschauen, werden Sie kaum blaue Farbe darin erkennen können.

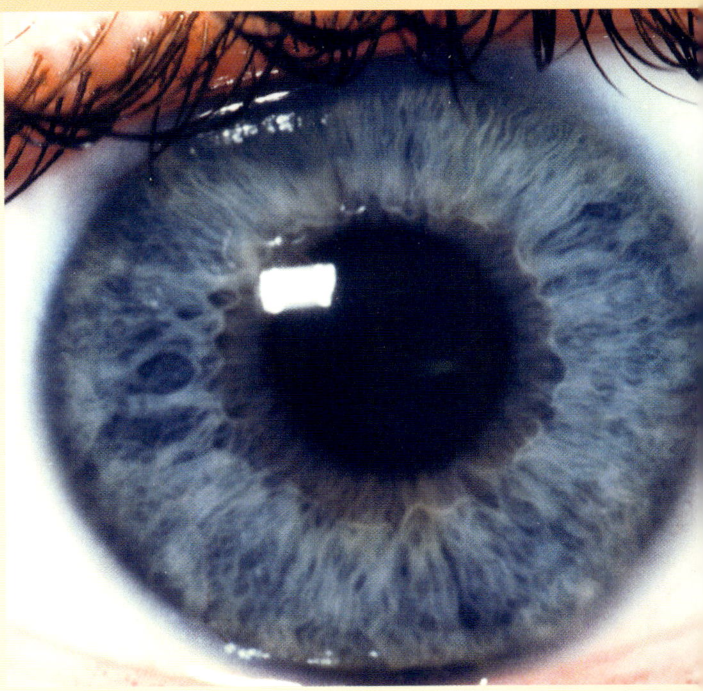

Die Fasern der blauen Iris erscheinen weißlich oder grau. Wenn sie nicht sehr dicht sind, wirken die Zwischenräume dazwischen dunkler und blauer, während feine, dichte Irisfasern das Auge blaßblau erscheinen lassen, weil sie mehr weißes Licht reflektieren.

LYMPHATISCHE KONSTITUTION

Wenn Ihre Augen rein blau oder größtenteils blau sind, fragen Sie sich einmal, ob Sie schon öfter unter übermäßiger Verschleimung, Erkältungen, Halsschmerzen, Mandelentzündungen, geschwollenen Lymphknoten, Heuschnupfen, Ekzemen, Blasenentzündungen, Reizdarmsyndrom, Fieber, rheumatischen oder arthritischen Schmerzen zu leiden hatten. Das gemeinsame Schlüsselelement all dieser Beschwerden ist Reaktivität: Sie entstehen aus einer reaktiven Entzündung eines Gewebes oder Organs. Wenn irgend etwas unsere Gewebe reizt, versucht der Körper sich dagegen zu wehren. Wenn Sie sich zum Beispiel erkälten, ist die daraus entstehende Entzündung ein Versuch Ihres Körpers, den Virus zu bekämpfen, den er als Störfaktor empfindet.

Der Begriff »lymphatisch« bezieht sich auf das System, das für das Recycling unserer Körperflüssigkeiten zuständig ist. Durch dieses Recycling transportiert der Körper Abfallprodukte und Giftstoffe ab und erhält seine Gewebe rein. Lymphe – die Flüssigkeit, die im Lymphsystem zirkuliert – ist klares Plasma, das in seiner Zusammensetzung dem Blut ähnelt, aber nur weiße Blutkörperchen enthält. Diese haben die Aufgabe, Abfallstoffe im Körper ausfindig zu machen und zu entfernen und überhaupt alles zu beseitigen, was eine Bedrohung für unseren Organismus darstellt. Die Lymphe drainiert (entwässert) unsere Gewebe also nicht nur, sondern ist gleichzeitig auch ein aktiver Bestandteil unseres Immunsystems. Deshalb sind die wichtigsten physiologischen Probleme des lymphatischen Konstitutionstyps Ausscheidung, Entgiftung und Immunabwehr.

Wie sich diese Konstitution entwickelt hat

Der blauäugige Typ hat sich in kühlen Klimaregionen (der nördlichen Halbkugel) herausgebildet, wo die Erzeugung und Bewahrung von Wärme ein Grundbedürfnis der Menschen darstellte. Doch dabei werden auch mehr Abfallprodukte erzeugt und im Körper gespeichert, was zu Reizungen und Entzündungen führen kann. Die Nahrungsmittel, die der blauäugige Konstitutionstyp zu sich nehmen muß, um Wärme zu erzeugen – große Mengen an Fetten und Kohlenhydraten –, lassen nämlich auch größere Mengen an Schlackenstoffen im Körper entstehen. Außerdem müssen solche Menschen die Durchblutung ihrer Haut und ihrer peripheren Körperregionen drosseln, um sich vor Abkühlung zu schützen. Normalerweise ist die Haut ein wichtiges Ausscheidungsorgan, das ständig »atmet« und Schweiß absondert; mit diesem Schweiß werden Harnsäure, Kohlendioxid und andere beim Stoffwechsel entstehende Abfallprodukte ausgeschieden. Wenn die Durchblutung der Haut sich verringert, kann sie diese Funktionen nicht mehr so gut erfüllen; und auch andere wichtige Prozesse (beispielsweise das Abstoßen toter Hautzellen und das Sammeln von Abfallstoffen in den Unterhautschichten, die dann über das Lymphsystem ausgeschieden werden) sind beeinträchtigt.

Der Körper blauäugiger Menschen muß daher ein stärkeres Reaktionsvermögen besitzen, um Reizstoffe erkennen zu können. Diese Reaktivität zeigt sich in den weißen Bestandteilen der Iris. Der weiße Anteil blauer Augen, der den Grad der Reaktionsbereitschaft anzeigt, kann von Mensch zu Mensch stark variieren. Bei manchen Leuten tritt das Weiße in der Iris besonders deutlich hervor oder bildet dichte Faserbüschel.

HÄUFIGE GESUNDHEITSPROBLEME

Menschen mit lymphatischer Konstitution neigen zu Herdinfektionen und Entzündungen. Blauäugige Kinder haben häufig Schnupfen, Halsschmerzen und Probleme mit Ohren und Mandeln. Sie können auch Ekzeme, Heuschnupfen und andere allergische Erkrankungen entwickeln. Meiner Erfahrung nach kommen Ekzeme bei Kindern mit blaßblauen Augen immer häufiger vor. Oft läßt sich dieses Problem auf eine Ernährung mit zu vielen Milchprodukten zurückführen (der Schulmediziner spricht in diesem Zusammenhang von Laktoseintoleranz), gepaart mit einer Schwächung der Entgiftungsfunktionen von Leber, Nieren und Haut.

Auch das Reizdarmsyndrom kommt bei Menschen mit blauer Iris aufgrund ihrer verstärkten Reaktionsbereitschaft häufiger vor. Es geht oft mit Nahrungsmittelunverträglichkeiten und Streß einher. Dabei wird häufig übersehen, daß diese Tendenzen durch den Versuch des Körpers entstehen, zu einem harmonischen Gleichgewicht zu finden. Durch Entzündung und Sekretabsonderung reagiert der Organismus auf gefährliche Ansammlungen von Schadstoffen und Stoffwechsel-Abfallprodukten und versucht sich davon zu befreien.

Nicht unterdrücken, sondern entgiften!

Die konventionelle Medizin versucht solche Reaktionen häufig durch starke Medikamente zu unterdrücken und dem Körper damit seinen Kampf abzunehmen: Antibiotika gegen Bakterien, Kortikoide und Antihistaminika zur Unterdrückung von Entzündungen. Manchmal wird ein Organ, das Probleme bereitet, sogar operativ entfernt. Solche Strategien führen dazu, daß der Körper sich nicht mehr selbst wehren kann: Seine Immunabwehr wird geschwächt, und die Schadstoffbelastung nimmt zu. Vielleicht verschwinden die Probleme vorübergehend, sie kehren später jedoch in Form ernsterer, chronischer Beschwerden zurück. Viel wirksamer ist es, zu versuchen, die Giftstoffbelastung des Organismus durch natürliche Entgiftungsmaßnahmen und Verzicht auf schädliche Nahrungsmittel zu verringern.

Im Körper jedes Menschen sammeln sich mit der Zeit Rückstände von Abfallprodukten an, wenn er keine besonderen Maßnahmen ergreift, um Giftstoffe restlos aus seinem Organismus zu entfernen. Diese Rückstände können zu einer ständigen leichten Entzündung führen – ein Versuch des Körpers, die durch die Gifte entstandene Reizung zu bekämpfen. Mit der Zeit entfaltet diese Reizung zerstörerische Wirkungen: Sie führt zur Degeneration von Körpergeweben, vor allem zu Erkrankungen wie Arthritis und Rheumatismus.

Blauäugige lymphatische und rheumatische Typen (siehe unten) sind besonders anfällig für degenerative Erkrankungen. Doch wenn sie diese Krankheitsprozesse richtig verstehen, können sie solchen Erkrankungen auch vorbeugen.

DER RHEUMATISCHE TYP

Eine Untergruppe von Menschen mit blaßblauen Augen, der rheumatische Typus, neigt zu übertriebenen Abwehrreaktionen, obwohl er normalerweise ziemlich robust ist und nur selten krank wird. Wenn er doch einmal erkrankt, bekommt er häufig hohes Fieber, das rasch wieder abklingt, und erholt sich schnell. Seine emotionalen Reaktionen sind ganz ähnlich: Manchmal kommen sie einem überzogen vor; aber solche Ausbrüche sind nicht sehr häufig und legen sich auch rasch wieder. Bei solchen Menschen sind alle Irisfasern weiß (ein Hinweis auf starke Reaktionsbereitschaft), so daß das Auge sehr blaßblau erscheint.

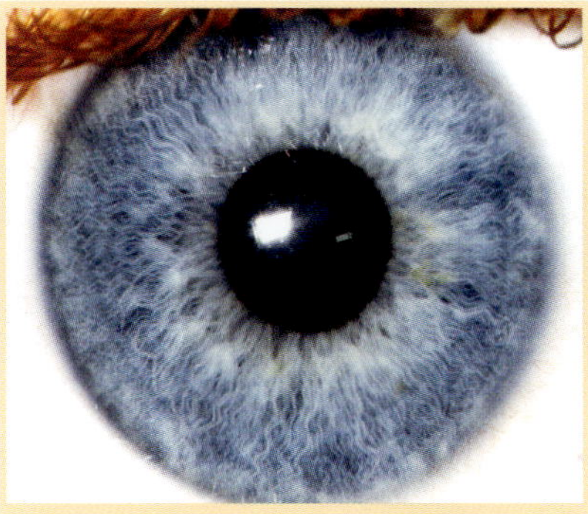

RHEUMATISCHE KONSTITUTION
Beim rheumatischen Typ mit blaßblauen Augen sind alle Irisfasern weiß.

Leben mit einer lymphatischen Konstitution

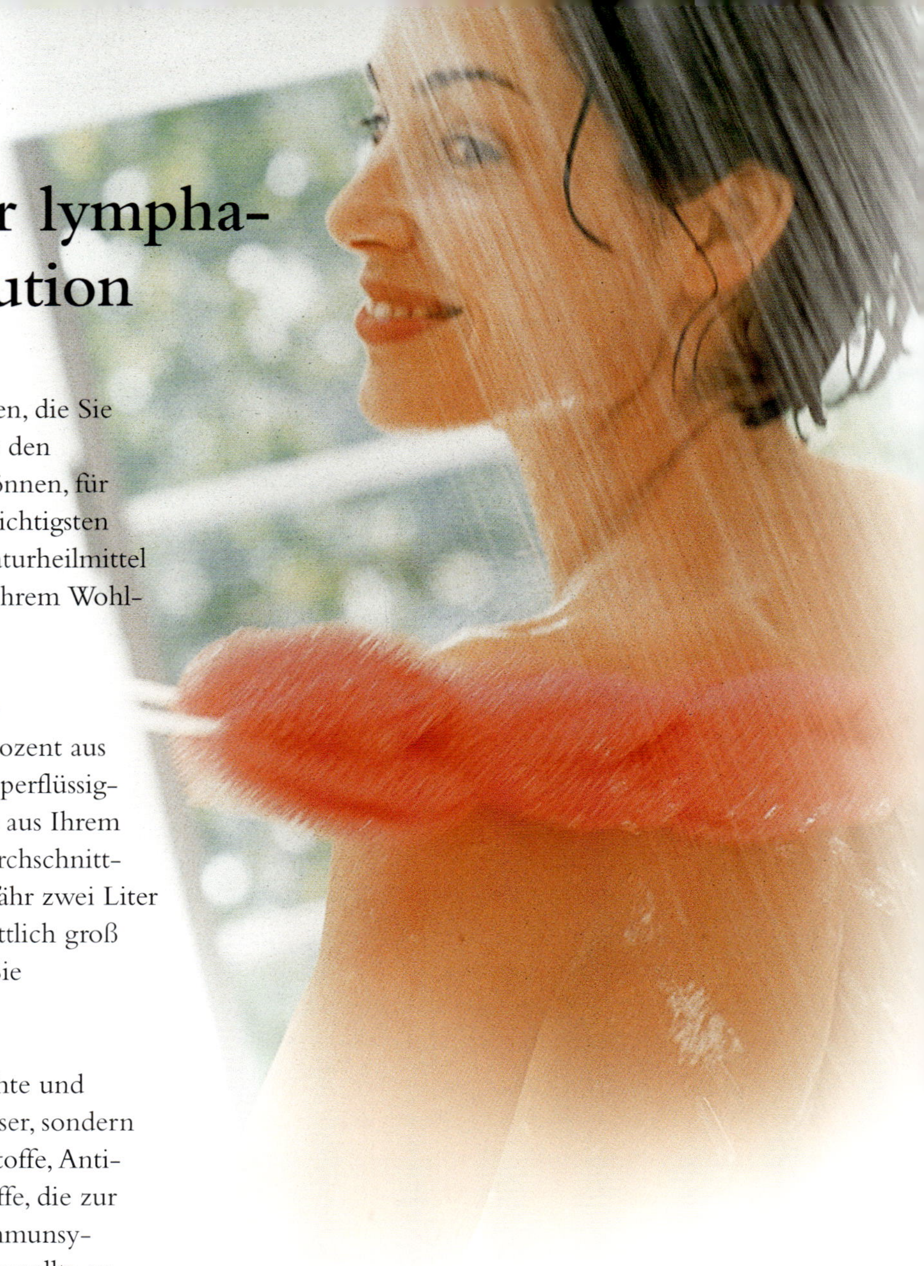

Es gibt eine ganze Reihe von Faktoren, die Sie selbst beeinflussen und mit denen Sie den Gesundheitsproblemen vorbeugen können, für die Sie besonders anfällig sind. Am wichtigsten sind die richtigen Nahrungs- und Naturheilmittel sowie bestimmte Aktivitäten, die zu Ihrem Wohlbefinden beitragen.

DIE RICHTIGE ERNÄHRUNG

Wasser: Ihr Körper besteht zu 70 Prozent aus Wasser. Sie brauchen es, um Ihre Körperflüssigkeiten zu regenerieren und Giftstoffe aus Ihrem Organismus herauszuspülen. Der »durchschnittliche« Mensch braucht pro Tag ungefähr zwei Liter Flüssigkeit; wenn Sie überdurchschnittlich groß oder übergewichtig sind, benötigen Sie entsprechend mehr.

Frisches Obst und Gemüse: Früchte und Gemüse enthalten nicht nur viel Wasser, sondern auch jede Menge Vitamine, Mineralstoffe, Antioxidantien und andere Mikronährstoffe, die zur Aufrechterhaltung eines gesunden Immunsystems notwendig sind. Ihre Ernährung sollte zu 60 Prozent (bei warmem Wetter sogar bis zu 80 Prozent) aus Obst und Gemüse – möglichst aus biologischem Anbau – bestehen. Eventuell müssen Sie jedoch bestimmte Zitrusfrüchte meiden (siehe Kasten »Wissenswertes über Irisdiagnostik«, Seite 28). Wenn Sie ein starkes Verdauungssystem haben, verzehren Sie möglichst viel Rohkost; sind Ihre Verdauungsorgane hingegen etwas »empfindlich«, sollten Sie bestimmte Gemüsearten lieber leicht dünsten, damit sie besser verdaulich werden, vor allem im Winter.

Abwechselnd heiße und kalte Wassergüsse regen den Kreislauf an.

TENDENZEN DES BLAUEN IRISTYPS

- Ist von Natur aus eher auf kühleres Klima eingestellt
- Neigt zu Störungen des Lymphsystems (des »Drainagesystems« unseres Körpers)
- Ist anfällig für Schleimhautreizungen, vor allem der oberen Atemwege, aber auch des Verdauungstrakts und der Harnwege; auch Hautreizungen kommen häufig vor
- Neigt zu Übersäuerung, Störungen der Nierenfunktion
- Ist anfällig für rheumatische und allergische Reaktionen
- Bekommt leicht Fieber

Fette und Öle: Sie sind wichtig, um Wärme zu erzeugen, vor allem in der kalten Jahreszeit. Leinsamen-, Hanf- und Olivenöl haben einen hohen Anteil an einfach ungesättigten und essenziellen Fettsäuren. In Naturkostläden und Reformhäusern findet man sehr gute, hochwertige Speiseöle.

Worauf Sie lieber verzichten sollten
Leider gibt es viele Lebensmittel, die Ihrem Organismus schaden können, beispielsweise solche, die Säure und Schleim im Organismus erzeugen.

Milchprodukte: Milch, Käse und Sahne erzeugen Schleim und tragen oft zu Haut- und Schleimhautproblemen wie übermäßiger Schleimbildung, Ekzemen, Heuschnupfen, Reizdarmsyndrom und Asthma bei.

Tierische Eiweiße und Fette: Bei der Verdauung von Fleisch, Fisch und Milchprodukten entstehen im Körper viele giftige Nebenprodukte; außerdem können diese Nahrungsmittel zu Verstopfung und daraus resultierender Selbstvergiftung des Organismus führen. Denn in trägen oder verstopften Därmen verweilen Giftstoffe länger und werden in die umliegenden Gewebe und in den Blutkreislauf aufgenommen. Für Menschen, bei denen die Ausscheidung ohnehin nicht so gut funktioniert, stellt das ein beträchtliches Gesundheitsrisiko dar. Daher sollten Sie solche Lebensmittel am besten gar nicht oder zumindest nur in Maßen zu sich nehmen. Wenn Sie Fleisch essen, verzichten Sie nach Möglichkeit wenigstens auf rotes und Schweinefleisch, und kaufen Sie Produkte aus biologischem Anbau.

Zucker, raffinierte Kohlenhydrate (zum Beispiel Weißmehlprodukte), stark verarbeitete Nahrungsmittel und Lebensmittelzusatzstoffe: Auf solche Produkte sollten Sie verzichten, da sie Ihren Säure-Basen-Haushalt durcheinanderbringen. Bei ihrer Verdauung entstehen saure Abfallprodukte wie beispielsweise Harn- und Milchsäure, die häufig Entzündungen (vor allem Rheumatismus und Arthritis) hervorrufen.

Kaffee, Tee, Alkohol und kohlensäure- oder zuckerhaltige Getränke: Sie führen zu einer verstärkten Austrocknung und Übersäuerung des Organismus und erhöhen Ihren Flüssigkeitsbedarf. Daher sollten Sie auf solche Getränke lieber verzichten oder ihren Konsum zumindest einschränken.

UNTERSTÜTZENDE ÜBUNGEN

Sie können einiges tun, um Ihren Lymphfluß anzuregen, zum Beispiel Yoga, Tai Chi, Qi Gong, Schwimmen und Tiefenatmung praktizieren. Letztere (siehe Seiten 118 /119) ist besonders wirkungsvoll, denn unser Hauptlymphgefäß ist der Milchbrustgang, der direkt durch das Zwerchfell führt. Da sich das Zwerchfell beim tiefen Atmen bewegt, wird der Milchbrustgang dadurch massiert und der Lymphfluß durch den gesamten Organismus angeregt.

Auch die Yogaübung »Sonnengruß« ist sehr wirksam. Schon eine einzige Übungssequenz

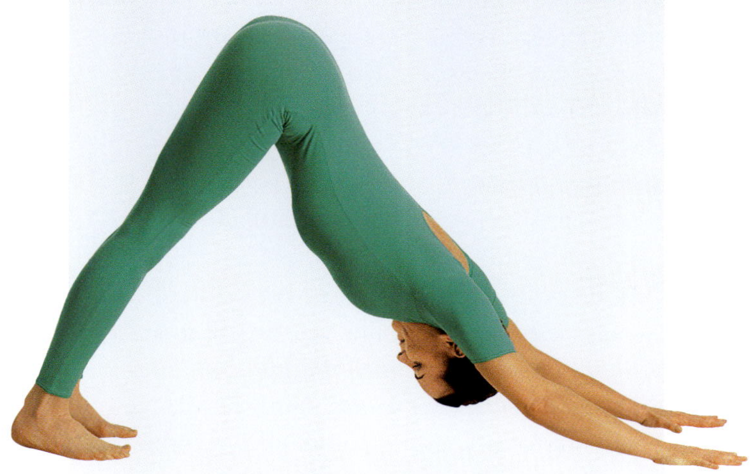

regt den Lymphfluß sehr stark an. Durch andere Yogaübungen werden die Muskeln von Brustkorb, Armen und Schultern zusammengezogen und gedehnt – eine gute Massage für die in diesem Bereich gelegenen Lymphknoten. Übungen wie »Der Hund mit dem Gesicht nach unten« trainieren und dehnen den Brustkorb, ebenso wie die »Brücke«.

Selbst ganz einfache Übungen wie das Rückwärtsneigen des Kopfes über eine Nackenrolle oder das Strecken eines Arms über den Kopf können den Lympfluß anregen.

WISSENSWERTES ÜBER IRISDIAGNOSTIK

ZITRUSFRÜCHTE Manche Ernährungsberater sind der Ansicht, daß diese Früchte Säurebildner sind. Zitrusfrüchte enthalten Zitronensäure, die einen »sauren Magen« verschlimmern können, falls Sie ohnehin unter Übersäuerung leiden. Das passiert normalerweise aber nur, wenn bereits ein Ungleichgewicht vorhanden ist.

Orangen haben eine stark kühlende Wirkung und eignen sich daher gut zum Verzehr bei heißem Klima; bei kühlem Wetter sollte man lieber auf sie verzichten. Zitronen haben eine alkalisierende Wirkung auf die Körperflüssigkeiten und werden daher gern zur Entgiftung und Blutreinigung eingesetzt.

GESUNDHEITSFÖRDERNDE AKTIVITÄTEN

Bürstmassagen: Lymphatische Typen haben ein besonderes Bedürfnis nach Entgiftung über die Haut und sollten ihre Haut daher häufig aktivieren. Gönnen Sie sich einmal täglich vor dem Bad oder der Dusche eine Trockenbürstmassage. Verwenden Sie dazu eine Bürste mit ziemlich festen Borsten, und massieren Sie in kleinen, kräftigen Kreisbewegungen die ganze Haut von den Extremitäten zum Herzen hin. Beenden Sie die Massage mit großen Kreisen über den Bauch, und zwar im Uhrzeigersinn – denn in dieser Richtung bewegt sich Ihre Darmperistaltik. Weitere Informationen über Bürstmassagen finden Sie auf den Seiten 110 / 111.

Regelmäßige Entgiftungsphasen: Verzichten Sie möglichst auf ungesunde Nahrungsmittel und Getränke, und trinken Sie dafür mehr Wasser. Wichtige Organe wie Leber und Nieren sollten regelmäßig gereinigt werden. Entgiften Sie Ihren Organismus mindestens dreimal pro Jahr, vor allem beim Wechsel der Jahreszeiten. Mit einer einwöchigen Entgiftungsphase drei- bis viermal jährlich können Sie Ihrer Gesundheit langfristig viel Gutes tun. Auf den Seiten 114 / 115 finden Sie Anleitungen zur Entgiftung von Leber und Nieren.

Hydrotherapie: Mit heißem und kaltem Wasser können Sie Ihren Kreislauf anregen (siehe Seite 112). Auch Sauna- und Dampfbäder eignen sich hervorragend dazu; aber vergessen Sie nicht, zwischendurch ins Kaltwasserbecken zu steigen!

HEILPFLANZEN, DIE IHNEN GUTTUN

Es gibt verschiedene Heilpflanzen, die Sie in Form von Tees oder Tinkturen zu sich nehmen können. Auf Seite 117 finden Sie Anleitungen für Kräuterzubereitungen.

»Blutreinigungstees«: Löwenzahn, Klette, Brennnessel, Labkraut, Schafgarbe, Königskerze, Wegerich und Rotklee reinigen Leber, Nieren, Milz und Lymphsystem.

Zur Stärkung des Immunsystems: Roter Sonnenhut (Echinacea), Alant, Knoblauch, Kanadische Gelbwurz, Wilder Indigo, Sibirischer Ginseng, Holunderblüten, Holunderbeeren und Rotklee.

Zur Erwärmung und Stärkung der Vitalität: Ingwer, Zimt, schwarzer Pfeffer, Senf, Meerrettich, Astragalus und Sibirischer Ginseng.

Roter Sonnenhut (Echinacea) ist bekannt dafür, Allergien zu lindern und das Immunsystem zu stärken.

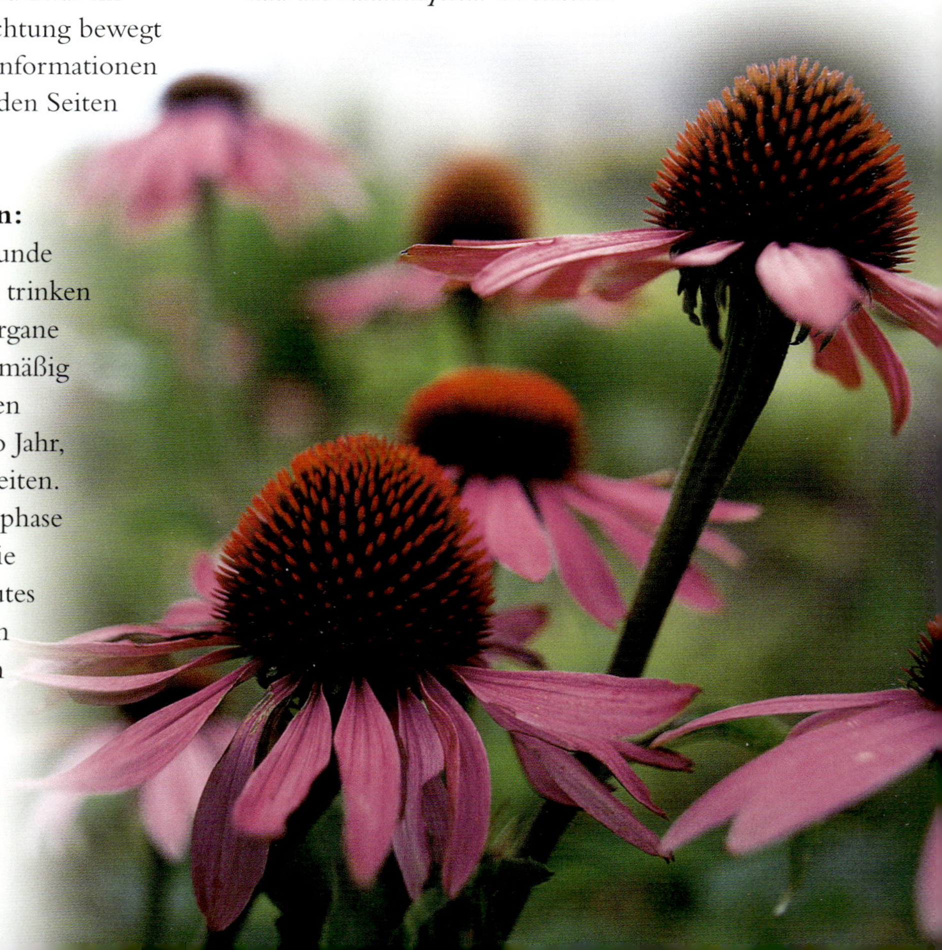

DIE REIN BRAUNE IRIS

Die Farbe kann von Individuum zu Individuum variieren, und die Iris kann auch dunklere oder hellere Pigmentbereiche aufweisen, doch normalerweise ist die Iris bei diesem Typus sehr einheitlich und von samtiger Struktur. Die rein braune Iris wird manchmal auch als »Chromatophorenteppich« bezeichnet (Chromatophoren heißen die Zellen, die die Farbpigmente enthalten).

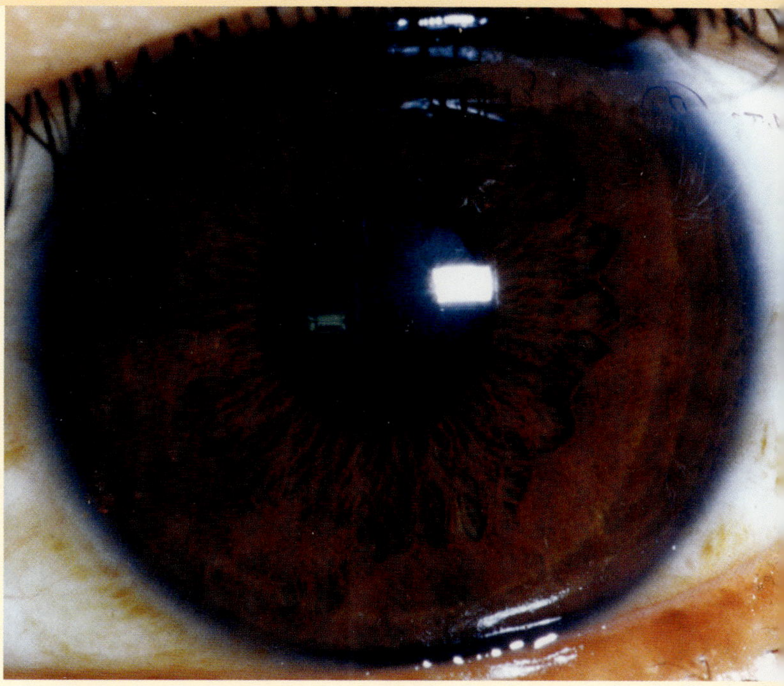

Oft sind die Fasern in einer rein dunkelbraunen Iris gar nicht zu erkennen, weil sie von dichter Pigmentierung überlagert sind. Der samtig-braune Farbstoff durchdringt alle vier Stromaschichten. Hin und wieder kann es so aussehen, als »fließe« Pigment aus der Iris ins Weiße des Auges hinein. Um zwischen der rein dunkelbraunen Iris und helleren oder eher mischfarbigen Typen zu unterscheiden (siehe Seite 31), braucht man manchmal eine Lupe, denn mit bloßem Auge kann man die winzig kleinen Farbvariationen der Mischiris häufig nicht erkennen.

HÄMATOGENE KONSTITUTION

Die rein samtbraune Iris deutet auf einen hämatogenen Typus hin (»hämatogen« leitet sich vom griechischen Wort für »Blut« her). Die wichtigsten Krankheitszeichen dieses Typs hängen mit der Zusammensetzung und Dynamik des Blutes zusammen: mit Blutdruck und Kreislauf.

Wegen der starken Pigmentierung dieses Iristyps ist die genaue Anordnung der Fasern oft nur schwer zu erkennen; daher beklagen Irisdiagnostiker sich häufig darüber, daß die hämatogene Iris schwierig zu untersuchen ist. Tatsächlich erfordert es Zeit und Übung, die relevanten Zeichen und Hinweise darin zu erkennen. Außerdem brauchen Sie dazu helles Licht und eine gute Lupe.

Ungefähr 60 Prozent der Weltbevölkerung haben eine rein dunkelbraune Iris; daher überrascht es ein wenig, daß es nicht mehr Fachliteratur über die unverwechselbaren Merkmale dieses Iristyps gibt. Bei den blauen Iriden kennt man mittlerweile eine ganze Reihe von Subtypen, und die verschiedenen Varianten und deren Bedeutung sind auch gut dokumentiert; doch für den hämatogenen Typus werden normalerweise nur zwei oder drei Untertypen aufgeführt.

Wie sich diese Konstitution entwickelt hat
Rein braune Augen herrschen in der afrikanischen, der asiatischen und der orientalischen Bevölkerung vor. Das paßt zu der Theorie, daß dieser Iristyp sich in heißeren Klimaregionen entwickelt hat und die Pigmentierung dem Schutz vor intensiver Sonneneinstrahlung dient. Wenn Sie glauben, rein braune Augen zu haben, sollten Sie Ihre Augenfarbe einmal genau im Spiegel überprüfen. Für ungeübte Augen sind viele sehr dunkle Mischiristypen nicht von einer rein braunen Iris zu unterscheiden. Doch es gibt bestimmte Merkmale, an denen Sie erkennen können, ob Sie eine dunkle Mischiris haben. Beim hämatogenen Typ ist die Pigmentierung normalerweise wolkig oder ungleichmäßig, und die Farbintensität kann variieren: Oft finden sich in ein und derselben Iris hellere und dunklere Bereiche sowie bestimmte Strukturmerkmale und Variationen.

Dunkle Mischiris: Falls eine der drei folgenden Beschreibungen auf Ihre Iris zutrifft, haben Sie vielleicht gar keine rein braune Iris, sondern eine dunklere Variante der Mischiris.

- Die Iris ist hauptsächlich braun, im Randbereich jedoch grün.
- Die Iris wirkt zwar braun, doch bei näherem Hinsehen erkennt man dort, wo die oberste Schicht von einer Lakune (einem Loch in der Faserstruktur) durchbrochen wird, blaue oder grüne Bereiche.
- Die Iris ist hauptsächlich braun, aber durch die manchmal dünne, wolkige braune Pigmentierung hindurch sind die einzelnen Fasern erkennbar.

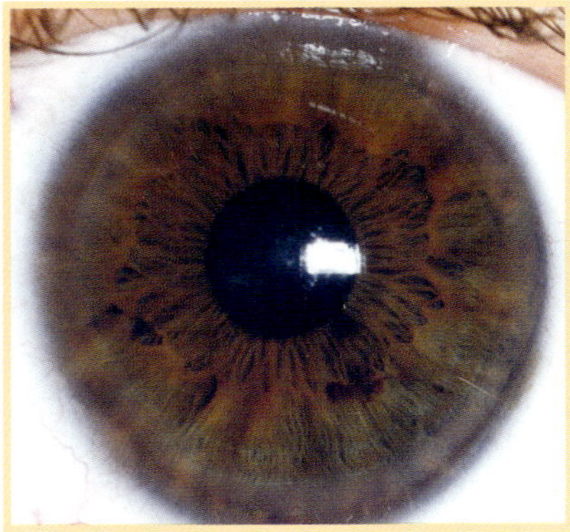

DUNKLE MISCHIRIS Es ist oft schwierig, eine dunkle Mischiris von einer braunen Iris zu unterscheiden. Blaue oder grüne Pigmente deuten auf einen Mischiris-Typ hin.

Auswirkungen des Pigments

Um die Konstitution von Menschen des braunen Iristyps erfassen zu können, müssen wir uns die Auswirkungen des Pigments in der Iris vor Augen halten. Man nimmt an, daß das Pigment als Schutz vor Sonnenlicht entstanden ist. Doch seine Wirkung besteht darin, daß es Licht absorbiert. Je dunkler die Pigmentierung, um so weniger Licht wird zurückreflektiert. Das Licht bleibt also gewissermaßen in dem Pigment »stecken«. Deshalb heißt es, das Pigment verlangsame die Energie – obwohl man ebensogut sagen könnte, daß es Energie speichern kann.

Das wiederum könnte eine weitere Anpassungsstrategie sein, die bewirkt, daß braunäugige Menschen weniger Nahrung brauchen, um sich mit Energie zu versorgen. In Regionen, in denen häufig die Sonne scheint, benötigen die Bewohner normalerweise weniger Nahrung. Die hämatogene Iris fungiert wie eine Art »Solarheizung«: Sie absorbiert und speichert Energie für den späteren Gebrauch. Diese gespeicherte Energie verbleibt in der Iris, wo sie einen ständigen Einfluß auf die Nervenendigungen ausübt und die Körperorgane mit lebensnotwendiger Energie versorgt.

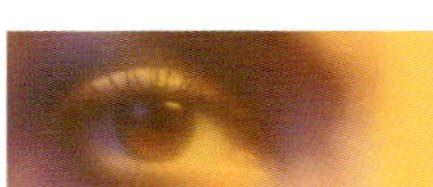

WISSENSWERTES ÜBER IRISDIAGNOSTIK

ZYSTEN, GESCHWÜRE UND TUMOREN kommen bei braunäugigen Menschen häufig vor. Tumoren (die die meisten Menschen für eine potenziell lebensbedrohliche Erkrankung halten) sind in Wirklichkeit ein Versuch des Körpers, Giftstoffe oder andere Substanzen, die eine Bedrohung für ihn darstellen können, zu isolieren; harte Gebilde und Ablagerungen sind Ansammlungen von Stoffen, die nicht auf gängigem Weg gelöst und ausgeschieden wurden und daher auf diese Weise von den normalen Prozessen im Organismus abgesondert werden müssen.

HÄUFIGE GESUNDHEITSPROBLEME

Der Organismus braunäugiger Menschen ist normalerweise weniger reaktiv. Solche Menschen leiden nicht unter den entzündlichen Reaktionen oder den oft schon im Kindesalter beginnenden Problemen mit Haut, Schleimhäuten und lymphatischem Gewebe wie der blauäugige Typus. Die typischen Gesundheitsprobleme braunäugiger Menschen entwickeln sich normalerweise langsam: Die normale Funktion des Körpers gerät ganz allmählich aus dem Gleichgewicht.

Eine Gefahr für den hämatogenen Typus besteht darin, daß Probleme sich unbemerkt entwickeln können; es treten nicht unbedingt warnende Symptome auf. Diese Krankheitsprozesse laufen eher im verborgenen ab; Reaktion und Entzündung sind beim braunäugigen Typus unterdrückt. Deshalb treten größere Erkrankungen bei braunäugigen Menschen meist erst später im Leben in Erscheinung, sind dann jedoch relativ gravierend, da es sich um ein Endresultat langsam fortschreitender Stoffwechselstörungen handelt. Aus diesem Grund ist es wichtig, Symptome sofort zu erkennen und zu behandeln, sobald sie auftreten. Wenn ein hämatogener Typ zum Beispiel häufiger Symptome des lymphatischen Typs zeigt, die man bei einem blauäugigen Menschen für normal halten könnte, deutet das darauf hin, daß die Störung, die seinen Beschwerden zugrunde liegt, sich bereits in einem fortgeschrittenen Stadium befindet. Deshalb ist beispielsweise Fieber bei braunäugigen Menschen ernster zu nehmen als bei blauäugigen.

Entgiftung ist also für den hämatogenen Typ genauso wichtig wie für den lymphatischen. Denn in seinem Organismus sammeln sich Schlacken und Giftstoffe über Jahre hinweg unentdeckt an, und ihr Einfluß kann um so destruktiver sein, weil er erst relativ spät entdeckt und behandelt wird.

Störungen von Blut und Kreislauf: Statistisch gesehen erkranken Menschen mit rein dunkelbrauner Iris überdurchschnittlich häufig an Diabetes, zu hohen Blutfettwerten und anderen Störungen in der Zusammensetzung des Blutes. Doch das ist in der Regel das Endresultat eines ganzen Lebens, das man verbracht hat, ohne seine spezielle Konstitution und deren Bedürfnisse zu kennen. Im Gegensatz zum lymphatischen Typ, der normalerweise eine entzündliche Reaktion lindern oder zum Abklingen bringen muß (und zwar möglichst, ohne sie zu unterdrücken), muß der hämatogene Typus vielleicht eher Blutkreislauf, Verdauung und Energie anregen, um das Gleichgewicht in seinem Organismus wiederherzustellen.

Bei Menschen dieses Typs ist das Blut meist dickflüssiger. Viele braunäugige Menschen leiden unter peripheren Durchblutungsstörungen: Bei Kälte ziehen ihre Kapillaren sich zusammen, und das dickflüssigere Blut kann nicht mehr durch die verengten peripheren Blutgefäße strömen. Dadurch bekommen sie kalte Hände und Füße.

Streß und Nervosität: Der hämatogene Typ ist besonders anfällig für Ängste und Sorgen und ein hohes Maß an angestautem oder unbewußtem Streß.

Blutgerinnsel, Steine und Tumoren: Die Tendenz zu Stauung und Überschuß kann auch dazu führen, daß Frauen stärkere Menstruationen mit dunklen Blutklumpen haben. Außerdem kommen bei beiden Geschlechtern häufig harte, kristalline Ablagerungen wie beispielsweise Nieren- und Gallensteine (oft in Verbindung mit hohen Cholesterinwerten) sowie Zysten und Tumoren vor.

HELLE HÄMATOGENE IRIS
Wenn Sie sich dieses Bild genau anschauen, sehen Sie nicht nur, daß ein Teil der Faserstruktur deutlich erkennbar ist; an manchen Stellen schimmert auch ein wenig Blau/Grün hindurch. Trotzdem würde man diese Iris wahrscheinlich immer noch als hämatogenen Typus einstufen.

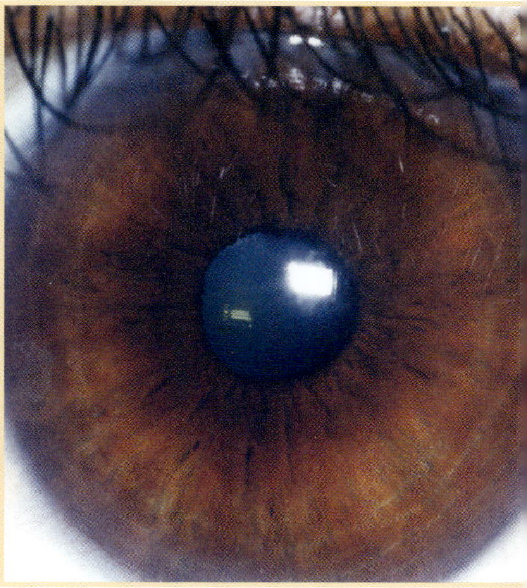

TYPISCHE HÄMATOGENE IRIS
Selbst bei der dunkelsten Pigmentierung kommen immer noch unterschiedliche Farben vor. Beachten Sie den sehr dunklen braunen Ring in der Mitte und die helleren Zonen im äußeren Bereich der Iris.

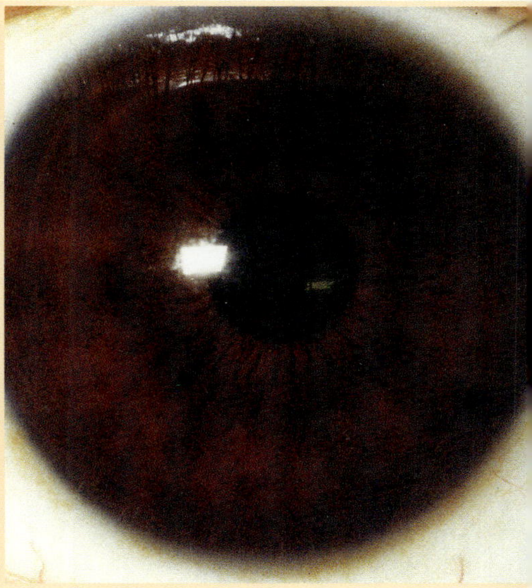

HÄMATOGENER TYP MIT LOCKERER IRISSTRUKTUR
In dieser Iris sind einige Fasern zu erkennen; sie hat eine ziemlich lockere Struktur mit vielen Lakunen und Krypten. Das Iriszeichen bei ungefähr 37 Minuten ist in Wirklichkeit ein dunkles »Teer«-Pigment.

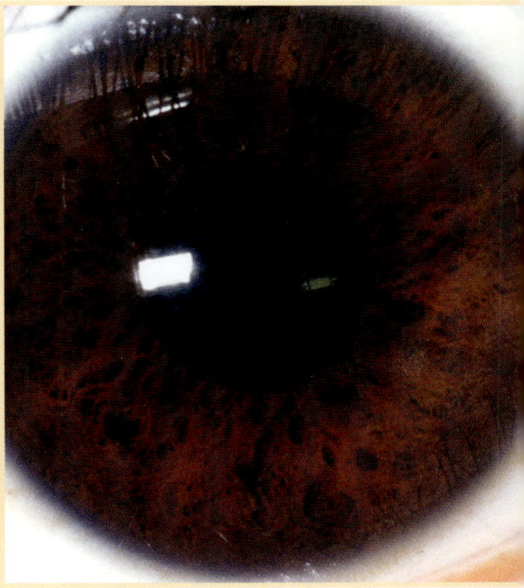

Leben mit einer hämatogenen Konstitution

Es gibt eine ganze Reihe von Faktoren, die Sie selbst beeinflussen und mit denen Sie den Gesundheitsproblemen vorbeugen können, für die Sie besonders anfällig sind. Am wichtigsten sind die richtigen Nahrungs- und Naturheilmittel sowie bestimmte Aktivitäten, die zu Ihrem Wohlbefinden beitragen.

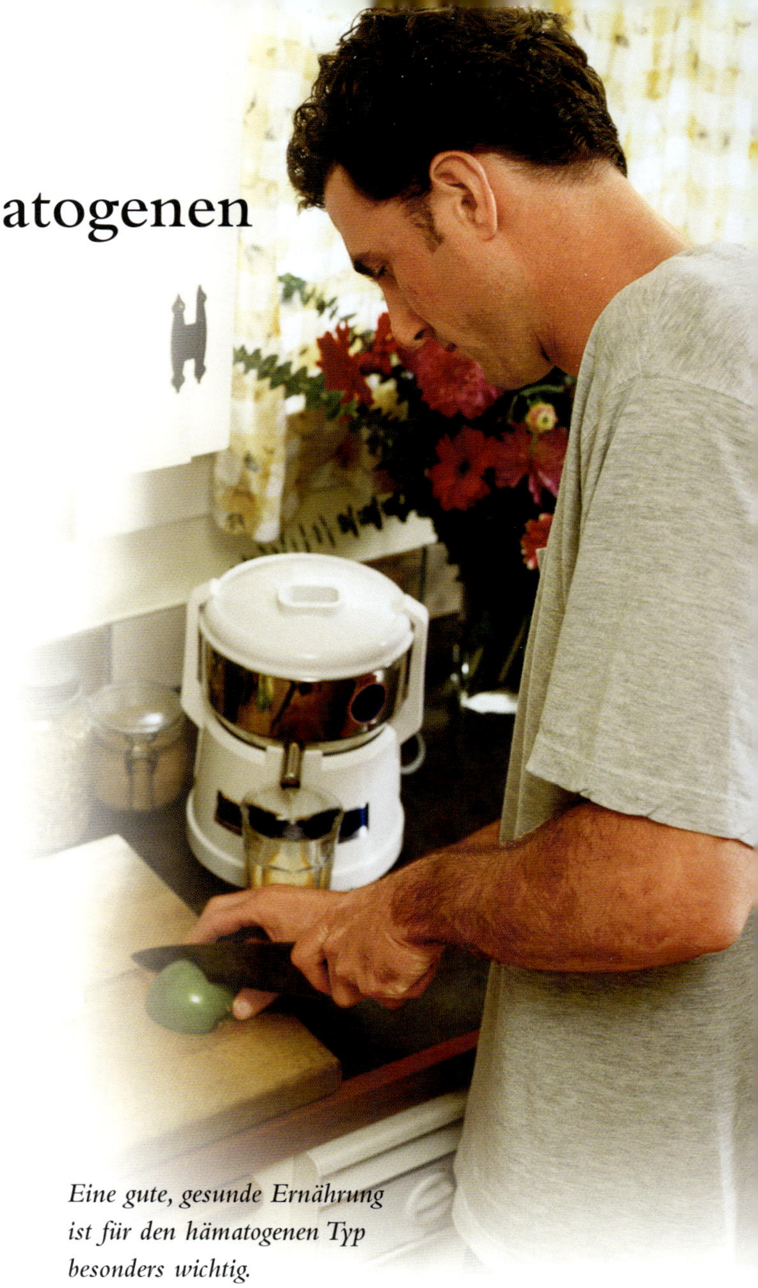

Eine gute, gesunde Ernährung ist für den hämatogenen Typ besonders wichtig.

DIE RICHTIGE ERNÄHRUNG

Heimische Ernährungsgewohnheiten beibehalten: Wenn ein hämatogener Typ in einem heißen Land geboren wurde, dort gelebt hat und dann in eine kältere Region zieht, sollte er sich nach Möglichkeit auch in seiner neuen Heimat weiterhin an seine alten Ernährungsgewohnheiten halten. In heißen Ländern werden viele scharfe Gewürze verwendet, die Verdauung und Kreislauf anregen. Wenn ein solcher Typ sich an die Ernährungsgewohnheiten eines kälteren Landes anpaßt, wo mehr Fett, Zucker und Kohlenhydrate verzehrt werden, würde er dadurch nur noch empfindlicher auf konstitutionelle Schwachstellen reagieren.

Blutbildende Nahrungsmittel: Essen Sie viel frisches Obst und Gemüse, vor allem blutbildende grüne Gemüsearten und rote Früchte, die wichtige Mineralstoffe und Spurenelemente enthalten. Trinken Sie auch viel frischen Saft. Die Nährstoffe in Säften sind sofort verfügbar und können vollständig absorbiert werden, da die Zellulose-»Verpackung« ja bereits entfernt wurde. Sogenannte »Superfoods« (siehe Seite 123) haben eine ähnliche Wirkung.

TENDENZEN DES BRAUNEN IRISTYPS

- Von Natur aus Ausrichtung auf warmes oder heißes Klima
- Störungen der Blutzusammensetzung: zu dickflüssiges Blut, zu hohe Blutfettwerte, abnormale Blutzuckerwerte, Mineralstoffmangel
- Störungen des Hormonsystems (Hormone werden mit dem Blut durch den Körper transportiert)
- Neigung zu Steinbildung und anderen Ansammlungen im Körper
- Verborgene oder »subakute« Krankheitsprozesse
- Langsame Reaktionen; Fieber deutet auf ernstere Erkrankungen hin

Worauf Sie lieber verzichten sollten

Zucker: Meiden Sie vor allem raffinierten Zucker, um die Entstehung von Diabetes zu verhindern oder zumindest hinauszuzögern.

Gesättigte Fettsäuren und Cholesterin: Durch den Verzicht auf solche Fette halten Sie Ihr Blut frei von krank machendem Ballast. Auch Ihr Verdauungssystem wird dadurch entlastet.

EINE GESUNDE LEBENSWEISE

Reduzieren Sie Streß: Streß verbraucht viel Energie und große Mengen an Nährstoffen. Der hämatogene Typ spürt die negativen Auswirkungen von Streßbelastungen unter Umständen erst, wenn sie schon gravierendere Ausmaße angenommen haben. Also sollten Sie lernen, sich zu entspannen (siehe Seiten 118–121). Streß spielt bei der Entstehung von Bluthochdruck und einem zu hohen Cholesterinspiegel eine wichtige Rolle.

Halten Sie sich warm: Probieren Sie aus, ob Thermal- oder Saunabäder Ihnen guttun. Bleiben Sie aktiv; denken Sie daran, daß Ihr Körper Bewegung braucht. Genießen Sie die körperliche Aktivität, und lassen Sie sich dadurch von negativen Gedankenspiralen ablenken, die Streß und Ängste erzeugen.

HEILPFLANZEN, DIE IHNEN GUTTUN

Es gibt verschiedene Heilpflanzen, die Sie in Form von Tees oder Tinkturen zu sich nehmen können. Auf Seite 117 finden Sie Anleitungen für Kräuterzubereitungen.

Zur Kreislaufanregung: Knoblauch, Cayennepfeffer und Ingwer regen Durchblutung und Verdauung an. Knoblauch eignet sich besonders gut für Menschen mit zu hohem Cholesterinspiegel, da er die HDL-Cholesterinwerte (Lipoproteine hoher Dichte) erhöht. Dieses sogenannte »gute« Cholesterin sorgt für den Transport der Cholesterinmoleküle zur Leber, wo sie in ihre Bestandteile zerlegt und ausgeschieden werden. Das LDL-Cholesterin dagegen (Lipoproteine geringer Dichte oder »schlechtes« Cholesterin) transportiert Cholesterinmoleküle in die Blutgefäße, wo sie gefährliche Ablagerungen bilden können, wenn das Verhältnis zwischen HDL- und LDL-Cholesterin nicht stimmt. Cayennepfeffer regt die periphere Durchblutung an, schützt das Herz und kann auch zur Beseitigung von Ablagerungen aus den Arterien beitragen. Verrühren Sie einen halben Teelöffel Cayennepfeffer in Saft oder zehn Tropfen Cayennepfeffertinktur in Wasser oder Saft. Ingwer regt den Blutkreislauf an. Geben Sie fünf bis zehn Tropfen Ingwertinktur in Wasser. Schwarzer Pfeffer, Kardamom, Zimt, Gewürznelken, Koriander und Kreuzkümmel (Kumin) enthalten aromatische Stoffe, die ein träges Verdauungssystem auf Trab bringen. Chinesische Engelwurz (Dong quai) regt die Durchblutung an und kann entweder als Tee oder Tinktur eingenommen werden.

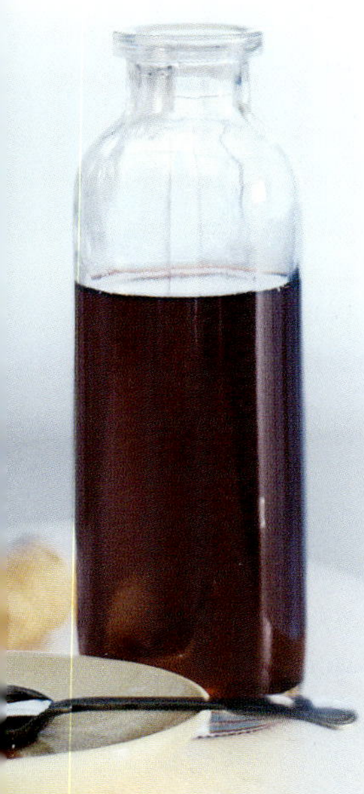

Blutbildende Heilpflanzen (regen die Bildung roter Blutkörperchen im Knochenmark an): Nehmen Sie Tinkturen aus Astragalus, Krausem Ampfer, Sibirischem Ginseng und Lapacho ein, oder verzehren Sie Reishi-Pilze, die es in Reformhäusern und Naturkostläden getrocknet und in Kapsel- oder Tablettenform gibt.

Zur Stärkung des Herzens: Tinkturen aus Herzgespann, Weißdorn, Lindenblüten und Hafer wirken beruhigend und entspannend und senken gleichzeitig Blutdruck sowie Cholesterinspiegel.

Zur Blutverdünnung und -reinigung: Rotklee- und Brennesseltee, Löwenzahnwurzel- und Klettenabkochungen.

UNTERSTÜTZENDE ÜBUNGEN

Herz-Kreislauf-Training hält Herz und Blutgefäße gesund, hilft gegen Stauungen und Kälte und sorgt dafür, daß der Stoffwechselumsatz nicht sinkt. Gute Trainingsformen sind Joggen, Springen und Schwimmen. Tanzen trägt ebenfalls zur Kreislaufstärkung bei. Außerdem heben die anmutigen, fließenden Tanzbewegungen die Stimmung und halten Körper und Geist beweglich.

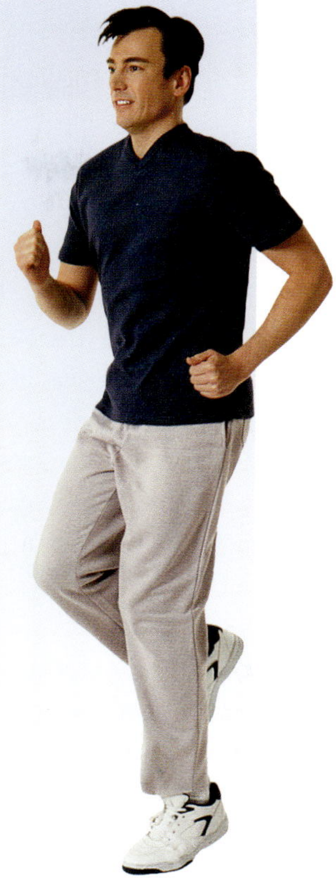

DIE MISCHIRIS

Die Mischiris, ein Typus, zu dem auch grüne und haselnußbraune Augen gehören, kann in der Verteilung und Intensität ihrer Pigmente sehr unterschiedlich sein. Solche Augen können ziemlich dunkel sein (und sind dann kaum von der dunkelbraunen Iris zu unterscheiden), aber auch relativ hell wie beispielsweise beim grünen Iristyp.

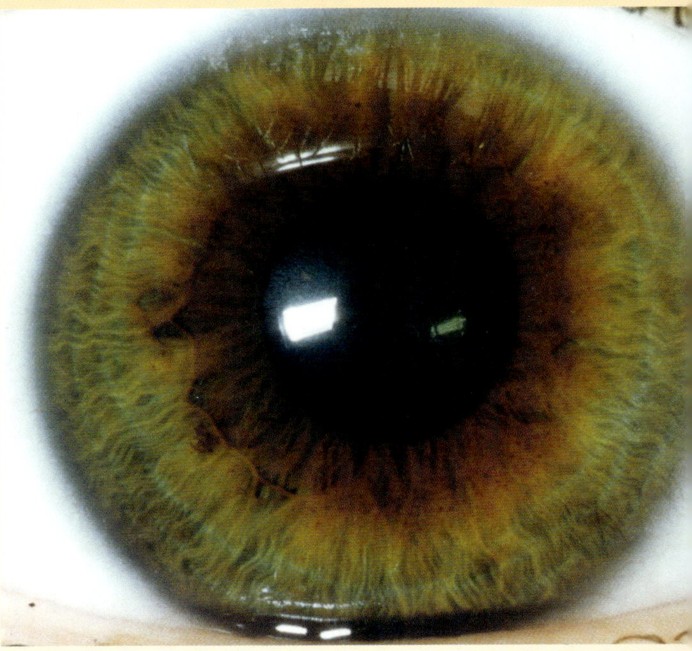

Normalerweise ist die Pigmentierung im zentralen Bereich der Iris (um die Pupille herum) dichter als zum Rand hin, wo die darunterliegende blaue oder graue Färbung zum Vorschein kommen kann. Der Mischiris-Typ unterscheidet sich von der braunen Iris auch dadurch, daß zumindest einige einzelne Irisfasern erkennbar sind, und zwar meist in den Randbereichen, wo die Pigmentierung dünner wird.

Wie sich diese Konstitution entwickelt hat

Der Mischiris-Typ vereinigt die Erbanlagen zweier verschiedener Konstitutionen in sich und umfaßt Merkmale beider Typen in unterschiedlicher Ausprägung. Bei dunklerer, dichterer Pigmentierung geht die Konstitution eher in Richtung des hämatogenen Iristyps, während Menschen mit grüner Iris eher zum lymphatischen Typus tendieren. In energetischer Hinsicht drückt sich im Mischiris-Typ ein Konflikt zwischen den langsamer ablaufenden physiologischen Prozessen des hämatogenen und den häufig überschießenden Reaktionen des lymphatischen Typs aus. Doch wenn der Mischiris-Typ sich in harmonischem Gleichgewicht befindet, vereinigt er hinsichtlich der Anpassung an seine Umwelt das Beste dieser beiden Konstitutionen in sich.

Ob jemand ein dunkler Mischiris- oder ein hämatogener Typ ist, spielt häufig gar keine so große Rolle, da die Konsequenzen im Hinblick auf Gesundheit und Lebensweise für beide Typen sehr ähnlich sind. Auch viele blaue Iriden haben gelbe, orangefarbene oder braune Bezirke und sind somit zwischen dem hellen Mischiris-Typ und der lymphatischen Konstitution einzuordnen. Dort, wo eine andersfarbige Pigmentierung vorhanden ist, muß sie in die Interpretation der Iris einfließen und das diagnostische Gesamtbild und die Empfehlungen für den entsprechenden Typus zwangsläufig beeinflussen.

Verdauungsprobleme

Beim Mischiris-Typ ist die Pigmentierung im zentralen Irisbereich dichter. Diese Region steht in der Iriskarte für den Verdauungstrakt; das bedeutet, daß der Mischiris-Typ von Natur aus vor allem für Erkrankungen der Verdauungsorgane anfällig ist. Der volle Name dieses Typs lautet »biliäre Mischkonstitution«, ein Verweis auf Leber und Gallenblase – das Gallenwegssystem. Hier spielt auch die Bauchspeicheldrüse eine Rolle, die ebenfalls an der Ausschüttung von Verdauungssäften beteiligt ist.

WISSENSWERTES ÜBER IRISDIAGNOSTIK

GRÜNE AUGEN sind in Wirklichkeit gar nicht grün. Die Grundfarbe der Iris ist blau oder grau; darüber liegt entweder eine dünne gelbe oder hellbraune Pigmentschicht, oder die Grundfarbe ist von scharf umrissenen, meist gelben oder braunen Farbflecken überlagert. So entsteht für den Betrachter ein grüner Gesamteindruck.

Die Auswirkung des Pigments besteht darin, die Abläufe im Organismus zu verlangsamen. Mischtypen neigen daher besonders zu einer trägen Verdauung. Oft liefern Leber, Gallenblase und Bauchspeicheldrüse nicht genügend Verdauungsenzyme, was zu Beschwerden führt, vor allem nach umfangreichen, schweren Mahlzeiten oder wenn man zu viele verschiedene Nahrungsmittel auf einmal zu verdauen versucht. Völlegefühl, Aufstoßen und Blähungen kommen häufig vor, ebenso eine gewisse Neigung zu Verstopfung.

Es kann auch eine *Dysbiose* vorliegen, bei der die natürliche Besiedlung der Därme mit guten Darmbakterien gestört ist – teilweise durch Ernährungsfaktoren, aber auch aufgrund einer geschwächten Immunabwehr im Verdauungstrakt und der daraus resultierenden Verbreitung schlechter Mikroorganismen im Darm, die das natürliche Gleichgewicht stören. Das bekannteste Beispiel dafür ist die *Candidose,* eine übermäßige Besiedlung des Darms mit dem Hefepilz Candida albicans, der auch Soor verursacht.

Eine schlechte Verdauung führt jedoch nicht immer zu erkennbaren Symptomen. Die Unfähigkeit des Organismus, Nahrung richtig in ihre Bestandteile zu zerlegen und zu absorbieren, kann auch zu Stoffwechselstörungen, beispielsweise im endokrinen System (hormonbildende Organe und Zellen: Hirnanhangdrüse, Schilddrüse und Nebennieren; Bauchspeicheldrüse; Hoden/Eierstöcke) führen. Solche Probleme treten auch beim hämatogenen Typus auf.

FALLBEISPIEL
BILIÄRER MISCHTYP

Eine Patientin kam mit vielen typischen Symptomen einer zu trägen Verdauung zu mir: Blähungen, Verstopfung, Aufstoßen, Völlegefühl und Unwohlsein nach dem Essen.

Manchmal waren ihre Beschwerden so schlimm, daß sie gar nichts mehr essen mochte, denn immer wenn sie etwas zu sich nahm, bekam sie ein unerträgliches Völlegefühl. Damit wollte ihr Körper ihr sagen, daß sie nicht mehr Nahrung aufnehmen sollte, solange ihr Organismus sich nicht gereinigt hatte.

Als erstes mußten wir etwas gegen ihre Verstopfung tun: Sie hatte nur einmal pro Woche Stuhlgang, und auch das nur mit großer Mühe. Wir verabreichten ihr ein Darmtonikum; sobald sie wieder regelmäßig Stuhlgang hatte, kehrte auch ihr Appetit zurück. Außerdem gaben wir ihr ein Bittertonikum, um ihre Verdauung zu unterstützen und das Völlegefühl zu lindern. Schon nach ein bis zwei Wochen war das Problem fast völlig behoben, obwohl die Patientin die Behandlung noch ein paar Monate lang fortsetzen mußte, damit die Beschwerden nicht wiederkehrten.

DER HARNWEGSTYP

Menschen mit einer helleren, grün erscheinenden Mischiris werden häufig als »Harnwegstypen« bezeichnet, weil sie besonders anfällig für Harnwegserkrankungen sind. Da bei diesem Typus mehr von der blauen Farbe der unteren Irisschicht durchschimmert, hat er ähnliche Probleme mit der Entgiftung und Ausscheidung wie der lymphatische Typ. Häufig leidet er zusätzlich unter einer trägen Verdauung. Dadurch entstehen Giftstoffe, die die Nierenfunktion verlangsamen oder behindern.

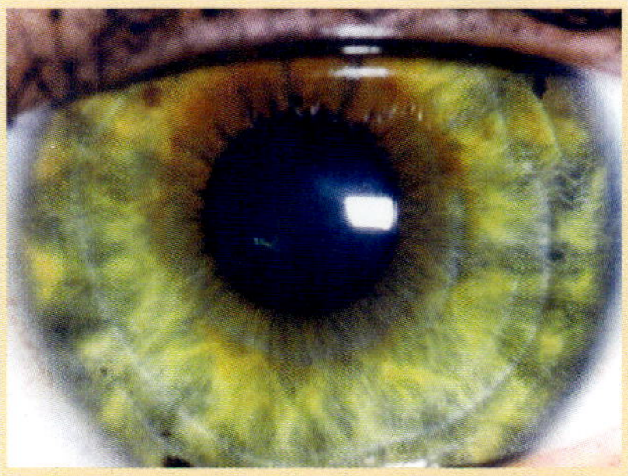

GRÜNE IRIS (»HARNWEGS-TYP«) Dieser Typus leidet häufig unter einer trägen Verdauung, die auch die Nierenfunktion beeinträchtigt. Solchen Menschen tun Entgiftungsmaßnahmen besonders gut.

Leben mit einer Mischkonstitution

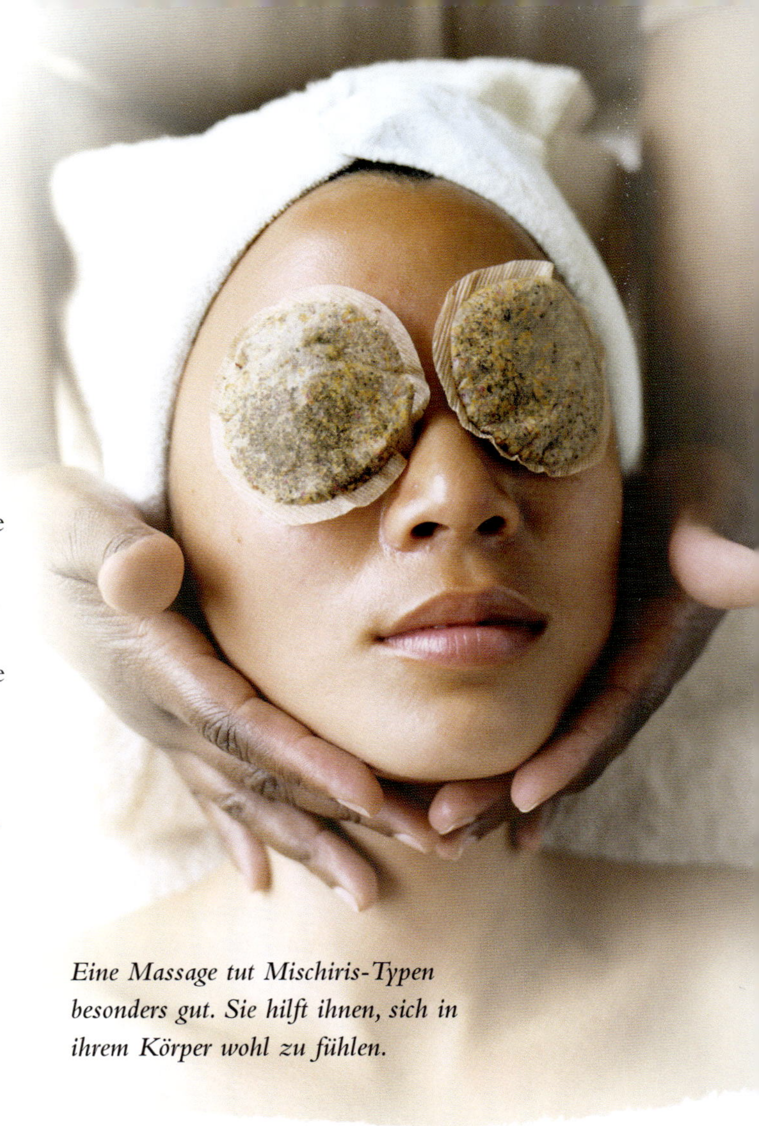

Eine Massage tut Mischiris-Typen besonders gut. Sie hilft ihnen, sich in ihrem Körper wohl zu fühlen.

Es gibt eine ganze Reihe von Faktoren, die Sie selbst beeinflussen und mit deren Hilfe Sie den Gesundheitsproblemen vorbeugen können, für die Sie besonders anfällig sind. Am wichtigsten sind die richtigen Nahrungs- und Naturheilmittel sowie bestimmte Aktivitäten, die zu Ihrem Wohlbefinden beitragen. Lesen Sie bitte auch die Empfehlungen für den braunen und blauen Iristyp, da diese für Sie ebenfalls wichtig sein können.

DIE RICHTIGE ERNÄHRUNG

Trennkost: Um Ihren Organismus nicht zu überlasten, sollten Sie sich an die Prinzipien der Trennkost halten (siehe Seite 123). Kleinere Nahrungsportionen, die richtig verdaut werden, liefern Ihnen bessere Energie als größere Mengen, die zu Verstopfung und Gärungsprozessen im Darm führen können.

Kohlenhydrate: Diese Nährstoffe sollten Sie nur in Maßen zu sich nehmen, um Ihr Verdauungssystem nicht zu sehr zu belasten.

Säfte: Diese reduzieren die Belastung für die Verdauungsorgane, indem sie hochwertige Nährstoffe liefern, die kaum verdaut zu werden brauchen, und gleichzeitig die Entgiftung unterstützen und das Immunsystem stärken.

TENDENZEN DES MISCHIRIS-TYPS

- Mischung zweier verschiedener genetischer Typen
- Neigung zu Störungen des Verdauungssystems
- Mangel an Verdauungssäften von Leber, Galle und Bauchspeicheldrüse
- Je nach Anteil der Pigmentierung entweder Merkmale des lymphatischen oder des hämatogenen Typs

Worauf Sie lieber verzichten sollten

Gesättigte Fettsäuren: Diese sind zum Beispiel in Milchprodukten enthalten und lassen sich bei einer Schwäche von Leber und Gallenblase oft nur schwer verdauen. Sie können Völlegefühl oder Übelkeit verursachen, vor allem, wenn Sie Gallenprobleme haben.

EINE GESUNDE LEBENSWEISE

Essen Sie langsam: Nehmen Sie sich Zeit für die Mahlzeiten, überessen Sie sich nicht, und konzentrieren Sie sich darauf, Ihre Speisen zu genießen. Zu hastiges Essen belastet die Schwachstellen Ihrer Konstitution zusätzlich und führt zu Verdauungsstörungen.

Genießen Sie das Leben: Genuß und Sinnlichkeit sind wichtig für Menschen mit einer Mischkonstitution, da sie sich erst einmal in harmonischen Einklang mit ihrem Körper bringen müssen. Das parasympathische Nervensystem, das die Verdauung reguliert, wird durch Erholung und Entspannung ebenfalls aktiviert.

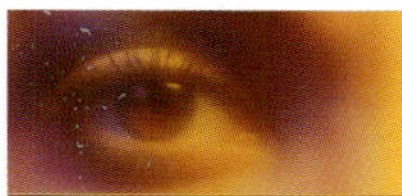

WISSENSWERTES ÜBER IRISDIAGNOSTIK

BITTERDROGEN In der Kräuterheilkunde bezeichnet man Heilpflanzen, die die Verdauung anregen (beispielsweise Enzianwurzel, Tausendgüldenkraut und Kanadische Gelbwurz), als Bitterdrogen. Damit behandelt man auch hormonelle (endokrine) Funktionsstörungen. Denn wenn die Verdauung nicht richtig funktioniert, fehlen dem Körper wichtige Bausteine für die Herstellung von Hormonen. Deshalb ist eine ausreichende Mineralstoffversorgung für unser Hormonsystem so wichtig. Störungen im Verdauungstrakt können die Versorgung mit solchen Nährstoffen beeinträchtigen. Bitterdrogen regen die Ausschüttung von Verdauungssäften aus Leber, Bauchspeicheldrüse und anderen Verdauungsorganen an. Die Speichelproduktion ist das zweite Stadium der Verdauung (das erste beginnt schon im Gehirn bei Geruch und Anblick von Essen oder bei der Vorfreude auf eine Mahlzeit). Kräuter, die Bitterstoffe enthalten, kühlen und entwässern die Leber, regen den Gallenfluß an und helfen daher auch gegen Verstopfung (Gallensaft ist ein natürliches Abführmittel).

UNTERSTÜTZENDE ÜBUNGEN

Nach dem Essen einen Spaziergang oder leichte, entspannende Gymnastikübungen zu machen, ist gut für die Verdauung. Dasselbe gilt für viele Yogaübungen. So regen beispielsweise Übungen mit dem Kopf nach unten (Schulterstand, Kopfstand) die Darmtätigkeit an und lindern Verstopfung; Drehungen und Vorwärtsneigungen massieren die inneren Organe; »Nauli« (die gezielte Anspannung einzelner Partien der Bauchmuskulatur) stimuliert die Verdauungsorgane sehr stark.

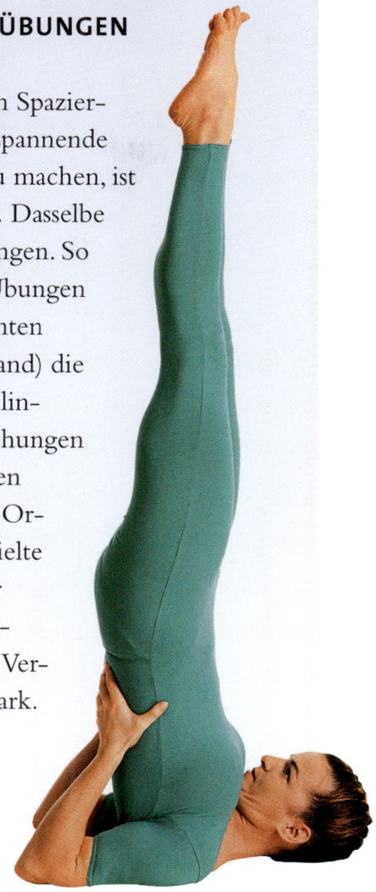

HEILPFLANZEN, DIE IHNEN GUTTUN

Es gibt verschiedene Heilpflanzen, die Sie in Form von Tees oder Tinkturen zu sich nehmen können.

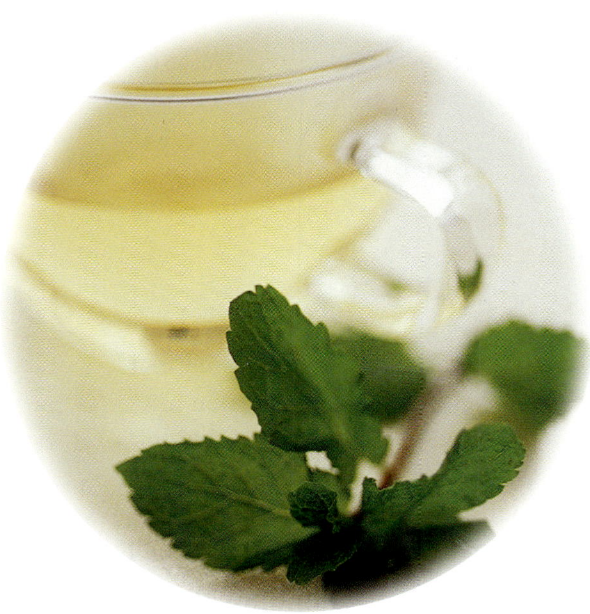

Auf Seite 117 finden Sie Anleitungen für Kräuterzubereitungen.

Anregung der Ausschüttung von Verdauungssäften: Versuchen Sie es mit Bitterdrogen wie Berberitze, Enzianwurzel, Tausendgüldenkraut, Wermut und Zitrusschale. Auch Lapacho, Walnußblätter oder -hülsen und Chinesischer Wermut können die Immunabwehr Ihres Verdauungssystems stärken.

Gegen Blähungen: Pfefferminze, Grüne Minze, Rosmarin, Basilikum und Oregano helfen gegen krampfartige Bauchschmerzen und Gase im Darm. Eisenkraut, wilde Yamswurzel und Traubensilberkerze wirken auf die Nerven ein, die das Verdauungssystem versorgen.

Zum Abführen: Faulbaumrinde, Sennesblätter und Aloe verhelfen zu einem guten Stuhlgang. Diese Mittel sollten Sie jedoch nicht über längere Zeit einnehmen, um sich nicht daran zu gewöhnen.

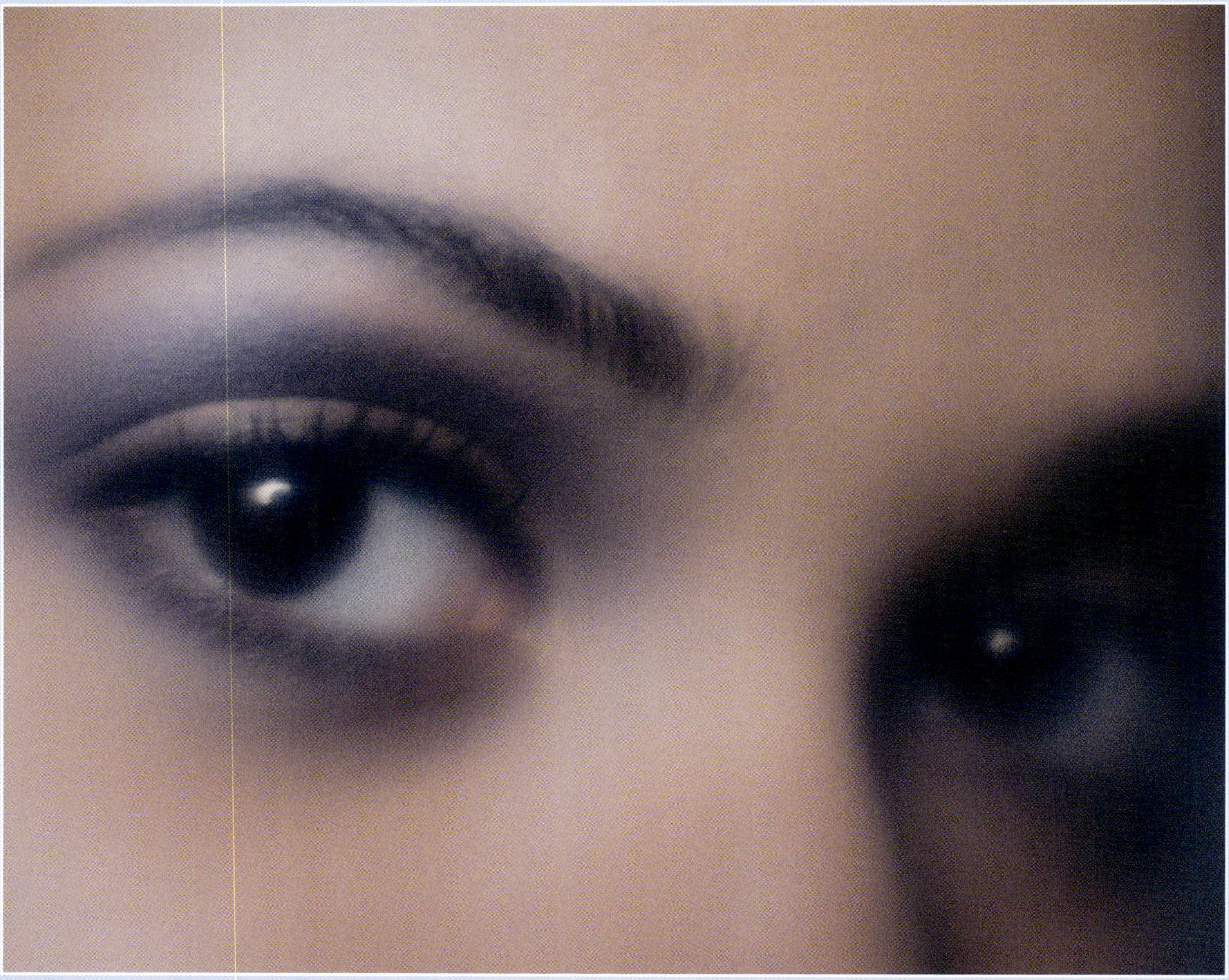

4

STRUKTURTYPEN

Das erste, was einem an einer Iris auffällt, ist ihre Farbe. Die Struktur bemerkt man normalerweise nicht, da die Strukturmerkmale meist sehr klein sind. Doch bei gutem Licht kann man die Besonderheiten einer Iris selbst mit bloßem Auge erkennen; bei leichter Vergrößerung sieht man dann auch die Elemente, aus denen sich die Einzigartigkeit eines Menschen ablesen läßt. In diesem Kapitel möchte ich in groben Zügen ein Klassifikationssystem darstellen, anhand dessen man die häufigsten Strukturtypen unterscheiden und ihre physiologische und energetische Bedeutung ableiten kann. Diese Methode kann sehr hilfreich sein, hat aber auch ihre Nachteile: Erstens berücksichtigt sie keine Mischtypen, und zweitens legt sie großes Schwergewicht auf die Beurteilung von Stärken, ohne kompensierende Faktoren zu berücksichtigen. Sie geht davon aus, daß eine starke Konstitution wünschenswert ist, während eine schwache automatisch Probleme mit sich bringt.

Man kann nicht unbedingt jeden Menschen einem bestimmten Strukturtypus zuordnen. Viele Menschen haben in ihren Iriden feinere und lockerere Faserungsbereiche. In solchen Fällen sollte man von den Krankheitszeichen ausgehen und dann mit Hilfe einer Iriskarte bestimmte Organe und Systeme zu beurteilen versuchen.

DER WIDERSTANDSTYP

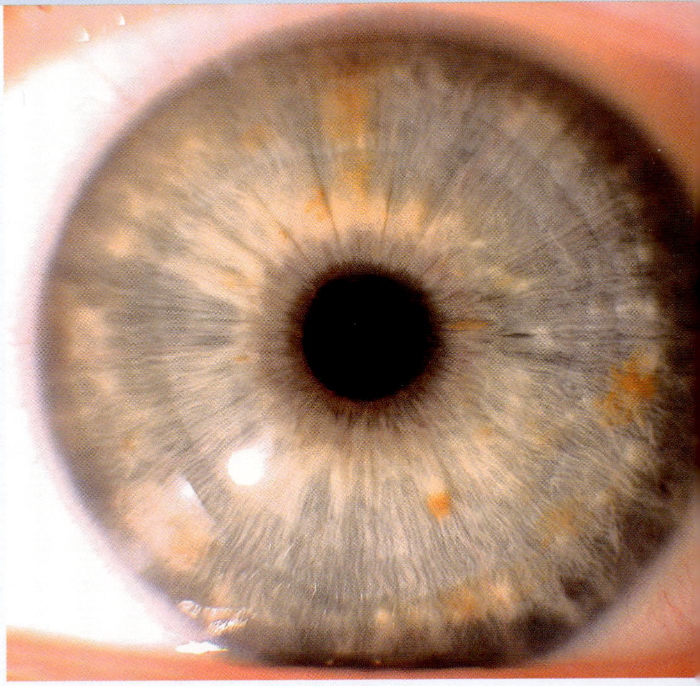

Dieser Iristyp deutet auf eine sogenannte »starke Konstitution« hin und geht mit überdurchschnittlich hoher Energie, Ausdauer und großem Durchhaltevermögen einher. Die hervorstechendste Eigenschaft dieses Typs ist seine Widerstandskraft.

Dieser Iristyp zeichnet sich durch eine dichte Faserstruktur aus. Die Fasern des gesamten Stromas sind sehr fein und dicht gedrängt; die Iris weist nur wenige oder gar keine Öffnungen oder Lakunen auf. Diese Irisstruktur gilt als Sondertypus, der nur bei blauäugigen Menschen vorkommt. Um die Struktur richtig beurteilen zu können, müssen die Fasern ganz klar zu erkennen sein. Die Dichte einer Iris gilt als Maßstab für die Fähigkeit ihres Besitzers, sich gegen Bedrohungen durch Krankheitserreger (Viren, Bakterien usw.) und andere Fremdstoffe, die in den Körper eindringen, zu wehren. Solche Menschen haben oft ein besonders starkes Immunsystem. Der rheumatische Typ (siehe Seite 25) fällt häufig in diese Strukturkategorie.

Allerdings neigt dieser Typ aufgrund seiner großen Energie und Ausdauer dazu, alles bis zum Exzeß zu treiben und sich zu sehr zu verausgaben. Solche Menschen sind daher besonders »burnout-anfällig«. Mir sind unter den sogenannten starken Iristypen mehr Menschen mit einem chronischen Müdigkeitssyndrom begegnet als bei den schwächeren Konstitutionen.

FASERSTRUKTUR

Manche Iridologen sprechen, wenn es um Konstitutionstypen geht, nur von Struktur und »Irisdichte«. Eine feine, dichtgedrängte Faserstruktur bezeichnen sie als »seidene« Konstitution, die auf eine größere konstitutionelle Stärke hindeutet. Je gröber das »Irisgewebe«, um so schwächer die Konstitution und um so größer die Anfälligkeit für Funktionsstörungen oder Erkrankungen. Die verschiedenen Strukturen werden als Seideniris, Seiden-Leinen-Iris, Leineniris, Juteiris und Netziris bezeichnet.

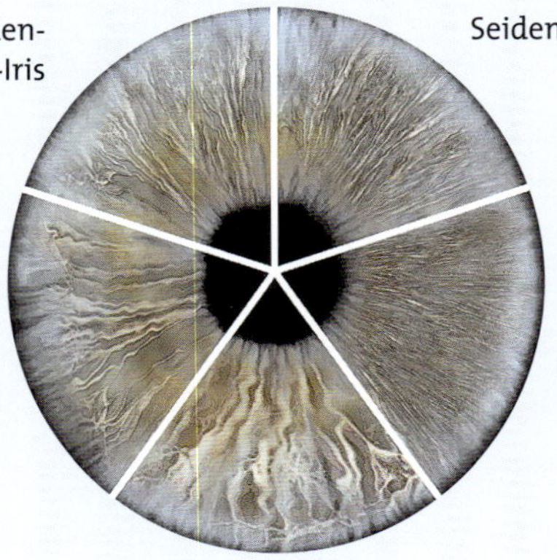

CHARAKTERISTISCHE TENDENZEN

»Starke« Iristypen sind oft im sozialen Bereich, im Gesundheitswesen oder in einer fürsorgenden Rolle tätig, wie die unermüdliche Mutter, die ihre Familie zusammenhält und auf die sich alle verlassen, aber auch die Geschäftsfrau, die bis spätabends noch Überstunden macht, sich nur selten Urlaub gönnt und zuviel Kaffee trinkt, um ihren Adrenalinspiegel aufrechtzuerhalten.

Starke Iristypen gönnen sich meist nur wenig Zeit zur Erholung und haben daher nicht viel Gelegenheit, angestauten Streß abzureagieren. Deshalb tun sie sich letzten Endes mehr weh, wenn sie irgendwann mit dem Kopf gegen eine Wand rennen. Die meisten Menschen mit diesem

Verhaltensmuster müssen lernen, kürzerzutreten, sich zu entspannen, öfter einmal Pause zu machen – mit einem Wort: zu hohen Druck von sich abzuwehren.

In energetischer Hinsicht sind diese Menschen kinästhetische Typen: sehr kommunikativ, aktionsorientiert und praktisch begabt. Sie können aber auch sehr sensibel sein; oft halten sie zu sehr mit ihren Gefühlen hinterm Berg und verarbeiten sie nicht richtig, so daß die Emotionen sich in ihrem Inneren anstauen und zusätzlich zu dem Druck beitragen, unter dem dieser Typus ohnehin schon steht.

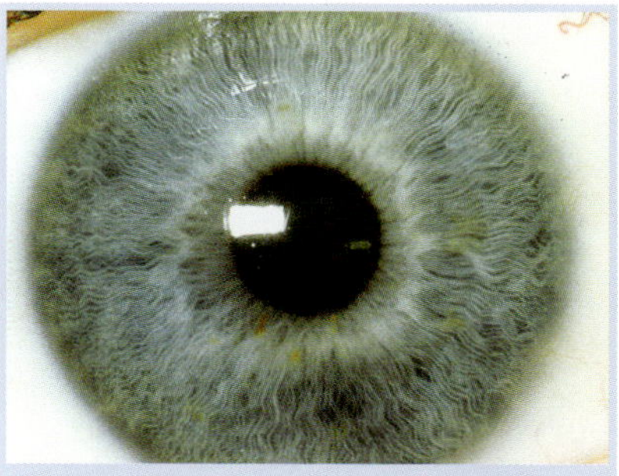

ROBUSTER WIDERSTANDSTYP Solchen Menschen fällt es oft schwer, sich zu entspannen, wenn sie sich nicht durch Extremsport bis an die äußersten Grenzen ihrer Belastbarkeit treiben.

DER ROBUSTE WIDERSTANDSTYP

Auf diesen Typ trifft die Bezeichnung »Adrenalinjunkie« zu. Solche Menschen neigen zu wahren Meisterleistungen an Wagemut und körperlicher Ausdauer und machen sich keine großen Gedanken um ihre Sicherheit. Es fällt ihnen schwer, sich zu entspannen, ohne sich vorher bis an die äußersten Grenzen ihrer Belastbarkeit zu treiben. Oft gehen sie Extremsportarten nach, bei denen ihr Körper im Anschluß an den Adrenalinstoß Endorphine freisetzt.

Ihre starke Widerstandskraft hat sowohl positive als auch negative Auswirkungen. Sie können dadurch nämlich nicht nur schädlichen Faktoren wie beispielsweise Bakterien, sondern auch positiven Einflüssen Widerstand leisten. Manchmal ist es schwierig, solchen Menschen einen Rat zu geben, weil sie alles besser wissen und nicht richtig zuhören. Einen Menschen mit hoher Widerstandskraft kann man nur motivieren, indem man ihm etwas konkret demonstriert oder ihn an praktischen Erfahrungen teilhaben läßt.

Solche Menschen sind am leistungsfähigsten, wenn ihre Energiebilanz ausgeglichen ist, das heißt, wenn sie genausoviel zurückbekommen, wie sie investieren. Doch leider neigen sie dazu, sich zu übernehmen, und sind infolgedessen anfällig für Funktionsstörungen des Nervensystems, Krämpfe und nervöse Muskelzuckungen aufgrund von Neurosen oder Depressionen, aber auch für so ernsthafte Erkrankungen wie multiple Sklerose und die Motorneuronerkrankung, die jedoch zum Glück nur selten vorkommen.

Innerhalb dieser Kategorie gibt es zwei Subtypen.

Die Iris solcher Menschen hat eine »seidene« Struktur (siehe Kasten links) mit wenigen oder gar keinen Löchern und Spalten. Die oberste Stromaschicht, die sich von der Iriskrause bis zum Irisrand erstreckt, wirkt wellig wie gekämmtes Haar. Die Krause tritt deutlich hervor und ist leuchtend weiß – ein Hinweis auf eine Überaktivität des vegetativen Nervensystems.

DER SENSIBLE WIDERSTANDSTYP

Auch diese Menschen haben viel Kraft, neigen aber zu Ängsten und Sorgen. Sie haben ein sehr empfindliches Nervenkostüm und vertragen intensive oder aufdringliche Reize (einschließlich negativer Emotionen von Menschen in ihrer Umgebung) nicht gut.

Sensible Widerstandstypen haben sehr feine, dichtgedrängte Irisfasern mit feiner »Seiden«-Struktur. Doch bei diesem Typus tritt die Iriskrause viel weniger deutlich hervor als beim robusten Typ; manchmal ist sie nahezu unsichtbar. Sie kann kreisförmige Kontraktionsfurchen (wellenartige konzentrische Rillen rund um die Iris) aufweisen.

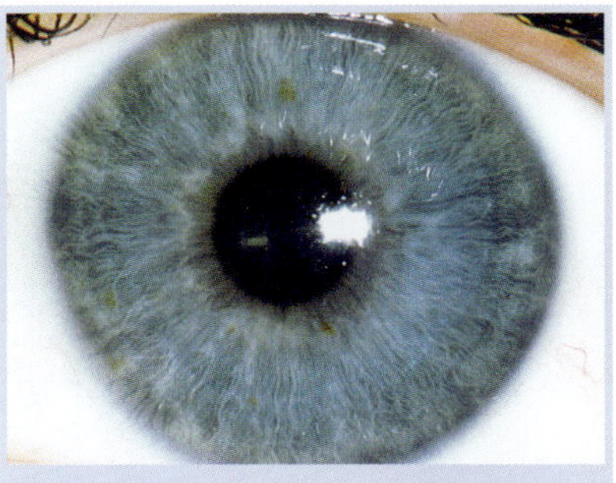

SENSIBLER WIDERSTANDSTYP Dieser Typ neigt zu Ängsten und Sorgen und reagiert empfindlich auf eine unfreundliche Umgebung, beispielsweise aggressive oder aufdringliche Menschen.

Leben mit einer Widerstands-Konstitution

Es gibt eine ganze Reihe von Empfehlungen für Ernährung, körperliche Aktivität und sonstige Änderungen der Lebensweise. Kombinieren Sie diese mit den bereits gegebenen Empfehlungen für blauäugige Menschen.

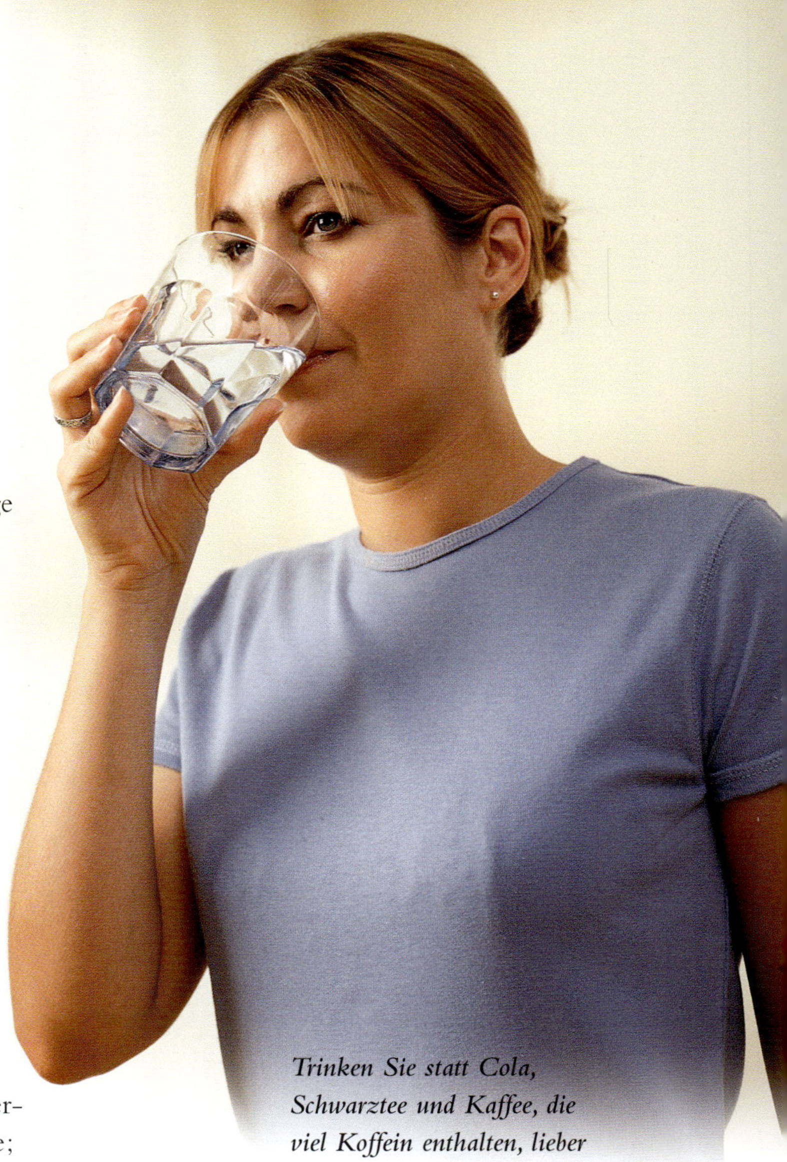

Trinken Sie statt Cola, Schwarztee und Kaffee, die viel Koffein enthalten, lieber Wasser oder Kräutertees.

DIE RICHTIGE ERNÄHRUNG

Nervenstärkende Lebensmittel und Nahrungsergänzungsmittel: Hafer und Lezithin sind wirkungsvoll.

Vollkornprodukte: Greifen Sie, wenn Sie Getreideerzeugnisse wie Hafer, Gerste, Buchweizen oder Quinoa zu sich nehmen, stets zu ganzen Körnern oder Vollkornprodukten.

Worauf Sie lieber verzichten sollten

Zucker und Koffein: Da Sie viele Kalorien verbrennen, brauchen Sie auch viele Kohlenhydrate; aber hüten Sie sich vor zu vielen raffinierten Kohlenhydraten und zu vielen koffeinhaltigen Getränken. Diese heben Ihr Energieniveau zwar für kurze Zeit an, es sinkt jedoch anschließend rasch wieder ab, und langfristig wirken solche Produkte sich negativ auf Ihre Gesundheit aus. Vielleicht wird es Ihnen anfangs schwerfallen, darauf zu verzichten, und Sie müssen dazu Strategien wie Visualisation oder Meditation, Dehnübungen oder Tiefenatmung (siehe Seiten 118–122) einsetzen. Trinken Sie statt Schwarztee oder Kaffee lieber Wasser oder Kräutertees, und greifen Sie statt zu kalorienreichen Snacks zu Obst und Nüssen, das wird Ihnen die Umstellung erleichtern.

EINE GESUNDE LEBENSWEISE

Entspannen Sie sich: Um Ihre überdurchschnittliche Kraft und Ausdauer nutzen zu können, müssen Sie diese gut einteilen. Sie sind sowohl körperlich als auch geistig immer in Bewegung; also versuchen Sie, sich mit Hilfe von Disziplinen wie Yoga oder Tai Chi zu entspannen.

Lernen Sie, nein zu sagen: Um sich nicht zuviel aufzuladen, sollten Sie hin und wieder etwas ablehnen. Auch wenn Sie die meisten Aufgaben schneller bewältigen können als andere Menschen, müssen Sie lernen, sich nicht zu übernehmen.

Geben Sie gut auf sich acht: Die meisten Widerstandstypen (vor allem der robuste Typ) haben keine Zeit für Krankheiten, sondern ärgern sich höchstens darüber. Also versuchen sie, ihre Beschwerden mit Schmerzmitteln zu unterdrücken, oder ignorieren sie einfach. So etwas können Sie jahrelang machen, ohne zu merken, daß es an Ihrer Substanz zehrt; doch irgendwann werden Sie den Preis dafür zahlen müssen: Es werden sich ernstere Beschwerden einstellen.

Lieben Sie sich selbst: Sie sind stets Ihr eigener strengster Kritiker. Es fällt Ihnen leichter, zu anderen Menschen liebevoll zu sein als zu sich selbst.

Ändern Sie Ihr Leben: Wenn Sie geheilt werden möchten, müssen Sie bestimmte Veränderungen in Ihrer Lebensweise vornehmen und konsequent durchhalten. Denn wenn Sie durch eigenes Fehlverhalten einen Rückfall erleiden, wird es Ihnen später vielleicht nicht mehr so leicht fallen, sich wieder davon zu erholen. Sie müssen Ihre Krankheiten in den Griff bekommen, indem Sie Ihren Lebensstil einer kritischen Prüfung unterziehen.

HEILPFLANZEN, DIE IHNEN GUTTUN

Es gibt verschiedene Heilpflanzen, die Sie in Form von Tees oder Tinkturen zu sich nehmen können. Anleitungen für Kräuterzubereitungen finden Sie auf den Seiten 116 / 117.

Zur Stärkung der Nerven: Nerventonika wie Hafer, Eisenkraut, Lindenblüten, Kamille, Helmkraut, Ashwagandha (Indischer Ginseng), Hopfen und Passionsblume ernähren und entspannen das Nervensystem. Baldrian ist eine hervorragende Kalziumquelle – und das Nervensystem braucht viel Kalzium.

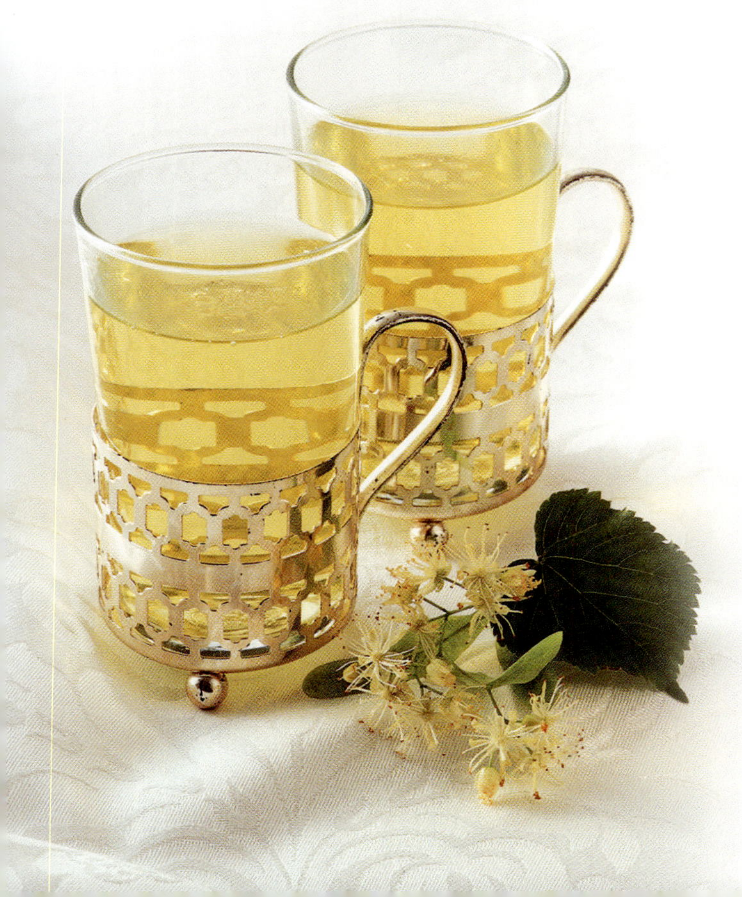

UNTERSTÜTZENDE ÜBUNGEN

Da Sie so große Kraft und Ausdauerreserven haben, möchten Sie beim Training gern gefordert werden. Sie haben ab und zu richtiggehend das Bedürfnis nach Anstrengung. Das liegt daran, daß Ihr Nervensystem an den Synapsen große Mengen Acetylcholin produziert. (Synapsen sind die Zwischenräume zwischen einzelnen Nervenzellen; chemische Botenstoffe, sogenannte Neurotransmitter, feuern die Nervenimpulse über diese Zwischenräume hinweg. Einer dieser Neurotransmitter ist das Acetylcholin.) Wenn diese Substanz sich in Ihrem Nervensystem ansammelt, kann das zu Nervosität oder Zappeligkeit führen. Bewegung ist eine sehr gute Methode, um überschüssiges Acetylcholin zu verbrauchen.

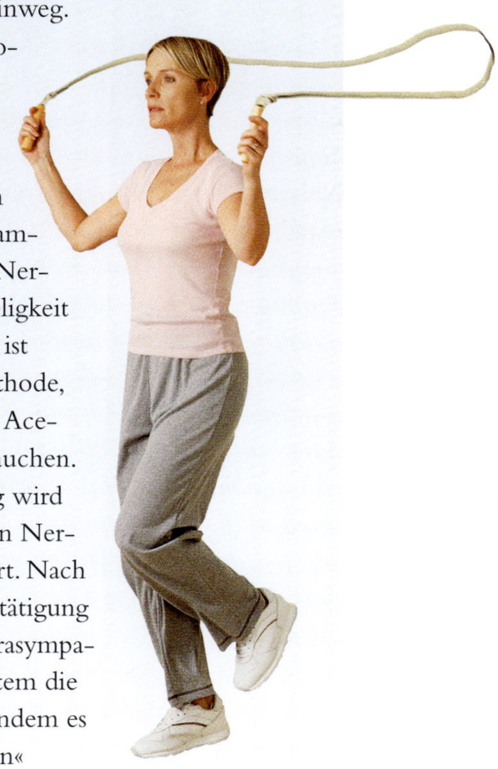

Aerobes Training wird vom sympathischen Nervensystem gesteuert. Nach der sportlichen Betätigung übernimmt das parasympathische Nervensystem die Regie, und zwar, indem es das »Glückshormon« Endorphin ausschüttet, das die gleiche chemische Formel hat wie Opiate. Dieser »Endorphin-Kick« beruhigt und entspannt Körper und Geist. Deshalb fallen Ihnen Aktivitäten wie beispielsweise Meditation leichter, wenn Sie sich vorher beim Training gründlich verausgabt haben.

Zur Streßbewältigung und Stärkung der inneren Ausdauer: Ausgleichende und stärkende Naturheilmittel wie Ginseng (alle Sorten), Hafer, Lapacho, Astragalus und Lakritze haben gleichzeitig eine anregende Wirkung auf Nebennieren und Knochenmark.

DER REZEPTIVE BINDEGEWEBSSCHWÄCHE-TYP

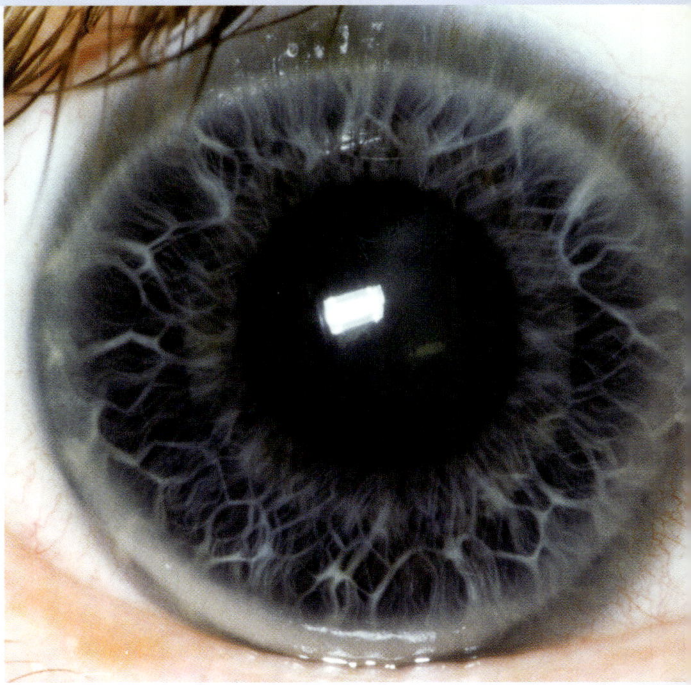

Der rezeptive Bindegewebsschwäche-Typ ist das genaue Gegenteil des Widerstandstyps, bei dem die dichte Irisstruktur für die hohe Widerstandskraft verantwortlich ist. Der bindegewebsschwache Typus hat keine sehr starke Widerstandskraft und ist daher anfälliger für schädigende und krank machende Einflüsse.

Dafür ist dieser Typ andererseits sehr anpassungsfähig und sensibel, was durchaus von Vorteil sein kann. Solche Menschen sind in emotionaler Hinsicht offen und empfänglich, und zwar im positiven Sinn. Man geht zwar davon aus, daß dieser Iristyp auf Menschen mit blauen Augen beschränkt ist; doch die Eigenschaft größerer Offenheit kann bei allen Augenfarben vorkommen.

Die rezeptive, bindegewebsschwache Disposition zeigt sich in einer locker strukturierten Iris, die viel weniger Fasern aufweist als beim Widerstandstyp. Sie ist auch dunkler, mit nur vereinzelt hervortretenden hellen Fasern. Das Stroma läßt sich also leichter durchdringen als bei anderen Iristypen. Das bedeutet, daß mehr Licht in die inneren Irisschichten eindringen und Organfelder und Nervenendigungen stimulieren kann. Dies kann durchaus eine vorteilhafte Anpassungsstrategie sein.

Offene oder locker strukturierte Bereiche gelten traditionell als Zeichen einer Schwäche in den Organen, die dem jeweiligen Irisbereich zugeordnet sind. Deshalb sollte man sich bei der Behandlung auf diese Schwachpunkte konzentrieren. Die Offenheit dieses Typs deutet auf eine weniger robuste Konstitution hin als beim Widerstandstyp; und doch gilt seine Sensibilität als sein Hauptvorteil.

CHARAKTERISTISCHE TENDENZEN

Der rezeptive Bindegewebsschwäche-Typ muß sparsam und vorsichtig mit seiner Energie umgehen. Solche Menschen sind sich ihrer Grenzen bewußt und schrecken instinktiv davor zurück, sich zu überanstrengen. Sie ziehen sich in regelmäßigen Abständen in sich selbst zurück, um sich zu regenerieren. Da sie wissen, daß Verletzungen und Erkrankungen bei ihnen nicht so leicht ausheilen wie bei anderen Menschen, begeben sie sich nur ungern in gefährliche Situationen. Doch wenn sie unter Druck stehen, ist ihre Offenheit ein Vorteil für sie. Denn in schwierigen Situationen ist es eine gute Überlebensstrategie, seine Augen und Ohren offen zu halten.

In physiologischer Hinsicht neigt dieser Typus zu Bindegewebsproblemen. Oft kann sein Organismus Sauerstoff und Nährstoffe nicht so leicht an die Orte transportieren, wo sie gebraucht werden. Auch der Lymphfluß ist häufig beeinträchtigt, was zur Ansammlung von Flüssigkeiten (Ödemen) und Giftstoffen in den Geweben führt. Die Bindegewebsschwäche kann auch zum Vorfall von Organen führen.

Der rezeptive Bindegewebsschwäche-Typ muß gut auf sich achtgeben und ist sich dessen normalerweise auch bewußt. Ihre Empfänglichkeit ist für diese Menschen zentral. Sie nehmen Ratschläge ernst und können ihre Heilungsprozesse auch durch Musik, Gebetsgesänge, Audiokassetten und andere Programme unterstützen, die der eigenen inneren Weiterentwicklung dienen.

Leben mit einer rezeptiven Bindegewebsschwäche-Konstitution

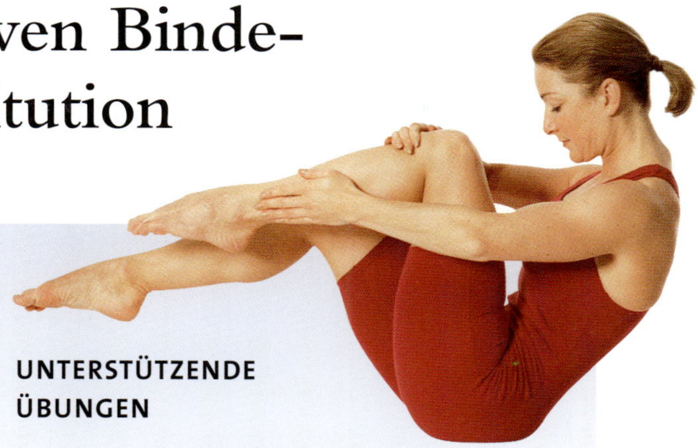

Der reine rezeptive, bindegewebsschwache Iristyp ist relativ selten; der Grad der strukturellen Lockerheit unterscheidet sich auch von Individuum zu Individuum. Bindegewebsschwache Menschen können durchaus im Einklang mit ihrer Konstitution leben. Man findet sie am häufigsten beim lymphatischen Typ, bei dem der Lymphfluß überdurchschnittlich langsam ist und der daher zur Ansammlung von Flüssigkeit und Giftstoffen im Organismus neigt. Wenn Sie zu diesem Typ gehören, sollten Sie auch die Empfehlungen für den lymphatischen Iristyp lesen.

UNTERSTÜTZENDE ÜBUNGEN

Bauen Sie Ihre Kraft mit sanften, nicht zu anstrengenden Übungen wie Yoga oder Pilates auf. Schwimmen ist das beste aerobe Training. Gehen Sie regelmäßig spazieren, in gemächlichem Tempo.

DIE RICHTIGE ERNÄHRUNG

Frischkost: Essen Sie viel Obst und Gemüse, das reich an wichtigen Nährstoffen wie Vitaminen (vor allem Vitamin C), Mineralstoffen, Spurenelementen und Antioxidantien ist. Orangen, schwarze Johannisbeeren, Erdbeeren, Kartoffeln, Rosenkohl, Brokkoli, grünes Blattgemüse, grüne Paprika und Petersilie sind gut für Sie.

Entgiftung: Bevorzugen Sie Nahrungsmittel, die die Ausscheidung von Giftstoffen sanft unterstützen, ohne selbst giftige Rückstände in Ihrem Organismus zu hinterlassen, wie beispielsweise frisches Obst (das einen hohen Gehalt an Vitamin C, Antioxidantien und Wasser hat). Zusätzlich zu den obengenannten Obst- und Gemüsearten sind alle roten Früchte (zum Beispiel Blaubeeren, Himbeeren, rote Johannisbeeren und Preiselbeeren) sowie Obst- und Gemüsesäfte ideal für Sie. Denn die Vitamine und Mineralstoffe aus entsaftetem Obst und Gemüse kann Ihr Organismus besonders gut aufnehmen. Auch bestimmte »Superfoods« wie Spirulina, Chlorella und Alfalfa sind gut für Sie (siehe Seite 123).

EINE GESUNDE LEBENSWEISE

Entspannen und regenerieren Sie sich: Der rezeptive Bindegewebstyp hat weniger Durchhaltevermögen als andere Menschen und sollte sich daher nicht zu sehr überstrapazieren. Also gönnen Sie sich genügend Zeit zur Entspannung und Erholung. Achten Sie darauf, sich mit Ihrer Lebensweise nicht zu überfordern. Lernen Sie, Ihre Kräfte einzuteilen, und suchen Sie nach Möglichkeiten, auszuspannen.

Vermeiden Sie zu anstrengendes körperliches Training: Da Ihr Bindegewebe empfindlich ist, sollten Sie sich beim Training nicht überanstrengen. Außerdem sind Sie anfällig für Knorpel- und Gelenkprobleme, eine Verlagerung innerer Organe und vorzeitig beginnende Arthritis.

HEILPFLANZEN, DIE IHNEN GUTTUN

Es gibt verschiedene Heilpflanzen, die Sie in Form von Tees oder Tinkturen zu sich nehmen können. Anleitungen für die Zubereitung finden Sie auf den Seiten 116 /117.

Zum Schutz und zur Anregung des Immunsystems: Roter Sonnenhut (Echinacea), Holunder, Alant, Eukalyptus, Knoblauch, Schisandra, Wilder Indigo und Vogelkirsche.

Zum Aufbau von Ausdauer und Durchhaltevermögen: Astragalus, Sibirischer Ginseng, Borretsch, Hafer und Gotu kola.

Zur Entgiftung: Führen Sie Entgiftungsmaßnahmen langsam und schonend durch, und zwar auf der Basis Ihrer Ernährung. Benutzen Sie dazu heimische Kräuter wie Löwenzahn, Brennessel, Labkraut, Ampfer und Klette.

DER SELBSTSCHUTZTYP

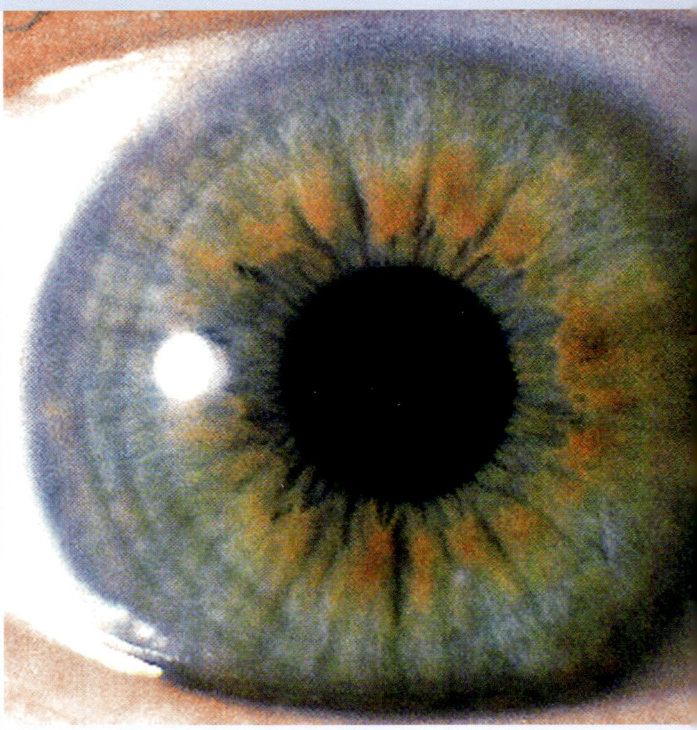

Der Selbstschutztyp ist eng mit dem Widerstandstyp verwandt: Beide haben eine dichte Irisstruktur und bauen sehr wirksame (häufig physische) Verteidigungsmechanismen auf, mit deren Hilfe sie unerwünschte Eindrücke erkennen und ausblenden können.

Genau wie der Widerstandstyp sind diese Menschen kinästhetische Typen und richtige »Macher«. Oft findet man sie an der Spitze der Karriereleiter; sie zeichnen sich durch ruhiges, vernünftiges Verhalten aus, das Vertrauen erweckt. Zu den typischen Iriszeichen des Selbstschutztyps gehören Kontraktionsfurchen – mindestens drei oder vier kreisförmige, konzentrische Rillen in der Iris – und Radiärfurchen. Letztere können ziemlich groß sein (tiefe Rinnen, die sich vom Pupillenrand durch die Iriskrause bis in die Ziliarzone hineinziehen); es gibt aber auch kleinere, weniger tiefe Radiärfurchen, die erst an der Iriskrause beginnen.

CHARAKTERISTISCHE TENDENZEN

Selbstschutztypen sind ebenso wie Widerstandstypen häufig von Angst und Sorgen getrieben. Ihre Verteidigungsmechanismen sind Ausdruck ihrer Ängste, die zu einem Bedürfnis nach Rückzug führen. Hinter einer selbstbewußten Fassade verbirgt sich häufig ein sehr verletzliches Innenleben; ihre Selbstschutz-Verhaltensmuster schirmen diese Menschen vor einer rauhen, unfreundlichen Umgebung ab.

Solche Leute verfügen über eine hohe soziale Kompetenz: Die Radiärfurchen stehen für Offenheit – wie Sonnenstrahlen. Ihre Rückzugsstrategie ermöglicht es ihnen, neue Kraft zu schöpfen, selbstbewußt aufzutreten und ihren Mitmenschen nicht zu zeigen, wie sensibel sie in Wirklichkeit sind. Wir haben hier also auf der einen Seite Offenheit und auf der anderen Seite Rückzug.

Auch in physischer Hinsicht hat der Selbstschutztyp große Ähnlichkeit mit dem Widerstandstyp. Doch die Aufrechterhaltung von Muskelkontraktionen (ein Teil seines defensiven Reaktionsmusters) erfordert viel Energie, und so steht sein Verdauungssystem unter dem ständigen Druck, dem Organismus diese Energie liefern zu müssen. Dies – in Kombination mit dem Vorhandensein von Radiärfurchen, die die Iriskrause durchschneiden und anzeigen, daß die Nervenversorgung der Verdauungsorgane beeinträchtigt sein kann – deutet darauf hin, daß (vor allem unter Streß) ein Energiedefizit auftreten kann, das dem Organismus schadet. Solche Menschen fühlen sich oft sehr müde und erschöpft oder leiden unter Schmerzen und Verspannungen, sprechen aber gut auf eine Massagetherapie an. Krämpfe (zum Beispiel bei Frauen während der Menstruation), nervöse Zuckungen und Muskelverspannungen treten ebenfalls häufig auf.

Eine Selbstschutz-Iris findet man am häufigsten beim hämatogenen und beim Mischiris-Typus, was die Notwendigkeit unterstreicht, bei solchen Konstitutionen besonders auf ein gesundes Verdauungssystem zu achten. Doch findet sich dieses Muster auch immer öfter bei lymphatischen Typen als intensivierte Form des sensiblen Widerstandstyps. Egal, welche Irisfarbe Sie haben – eine gesunde Verdauung ist für Ihre Leistungsfähigkeit unentbehrlich. Auch eine gute, bewußte Ernährung ist wichtig.

Leben mit einer Selbstschutz-Konstitution

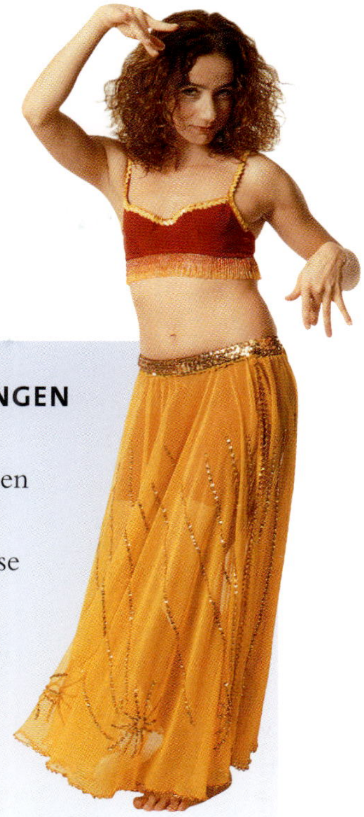

Es gibt mehrere Möglichkeiten, den Gesundheitsproblemen vorzubeugen, für die Sie besonders anfällig sind – zum Beispiel durch richtige Ernährung und bestimmte Übungen, die die Funktion Ihres Verdauungssystems unterstützen. Lesen Sie auch die Empfehlungen für Ihren Iris-Farbtyp.

DIE RICHTIGE ERNÄHRUNG

Säfte und »Superfoods«: Sie sorgen dafür, daß Sie genügend Mineralstoffe zu sich nehmen und daß Ihr Körper diese auch aufnehmen kann. (Informationen über »Superfoods« finden Sie auf Seite 123).

Zur Stärkung des Nervensystems: Sie brauchen Lebensmittel, die Ihr Nervensystem nähren. Solche Nahrungsmittel weisen einen hohen Vitamin-B-Gehalt auf – beispielsweise Vollkornprodukte, Nährhefe, Weizenkeime, Bohnensprossen, Avocados, Nüsse, Pilze und grüne Blattgemüse. Sie benötigen auch mehr Kalzium, das in grünem Gemüse, Orangen, Mandeln und Tofu enthalten ist, und natürlich brauchen Sie auch die Kofaktoren, die für die Aufnahme des Kalziums in Ihren Organismus notwendig sind, nämlich Vitamin A und C (enthalten in Zitrusfrüchten und Beeren) und Magnesium (in Nüssen, Bananen und Sojabohnen).

EINE GESUNDE LEBENSWEISE

Gleichgewicht: Ein ausgewogenes Verhältnis zwischen Arbeit und Erholung ist wichtig für Sie. Sie haben ein angeborenes, manchmal übertriebenes Bedürfnis nach Ordnung und Routine. Wenn Sie Ihre Energiereserven zu sehr strapazieren, kann das ernste Folgen haben.

Hypnose: Das ist eine gute Methode, um Ihr ständiges inneres Zwiegespräch, Ihre geistige Unruhe und Ihre Sorgen und Ängste auszuschalten. Hypnose verhilft Ihnen dazu, unter Umgehung Ihres rationalen Verstandes eine tiefe Ebene der Entspannung zu erreichen.

UNTERSTÜTZENDE ÜBUNGEN

Normalerweise machen Ihnen zielgerichtete körperliche Aktivitäten wie beispielsweise Training mit Hanteln und Wettkampfsport besonderen Spaß; hüten Sie sich aber davor, das Training zum Zwang werden zu lassen. Sie sollten sich auch kreativeren Aktivitäten widmen, bei denen Sie sich entspannen können; daher ist Tanzen als Hobby für Sie hervorragend geeignet. Tanzstile aus Arabien oder dem Mittleren Osten wie »Raqs Sharqi« und Gabrielle Roths »Tanz der fünf Elemente« sind für Sie ideal.

Massagen: Gönnen Sie sich so oft wie möglich eine Massage oder Physiotherapie. Das wirkt Ihrer Neigung zu Muskelverspannungen entgegen.

HEILPFLANZEN, DIE IHNEN GUTTUN

Zur Lösung von Spannungen: Besonders gut eignen sich Hafer, Helm- und Eisenkraut. Lindenblüten, Schneeballbaumrinde und Traubensilberkerze lindern Muskelverspannungen. Lesen Sie bitte auch die Empfehlungen für den Widerstandstyp.

Zur Unterstützung der Verdauung: Bittertonika (dies gilt normalerweise für den Mischiris- oder hämatogenen Typ) unterstützen die Aktivität der Verdauungsorgane und sorgen dafür, daß Sie Nährstoffe möglichst gut aufnehmen können.

Stärkende und ausgleichende Naturheilmittel: Sibirischer Ginseng, Hafer und Schisandra erhöhen die Ausdauer und regen die Nebennieren an.

DER GLANDULÄR-EMOTIONALE TYP

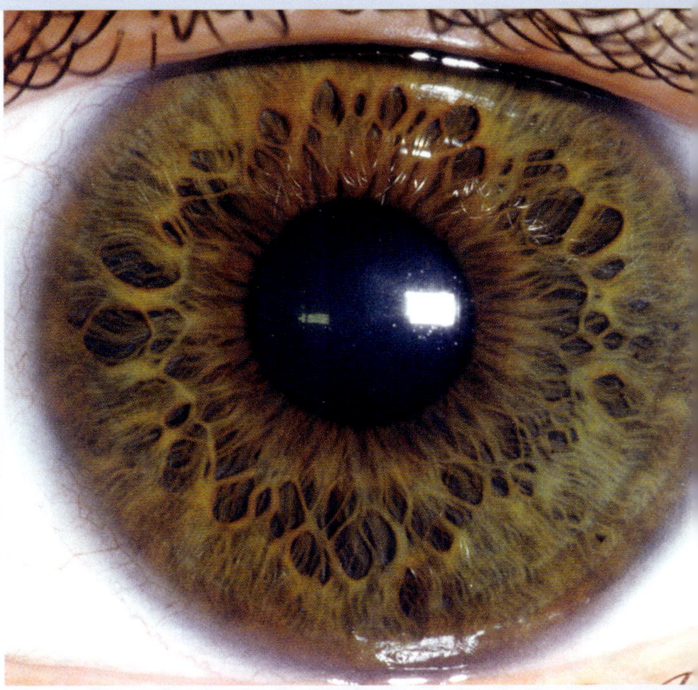

Bei diesem Iristyp spielen die endokrinen Drüsen eine besonders wichtige Rolle. Sie haben die Aufgabe, durch Ausschüttung bestimmter Hormone die Stoffwechselaktivität zu regulieren.

Die Irisstruktur des glandulär-emotionalen Typs wird häufig als »Maßliebcheniris« bezeichnet und zeichnet sich durch einen Ring von Lakunen (Löchern in der Oberflächenstruktur) rund um die Iriskrause aus. Er kommt bei allen Augenfarben vor; bei der hämatogenen Iris sind die Löcher normalerweise kleiner.

Den Bereich, der sich außen unmittelbar an die Iriskrause anschließt, bezeichnet man als humorale Region oder Hormonregion. Ihm sind die Körperflüssigkeiten Blut und Lymphe zugeordnet. Eine durchbrochene Irisstruktur in diesem Bereich deutet auf eine mögliche Störung der Hormonfunktion hin.

Im Zusammenhang mit diesem Typus spricht man auch von »polyglandulärer Insuffizienz«. Das bedeutet, wenn eine Drüse nicht normal funktioniert, können auch andere beeinträchtigt sein. Denn das Drüsensystem bildet eine Einheit: Die Hirnanhangdrüse (Hypophyse) steuert die übrigen Drüsen in anderen Körperbereichen. Viele hormonelle Aktivitäten werden durch Signale der Hirnanhangdrüse in Gang gesetzt.

CHARAKTERISTISCHE TENDENZEN

Diese Menschen sind zu ungeheuren Kraftakten in der Lage, brauchen zwischendurch aber immer wieder Erholungsphasen. Nach einem Tag ungewöhnlicher Anstrengung wollen sie sich normalerweise erst einmal ausruhen. Sie sind sehr gefühlsbetont und machen aus ihren Emotionen kein Geheimnis. Sie können sich mühelos zwischen einem breiten Spektrum emotionaler Reaktionen hin und her bewegen, leiden aber häufig unter Stimmungsschwankungen. Offene Bereiche in der Iris deuten auf ein empfängliches Wesen hin. Solche Menschen können sich leicht in andere einfühlen, sind gute Zuhörer und sehr kreativ.

In physiologischer Hinsicht kann dieser Typus unter hormonellen Beschwerden leiden. Die unregelmäßige Funktion von Hirnanhangdrüse, Schilddrüse, Nebennieren und Bauchspeicheldrüse kann zu Problemen im Energiehaushalt führen. Der glandulär-emotionale Typ ist oft besonders anfällig für Wechseljahrsbeschwerden, Schilddrüsenunterfunktion, Erschöpfung der Nebennieren und Typ-2-Diabetes, der beim Mischiris- und beim hämatogenen Typ besonders häufig vorkommt.

Eine schon in jungen Jahren vorhandene Tendenz zur Hypoglykämie kann Vorbote eines Diabetes sein, sofern man diese Störung nicht rechtzeitig behandelt; eine Schilddrüsenüberfunktion kann später zur Unterfunktion werden; aus einer Tendenz zur Überaktivität der Nebennieren kann sich im höheren Lebensalter eine chronische Müdigkeit entwickeln. So kann eine nicht in die richtigen Bahnen gelenkte Aktivität in jungen Jahren später zur Erschöpfung führen. Man muß also darauf hinarbeiten, das Gleichgewicht wiederherzustellen und in allen Dingen Maß zu halten, um die Lebensdauer der betroffenen Organe zu verlängern.

Die Verdauung ist für eine gute Funktion der Hormondrüsen sehr wichtig. Dazu können Sie durch Einnahme von Bittertonika beitragen, die die Verdauung anregen.

Leben mit einer glandulär-emotionalen Konstitution

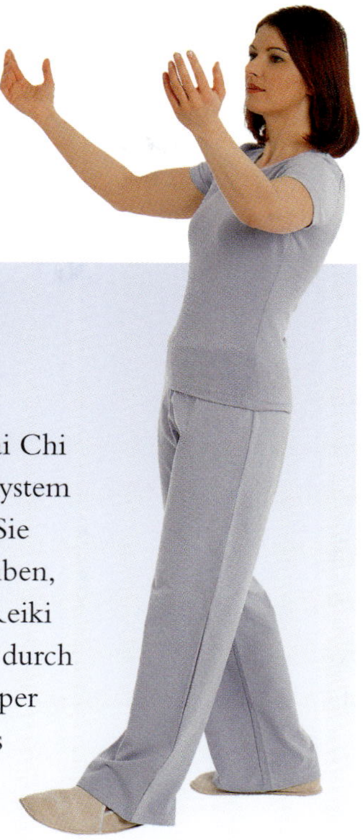

Wenn Sie wissen, welche Ernährung, welches Training und welche sonstigen Veränderungen in Ihrer Lebensweise gut für Sie sind, können Sie mit den Schwachstellen Ihrer Konstitution (vor allem hinsichtlich der Hormonregulation) besser zurechtkommen.

UNTERSTÜTZENDE ÜBUNGEN

Yoga, Qi Gong und Tai Chi regen das endokrine System an. Außerdem sollten Sie aerobes Training betreiben, allerdings in Maßen. Reiki (heilende Energie, die durch die Hände in den Körper geleitet wird) kann das endokrine System ebenfalls mit neuer Energie versorgen und Ihre Batterien aufladen.

DIE RICHTIGE ERNÄHRUNG

Trennkost: Sie sollten auf keinen Fall Eiweiß und Kohlenhydrate zusammen verzehren, denn das belastet die Bauchspeicheldrüse zu sehr. (Siehe dazu auch Seite 123.)

Nehmen Sie öfters kleine Mahlzeiten zu sich: Häufige kleinere Imbisse – beispielsweise Obst, Trockenfrüchte, Nüsse, Haferkekse, Reiskuchen, Hummus (Kichererbsenpüree) und Nußmus – können dazu beitragen, Ihren Energiepegel aufrechtzuerhalten.

Worauf Sie lieber verzichten sollten

Zucker: Nehmen Sie weniger raffinierten Zucker und Einfachzucker (beispielsweise Bonbons, Schokolade und Kuchen) zu sich. Sie liefern zwar Energie, aber der Energiepegel fällt hinterher rasch wieder ab.

EINE GESUNDE LEBENSWEISE

Gönnen Sie sich häufig Ruhepausen: Eine unregelmäßige Irisstruktur deutet auf ähnlich veränderliche Energiemuster hin. Daher brauchen Sie viel Ruhe und sollten sich auch bei der Arbeit öfter einmal eine Pause gönnen. Treiben Sie keinen Raubbau mit Ihrer Gesundheit, vor allem, wenn Sie älter werden. Wenn Sie abends länger aufbleiben, müssen Sie das durch eine gesunde Ernährung, Bewegung und ausreichend Schlaf wettmachen.

HEILPFLANZEN, DIE IHNEN GUTTUN

Kurbeln Sie Ihren unregelmäßigen Energiehaushalt durch Naturheilmittel an. Anleitungen für verschiedene Kräuterzubereitungen finden Sie auf den Seiten 116/117.

Zur Unterstützung der Verdauung: Bitterdrogen wie Enzianwurzel, Wermut, Estragon und Beifuß, Zitrusschalen und Schwedenkräuter regen Verdauung und Nährstoffaufnahme an.

Zur Unterstützung des Hormonsystems: Dong quai, Mönchspfeffer, Beifuß, Ginkgo und Johanniskraut sind gut für die Hirnanhangdrüse. Gegen eine Unterfunktion der Schilddrüse nehmen Sie Seetang, Brennessel, Damiana und Haferkörner, gegen Schilddrüsenüberfunktion Wolfstrapp, Baldrian, Helmkraut und Haferkörner. Für die Bauchspeicheldrüse sind Bitterdrogen, Löwenzahn, Klette, Bockshornklee, Knoblauch und Wacholderbeeren gut, für die Nebennieren Koreanischer und Sibirischer Ginseng, Astragalus, Haferkörner, Klette, Lakritze und Borretsch. Zur Anregung der männlichen Hormonproduktion eignen sich Ginseng, Damiana, Withania, Haferkörner und Sarsaparilla, zur Anregung der weiblichen Hormonproduktion Dong quai, Mönchspfeffer, Schneeballbaumrinde, Rebhuhnbeere, Traubensilberkerze, Ingwer und Rizinusöl (auf die Haut auftragen).

DER MAGENTYP

Der Magentyp hat große Ähnlichkeit mit dem glandulär-emotionalen Typus, von dem er eine Art Untertyp ist – mit dem Unterschied, daß die Lakunen in der Iris des Magentyps sich nicht knapp außerhalb, sondern innerhalb der Iriskrause befinden. So wird die Iriskrause in Richtung Irisrand ausgedehnt, und die Krausenzone nimmt einen ebenso großen (wenn nicht noch größeren) Teil der Iris ein wie der äußere Bereich. Normalerweise befinden sich innerhalb der Lakunen noch viele kleinere Krypten, vor allem an der Iriskrause. So entsteht alles in allem eine viel lockerere Struktur und eine dunklere Schattierung innerhalb der Iriskrause als außerhalb.

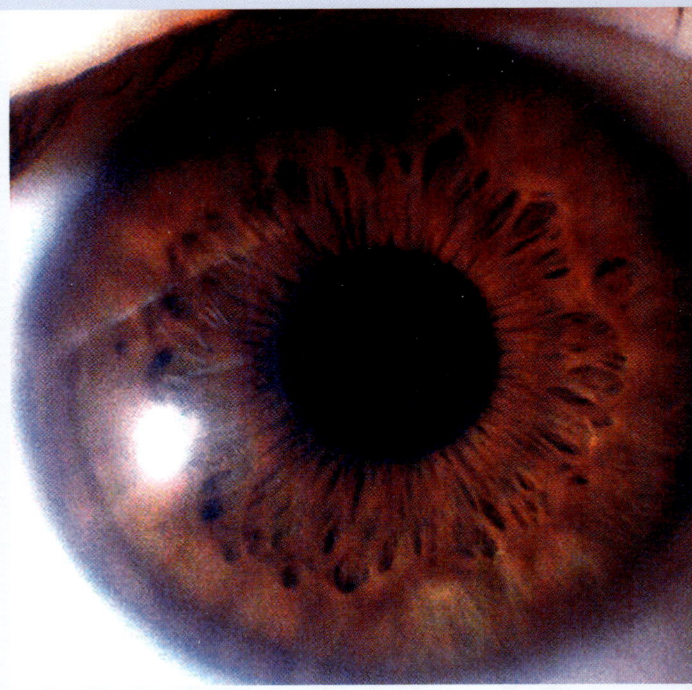

CHARAKTERISTISCHE TENDENZEN

Bei Menschen dieses Typs ist vor allem der Verdauungstrakt anfällig. Sie neigen zu Verdauungsstörungen, saurem Magen, Völlegefühl nach dem Essen, Verstopfung, Divertikulitis (einer Entzündung von Ausstülpungen der Darmwand), Colitis (einer Entzündung des Dickdarms), Dysbiose und Candidose (Störung der natürlichen Darmflora durch übermäßige Pilz-Besiedlung). Sie werden auch häufig von Parasiten befallen, vor allem, wenn sie ihre Därme nicht in gutem Zustand erhalten. Der Magentyp muß daher ganz besonders auf seinen Darm achten, um solchen Problemen vorzubeugen.

Manche Richtungen der Irisdiagnostik sprechen bei diesem Typus auch von einer »Bauchreserve« – eine Anspielung darauf, daß bei ihm viel in Magen und Darm zurückgehalten wird, sowohl im wörtlichen Sinn (zum Beispiel bei Verstopfung) als auch im übertragenen, daß dieser Typ bestimmte Emotionen und Bewußtseinshaltungen nicht so leicht loslassen kann. Verstopfung wird häufig mit der Tendenz in Verbindung gebracht, sich an die Vergangenheit zu klammern. Dieses Verhaltensmuster hat aber auch etwas Positives: Solche Menschen leben die emotionale Seite ihrer Persönlichkeit bewußter aus und verlassen sich mehr auf ihr »Bauchgefühl«.

Der Magentyp muß ganz besonders auf seinen Verdauungstrakt achtgeben und aufpassen, daß Probleme wie beispielsweise Verstopfung nicht chronisch werden. Denn wenn immer wieder giftige Abfallstoffe im Darm zurückgehalten werden, kann das auf die Dauer zu vielen degenerativen Erkrankungen (unter anderem kolorektalen Karzinomen) führen. Viele der Empfehlungen für den glandulären Typus gelten auch für den Magentyp.

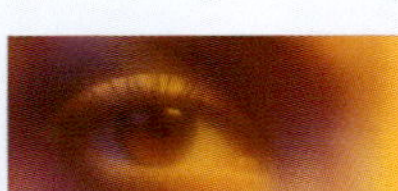

WISSENSWERTES ÜBER IRISDIAGNOSTIK

VERSTOPFUNG Der Magentyp neigt zu Verstopfung. Pflanzliche Abführmittel können ihm helfen: Sennesblätter, Faulbaumrinde, Löwenzahn, Ampfer und manche Aloe-Sorten enthalten Anthraquinone, die die glatte Muskulatur der Därme reizen und anregen und dadurch die Darmperistaltik (die natürlichen Darmbewegungen, durch die der Stuhl weitertransportiert wird) verstärken.

Leben mit einer Magen-Konstitution

Richtige Ernährung und andere Veränderungen Ihrer Lebensweise können Ihnen helfen, mit den Schwachstellen Ihrer Konstitution (vor allem im Verdauungsbereich) besser zurechtzukommen.

DIE RICHTIGE ERNÄHRUNG

Ballaststoffe: Essen Sie viele Körner und Vollkornprodukte (beispielsweise Vollkornbrot), getrocknete Bohnen und Erbsen, Obst und Gemüse.

Obst: Gönnen Sie sich viel Obst (sowohl frisches als auch getrocknetes); wenn Sie allerdings den Verdacht haben, an einer Candidose zu leiden,

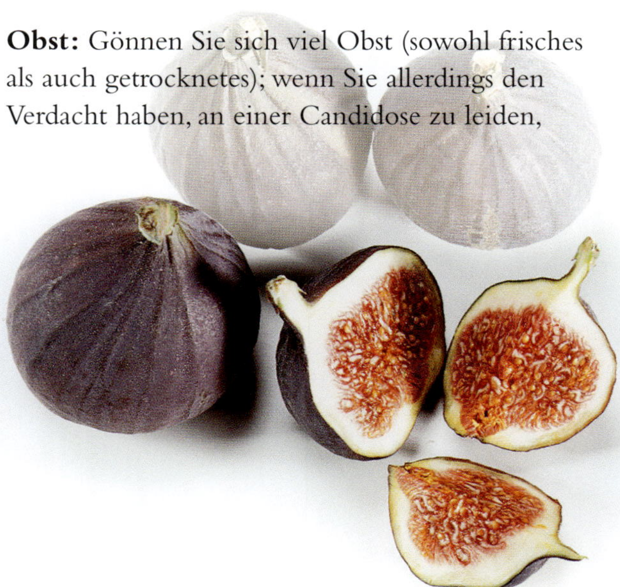

fragen Sie lieber vorher Ihren Arzt oder Heilpraktiker, ob Sie Trockenfrüchte essen dürfen. Pflaumen, Pflaumensaft und Feigen sind ein gutes natürliches Heilmittel gegen Verstopfung.

Worauf Sie lieber verzichten sollten

Zucker, raffinierte Kohlenhydrate und Fett: Sie liefern nur »leere« Kalorien und unterstützen das Verdauungssystem nicht.

HEILPFLANZEN, DIE IHNEN GUTTUN

Zur Beruhigung: Ulmenrinde, Eibisch, Lakritze, Leinsamen und Flohsamenhülsen wirken wie sanfte Abführmittel, beruhigen und regenerieren gleichzeitig den Verdauungstrakt. Man nimmt sie als Pulver ein (normalerweise ein- bis zweimal täglich einen gehäuften Teelöffel, in einem großen Glas Wasser oder mit Saft verrührt). Andere Abführmittel, die sich gut für den Magentyp eignen, sind Sennesblätter und Faulbaumrinde, die als Kapseln oder Tinkturen eingenommen werden.

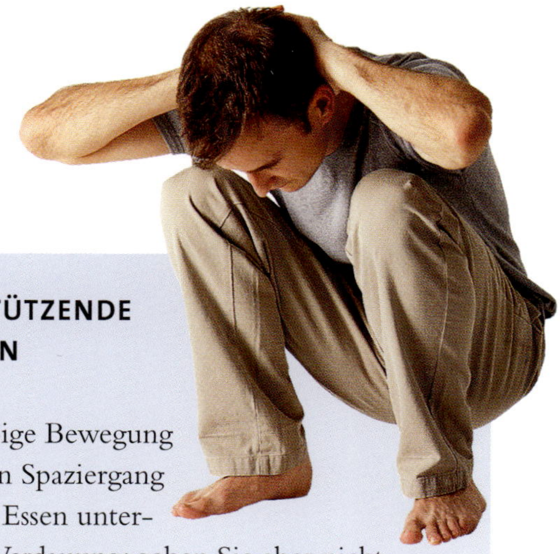

UNTERSTÜTZENDE ÜBUNGEN

Regelmäßige Bewegung tut gut. Ein Spaziergang nach dem Essen unterstützt die Verdauung; gehen Sie aber nicht zu schnell, sonst können Sie Bauchkrämpfe bekommen.

Meine Lieblingsübung für diesen Typ ist das »Kauern«, das auf energetischen Prinzipien beruht und als eine Art Yoga betrachtet werden kann.

Stellen Sie sich hin; Ihre Füße sind hüftbreit auseinander. Gehen Sie nun langsam in die Hocke; beugen Sie die Knie, während Ihre Füße flach auf dem Boden bleiben (vielleicht müssen Sie sich dabei an einer Stuhllehne festhalten). Versuchen Sie, ganz leicht zu federn, um müheloser nach unten zu kommen. Wenn Sie können, gehen Sie bis ganz nach unten, lassen den Oberkörper nach vorn über Ihre Knie fallen, verschränken die Hände im Nacken und drücken Ihren Kopf damit sanft nach unten. Atmen Sie tief in den Bauch hinein – das dehnt Ihren Körper noch mehr. Dann federn Sie wieder locker etwas auf und ab und entspannen sich beim Ausatmen. Bleiben Sie zwei bis fünf Minuten lang in dieser Position. Dann erheben Sie sich langsam wieder und machen ein leichtes Hohlkreuz, um Ihren Körper in die entgegengesetzte Richtung zu dehnen. Dadurch, daß Sie Ihren Bauch erst zusammendrücken und anschließend dehnen, werden die inneren Organe sanft angeregt.

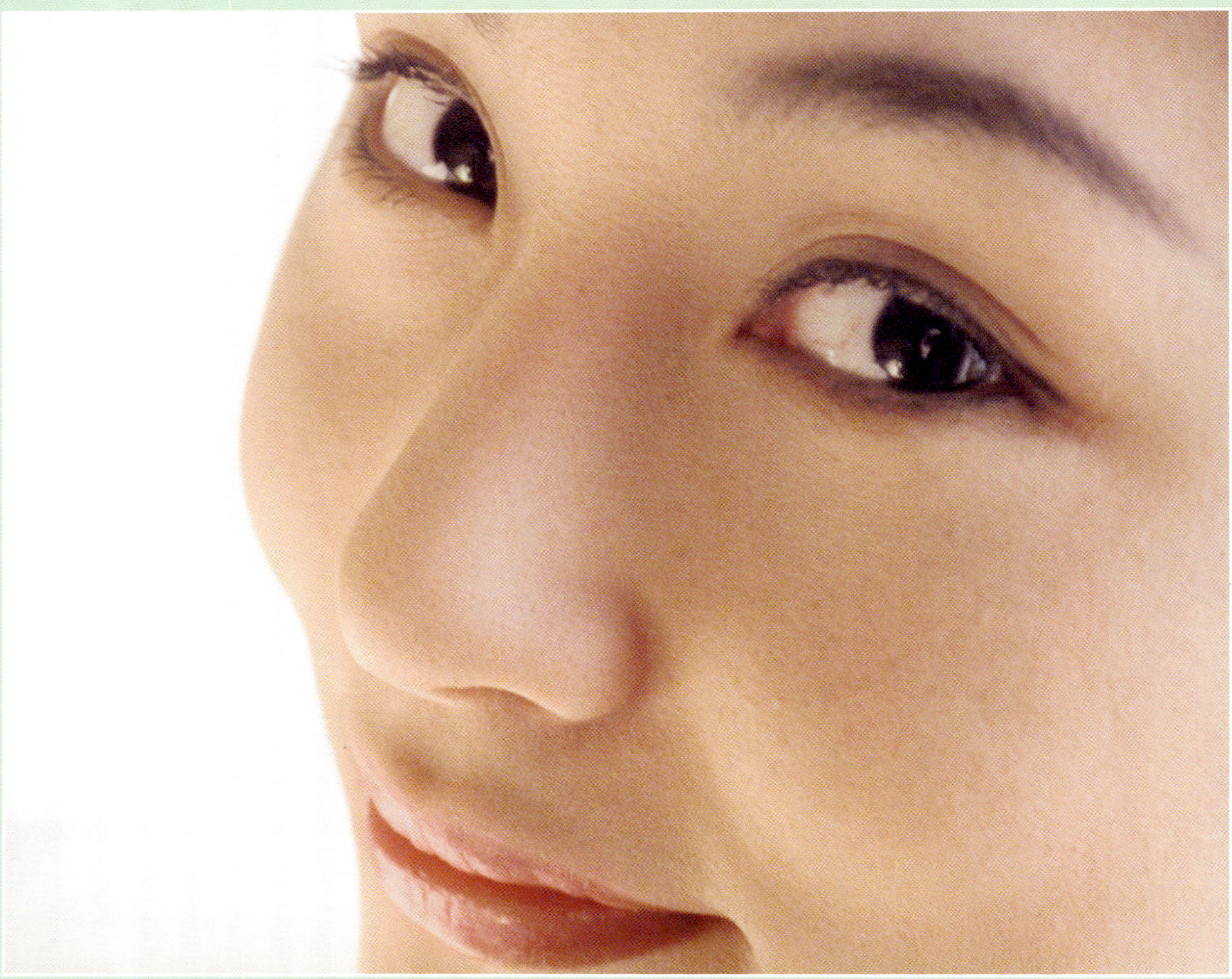

5

DIE IRIS UND IHRE ZEICHEN

Die wahre Einzigartigkeit einer Iris entdeckt man in den Struktur- und Farbabweichungen, die ihr einmaliges Muster ausmachen. In diesem Kapitel möchte ich auf solche Zeichen und ihre möglichen Bedeutungen eingehen. Man sollte sie aber nicht als Krankheitszeichen im strengen Sinn interpretieren. Iriszeichen sind normalerweise als ererbte Hinweise auf bestimmte Tendenzen oder Anfälligkeiten zu verstehen. Eine Iris kann bis zu 200 verschiedene Zeichen enthalten. In diesem Kapitel werde ich darauf eingehen, woran man erkennen kann, ob ein Zeichen wichtig ist oder nicht. Nicht alle Zeichen sind unbedingt an ihre topographische Position auf der Iriskarte gebunden.

Es gibt zwei Arten von Iriszeichen: Die Bedeutung topostabiler Zeichen hängt von ihrer Position auf der Iriskarte ab. Topolabile Zeichen hingegen können überall auf der Iriskarte vorkommen; ihre Bedeutung liegt in ihrem Erscheinungsbild. Strukturzeichen sind normalerweise topostabil und weisen auf eine bestimmte Tendenz in dem Bereich hin, in dem sie vorkommen. Sie sind durch Variationen in der Anordnung der Irisfasern gekennzeichnet.

Lakunentypen

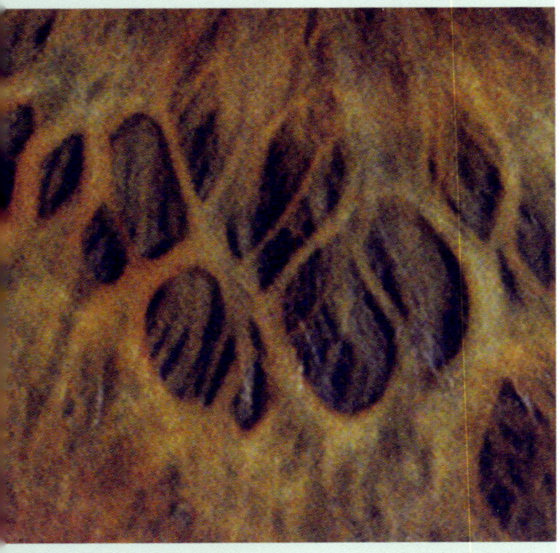

Es gibt verschiedene Arten von Lakunen; vier davon werden wir hier näher betrachten. Sie deuten auf Bereiche hin, die regeneriert und angeregt werden sollten oder in denen man den Blut- oder Lymphfluß verbessern und den Energiestrom fördern muß.

BEHANDLUNGSMASSNAHMEN

THERAPIEN Hydrotherapie, Rizinusölpackungen

ERNÄHRUNG Nahrungsmittel, die Lungen und Immunsystem stärken: Knoblauch, Zwiebeln, Beeren (wegen ihres hohen Gehalts an Vitamin C und Antioxidantien)

HEILPFLANZEN Echinacea, Alant, Kirschbaumrinde, Eibisch, Lakritze

EMOTIONEN Verletzlichkeit, Unbeständigkeit oder Verwirrung; Kapitulation vor den Anforderungen anderer Menschen; Selbstmitleid; mangelnde Verteidigungsmechanismen, fehlende Grenzen; Unfähigkeit, nein zu sagen

GESCHLOSSENE LAKUNE

Die geschlossene Lakune (siehe Abbildung links) ist vollständig von einem Faserrand umgeben, so daß sie wie ein Loch in der Irisstruktur aussieht. Sie gilt als Zeichen dafür, daß einer der Ahnen ein Problem mit dem Organ hatte, das diesem Irissektor zugeordnet ist. Ein häufiges Beispiel ist die geschlossene Lakune im Herzbereich, die darauf hindeuten kann, daß ein Vorfahr eine Herzerkrankung hatte oder einen Herzinfarkt erlitten hat. Das bedeutet nicht unbedingt, daß Sie auch einen Infarkt bekommen werden; aber Sie sollten sich der angeborenen Schwäche dieses Organs bewußt sein und alle Verhaltensweisen meiden, die diese Tendenz verschlimmern könnten.

OFFENE LAKUNE

Ein Loch in der Irisstruktur, das nicht vollständig umrandet ist und sich teilweise auf derselben Ebene befindet wie das umliegende Irisgewebe, bezeichnet man als offene Lakune. Sie deutet zwar auf eine ernstere Situation hin – eine Störung oder Erkrankung, die vielleicht noch nicht ausgebrochen oder gerade erst im Entstehen ist –, deren Entwicklung Sie dafür noch beeinflussen können. Wenn Sie beispielsweise immer wieder Probleme mit den Atemwegen haben, befindet sich vielleicht eine offene Lakune in Ihrer Lungenzone. Das Zeichen deutet auf ein Problem hin, das behoben werden muß. Wenn Sie Nahrungsmittel und Nahrungsergänzungspräparate zu sich nehmen, die Lunge und Immunsystem stärken, wie beispielsweise Knoblauch, Zwiebeln, Beeren (reich an Vitamin C und Antioxidantien), Echinacea, Kirschbaumrinde, Alant, Eibisch und Lakritze, stärken Sie die Abwehr Ihrer Organe und können auf diese Weise vielleicht vermeiden, daß Ihre Gesundheitsprobleme sich an die nächste Generation weitervererben. Wenn Sie eine Erkrankung dagegen mit Antibiotika unterdrücken, erreichen Sie damit möglicherweise nur, daß das Problem im verborgenen weiterschwelt und irgendwann wiederkehrt.

Ein weiterer wichtiger Aspekt bei offenen und geschlossenen Lakunen ist die Tiefe des Lochs. Die Iris besteht aus vier Faserschichten. Manche Löcher beschränken sich auf die oberste Schicht, so daß darin immer noch viele Fasern erkennbar sind, während andere sich bis in die tiefste Schicht hinein erstrecken und dunkler oder schwarz erscheinen.

Lakunen können verschiedene Formen haben; jede Variante wird ein bißchen anders gedeutet. Doch die oben angeführten Prinzipien vermitteln Ihnen eine gute Vorstellung davon, wie man sie grundsätzlich interpretiert.

KRYPTEN

Ein häufiges Beispiel für eine Lakune, die bis in die tiefste Irisschicht hinabreicht, ist die Krypte. Krypten sind klein und rautenförmig und häufig in der Darmzone zu finden. Sie sind Zeichen möglicher degenerativer Erkrankungen des Darms, an denen oft auch Parasiten beteiligt sind.

Eine kleinere Variante der Krypte ist das »Substanzverlustzeichen«, das als Zeichen einer chronischen degenerativen Erkrankung gilt. Das sind schwarze, stecknadelkopfgroße Löcher, die bis in die tiefste Irisschicht hineinreichen. Je kleiner das Loch, um so ernster kann seine Bedeutung sein.

Innerhalb größerer Lakunen findet man häufig solche Krypten und Substanzverlustzeichen. Ein Beispiel dafür ist die Wabenlakune, bei der eine umrandete Lakune ein dichtes Netz kleinerer Löcher enthält. Solche Lakunen befinden sich häufig in der Verdauungszone; sie gelten als ein Zeichen für Parasitenbefall.

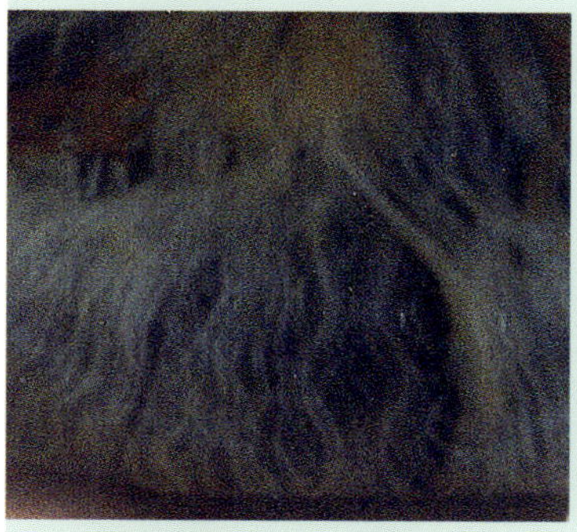

offene Lakune

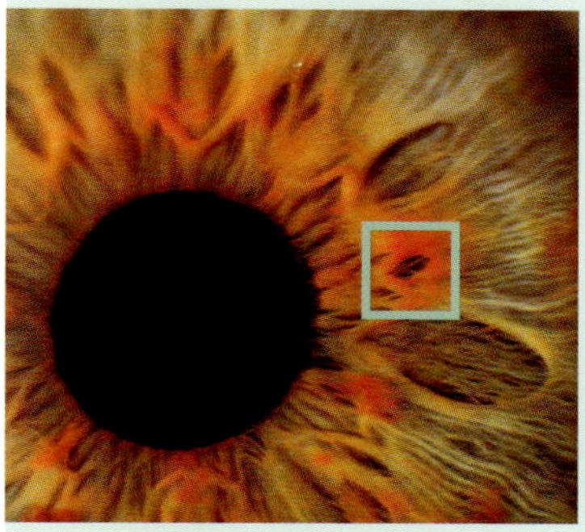

Krypte

RAREFIKATIONEN

Das sind Abweichungen in der Faserdichte. Die Faserstruktur ist lockerer, der verdünnte Bereich hat nicht immer einen Faserrand, und die Farbe wirkt an dieser Stelle dunkler. Die geringere Dichte und dunklere Schattierung deuten auf eine geschwächte Widerstandskraft und Vitalität hin. Rarefikationen sind ein Hinweis auf Organe, bei denen es aufgrund geschwächter Immunabwehr und nicht ausreichender Selbstreinigung zu Problemen kommen könnte.

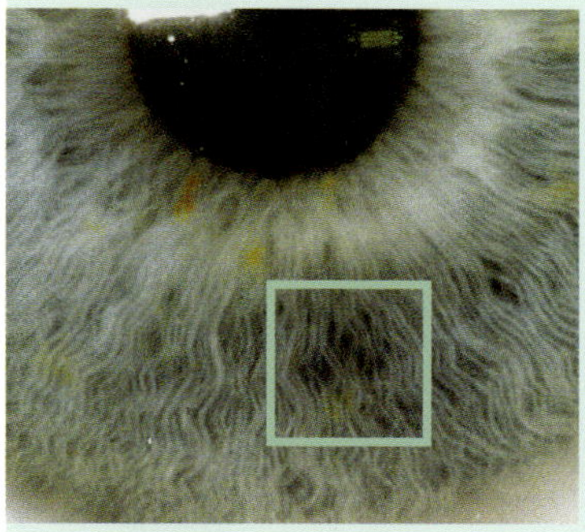

Rarefikation

WAS MAN AUS LAKUNEN LERNEN KANN

Einerseits bieten Lakunen uns die Chance, Krankheiten zu heilen und uns von angestautem Streß zu befreien. Sie deuten auch auf Empfänglichkeit, emotionale Aufrichtigkeit, Kreativität und eine innere Haltung des Akzeptierens hin. Andererseits sind sie Warnsignale: Sie zeigen eine Schwächung des Bindegewebes an, die zu einer mangelhaften Ernährung und Drainage des betroffenen Gewebes und in der Folge zu einer Schwächung der Immunabwehr, Vitalität und Widerstandskraft führen kann; sie kennzeichnen des weiteren eine Vergiftung; Parasitenbefall; angeborene Organschwächen; von Vorfahren ererbte Krankheitsmuster; Funktionsschwächen von Organen; eine Ansammlung und Stauung von Substanzen, die zur Entstehung von Zysten und Tumoren führen kann. Lakunen können auch auf Verletzlichkeit, emotionale Verwirrung, Selbstmitleid und einen Hang zur Unterwürfigkeit hindeuten.

Versuchen Sie festzustellen, ob eine Lakune offen oder geschlossen und wie tief sie ist. Diese Strukturzeichen werden sich Ihr ganzes Leben lang nicht verändern. Vielleicht sehen sie ab und zu aufgrund von Veränderungen der Pupillengröße anders aus; aber in Wirklichkeit haben sie immer die gleiche Größe, Tiefe und Position wie kurz nach Ihrer Geburt, als sie entstanden sind.

Iriskrausenzeichen

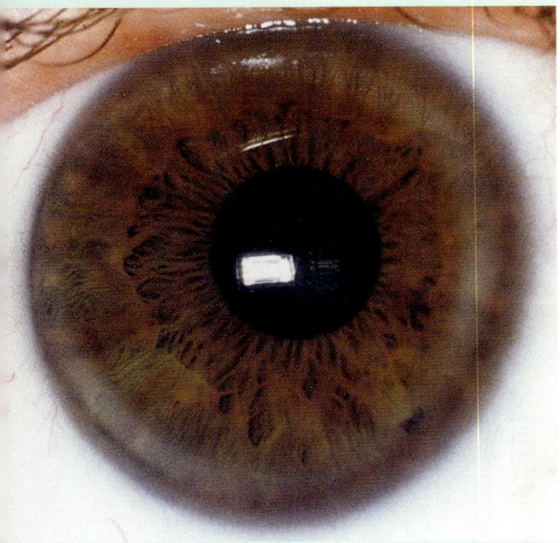

Die Iriskrause ist für die Diagnostik sehr wichtig. Sie verrät viel über den Verdauungstrakt und das vegetative Nervensystem. Normalerweise ist die Krause ein ungefähr kreisförmiges Gebilde rund um Ihre Pupille und umschließt etwa ein Drittel der gesamten Iris. Abweichungen von dieser Norm können wichtige Aussagen über die Organe in der unmittelbar angrenzenden Zone beinhalten.

Iriskrausenzeichen können die unterschiedlichsten Erscheinungsformen haben; unten gehe ich in groben Zügen darauf ein, wie man sie deutet und behandelt. Weiters zu beachten ist, daß die Iriskrause dem vegetativen Nervensystem zugeordnet wird. Daher sollte man bei allen auftretenden Problemen und Erkrankungen den Einfluß des Nervensystems mit berücksichtigen.

HERVORTRETEND, WEISS UND HYPERAKTIV

Eine solche Iriskrause kann auf ein Reizdarmsyndrom und andere streßbedingte Erkrankungen hindeuten, die sich nicht ohne Berücksichtigung der ursächlichen Faktoren behandeln lassen. Folgende Ursachen kommen in Frage: nervöse Anspannung; gestörte Verdauung aufgrund einer Schwäche von Leber, Gallenblase und Bauchspeicheldrüse; eine gestörte Immunabwehr des Verdauungstrakts. Zur Beruhigung und Entspannung tragen Heilpflanzen wie Baldrian, Eisenkraut und Helmkraut bei; auch Tiefenatmung und Yoga-Übungen (beispielsweise Schulterstand) sowie Meditation, Visualisation und Entspannungstechniken wirken sich positiv aus.

DÜNN ODER UNSICHTBAR

Sie sollten Ihre Verdauung und die Produktion von Verdauungsenzymen anregen, um einer Verdauungsträgheit vorzubeugen und die Aufnahme und Verteilung von Nährstoffen in Ihrem Organismus zu verbessern. Nehmen Sie viele Bitterdrogen, Gewürze und scharfe Nahrungsmittel wie Knoblauch, Ingwer und Cayennepfeffer zu sich.

ERWEITERT

Wenn die Pupillarzone locker strukturiert ist, liegt vielleicht eine Neigung zu atonischer Verstopfung vor, das heißt Verstopfung aufgrund eines verringerten Muskeltonus in jenen Muskeln, die für die Darmperistaltik zuständig sind. Hervortretende Stellen oder tiefe Lakunen in der Iriskrause sind ein warnendes Anzeichen für Aussackungen (Divertikel) in der Darmwand, in denen sich Stuhl und Parasiten ansammeln können. Es sollten Maßnahmen zur Darmreinigung durchgeführt werden.

ZUSAMMENGEZOGEN

Bei diesem Typ ist die Verstopfung spastisch, das heißt von krampfartigen Bauchschmerzen begleitet. Daher ist loslassen und entspannen angezeigt. Es empfehlen sich Tinkturen oder Tees aus wilder Yamswurzel und Traubensilberkerze sowie sanfte, natürliche Abführmittel wie Leinsamen, Flohsamen und Ulmenrinde als Pulver (mit Wasser oder Saft vermischt).

BEHANDLUNGSMASSNAHMEN

THERAPIEN
Weiße Iriskrause Tiefenatmung, Yoga, Meditation, Entspannungstechniken, Visualisation
Erweiterte Iriskrause Intensive Darmreinigungsmaßnahmen

ERNÄHRUNG **Dünne Iriskrause** Knoblauch, Ingwer, Cayennepfeffer

HEILPFLANZEN **Weiße Iriskrause** Baldrian, Eisenkraut, Helmkraut
Dünne Iriskrause Bitterdrogen, Chili, Koriander, Kreuzkümmel, Kardamom
Zusammengezogene Iriskrause Wilde Yamswurzel, Traubensilberkerze, Lein- und Flohsamen, Ulmenrinde

Fasertypen

Bestimmte Fasertypen deuten auf Verletzungen und Entzündungen hin; die Symptome können sich entweder auf physischer oder psychischer Ebene zeigen.

REIZFASER

Eine deutlich hervortretende, helle oder weiße Faser, die von der Krause zum Irisrand hin verläuft, deutet auf eine Reizung und verstärkte Reaktionsbereitschaft in dem Organ hin, dem dieser Irisbereich entspricht (siehe Iriskarte, Seiten 76 /77). Wenn sie beispielsweise im linken Auge bei 15 oder im rechten Auge bei 45 Minuten erscheint, weist sie auf die Möglichkeit einer streßbedingten Herzerkrankung hin. In einer Mischiris kann eine Reizfaser im entsprechenden Bereich Gallenprobleme anzeigen.

TRANSVERSALEN UND ABERRABLE FASERN

Eine Transversale läuft der Faserung der Iris entgegen, während eine aberrable Faser zwar zunächst in der richtigen Richtung verläuft, dann aber davon abweicht. Solche Fasern gelten als Hinweise auf Verletzungen oder Schädigungen durch Unfälle. Sie können auch auf eine akute oder chronische Entzündung und mögliche Gewebeveränderungen hindeuten. Transversalen gibt es in verschiedenen Mustern, zum Beispiel gegabelt oder »wurzelähnlich« – solche Muster gelten als Anzeichen ernsterer Erkrankungen. Achten Sie auf den Ursprung und die Richtung Ihrer Transversale: Die diesen Bereichen zugeordneten Organe sind wahrscheinlich von dem Problem betroffen. Ein Beispiel dafür ist die sogenannte »Milz-Herz-Transversale« in der linken Iris, Zeichen für ein mögliches Herzinfarktrisiko.

Überprüfen Sie, ob physische oder psychische Symptome vorliegen und wo die Faser liegt. Eine Transversale im Leberfeld kann zum Beispiel unterdrückten Ärger bedeuten, so daß man sich im Rahmen der Behandlung auch um diese emotionalen Probleme kümmern muß. Wenden Sie Therapien zum Abschwellen und Kühlen der Leber an, beispielsweise Bittertonika und Mariendisteltinktur. Durch Maßnahmen zur Entgiftung und Stärkung des Immunsystems wird Ihr Körper sich besser von entarteten Zellen befreien können.

VASKULARISATION

Jede Irisfaser ist ein mikroskopisch kleines Blutgefäß. Unter Streß kann dieses Gefäß sich mit Blut füllen und anschwellen, und seine äußere Hülle kann sich abtrennen, so daß ein rosa Faden zum Vorschein kommt. Diese Vaskularisationen heilen mit der Zeit ab und erscheinen dann weißlich. Vaskularisationen können Zeichen eines physischen Traumas des betreffenden Organs sein. Eine vaskularisierte Transversale kann auf ein verdrängtes emotionales Trauma hindeuten. Bei Traumen und Entzündungen sind beruhigende Behandlungsmaßnahmen mit den in der rechten Spalte aufgelisteten Heilpflanzen angezeigt.

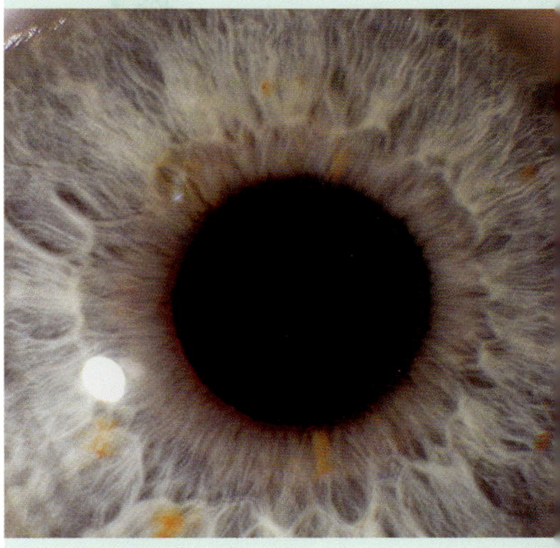

BEHANDLUNGSMASSNAHMEN

Transversalen und aberrable Fasern

THERAPIEN Leberspülung

HEILPFLANZEN Bitterdrogen, Mariendisteltinktur

EMOTIONEN An unterdrücktem Zorn oder Groll arbeiten

Vaskularisationen

HEILPFLANZEN Gegen Traumen und zur Wundheilung: Johanniskraut, Beinwell (nur äußerlich anwenden), Ringelblume, Arnika (nur äußerlich anwenden, mit Ausnahme homöopathischer Pillen), Aloe vera
Zur Nervenberuhigung: Helmkraut, Eisenkraut, Passionsblume

Furchentypen

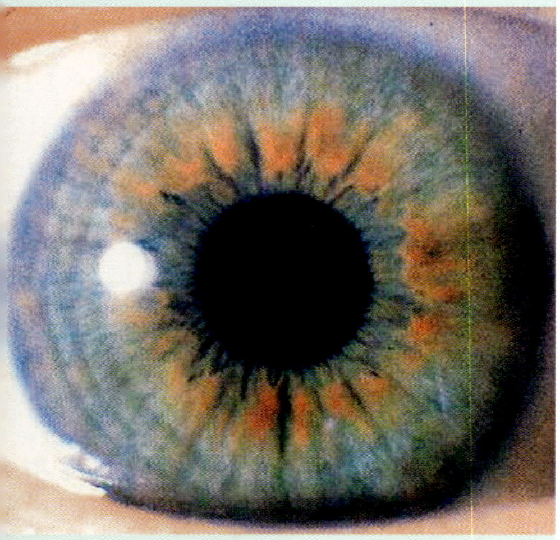

BEHANDLUNGSMASSNAHMEN

Kontraktionsfurchen

THERAPIEN
Massage

EMOTIONEN Nervöse Anspannung; Neigung, Streß in sich hineinzufressen; Sehnsucht nach Freiheit; Angst

Radiärfurchen

THERAPIEN
Darmreinigungsprogramm

Kontraktions- und Radiärfurchen (siehe Abbildung links) kommen beim Selbstschutz-Iristyp besonders häufig vor.

KONTRAKTIONSFURCHEN

Diese Furchen sehen wie Wellen in der Irisoberfläche aus und können sich nur über einen Teil der Iris, aber auch in konzentrischem Muster über die ganze Iris erstrecken. Manchmal bezeichnet man sie auch als »Nervenringe«, denn sie weisen auf nervöse Anspannung und eine Neigung hin, Streß in sich hineinzufressen. Außerdem deuten sie auf einen raschen Verbrauch der Nahrungsenergie hin. Wenn Sie solche Furchen haben, sollten Sie daher regelmäßig essen, gut auf Ihre Ernährung achten und sich nicht zu sehr verausgaben.

Achten Sie auf Lücken in den Ringen: Diese verweisen auf die Stellen, an denen Streß Probleme verursachen könnte. Doch in einer dichten Iris mit nur wenigen anderen Strukturzeichen sind diese Lücken vielleicht die einzige Chance zur Freisetzung von Streß und haben hier möglicherweise die gleiche Bedeutung wie Lakunen oder Rarefikationen in einer weniger dicht strukturierten Iris.

Kontraktionsfurchen können auch auf ein Gefühl des Gefangenseins im eigenen Körper hindeuten; dahinter kann sich eine Sehnsucht nach physischer und emotionaler Freiheit verbergen, die die betreffende Person aber gleichzeitig erschreckt, da sie eine Auflösung ihrer Verteidigungsmechanismen bedingen würde.

RADIÄRFURCHEN

Radiärfurchen gibt es in zwei verschiedenen Formen: Große Radiärfurchen beginnen am Pupillenrand und durchschneiden die Iriskrause bis zum äußeren Irisrand hin; kleinere Furchen beginnen erst an der Iriskrause. Große Radiärfurchen weisen auf eine Schwächung des vegetativen Nervensystems hin. Radiärfurchen sind Anzeichen einer möglichen Selbstvergiftung durch einen permanent überfüllten, verstopften Darm und gleichzeitig Hinweis auf eine Nervenschwäche, die vor allem den Verdauungstrakt, aber auch die Zone betrifft, in der die Furche auftritt (siehe Iriskarte Seiten 76 /77).

Wird eine Verstopfung diagnostiziert und werden die Därme anschließend gereinigt und regeneriert, so kann sich dies darin zeigen, daß die Radiärfurchen sich von toxischen Stoffen befreien und klarer und heller werden. Halten Sie dagegen die Nervenschwäche für das eigentliche Problem, so müssen Sie Ihr Nervensystem unterstützen und anregen (siehe Selbstschutztyp, Seiten 46 /47).

Behandlung von Kontraktions- und Radiärfurchen

Massagen sind eine sehr wirksame Behandlung für Kontraktionsfurchen. Da solche Furchen auch auf einen erhöhten Nährstoffbedarf hinweisen, ist es ebenfalls wichtig, zu überprüfen, ob eine Verdauungsschwäche besteht, und diese gegebenenfalls mitzubehandeln. Nähere Informationen zur Therapie von Radiärfurchen finden Sie in der Beschreibung des Selbstschutztyps auf den Seiten 46 /47. Wenn die Furchen verstopft wirken (dunkel und gefüllt erscheinen), sollten Sie ein Darmreinigungsprogramm ins Auge fassen.

Pigmentzeichen

Pigmentzeichen gelten hinsichtlich ihrer Bedeutung als das Gegenteil von Lakunen. Während Lakunen auf eine Insuffizienz hinweisen, bedeuten Pigmentzeichen Überschuß, Konzentration und Kristallisation.

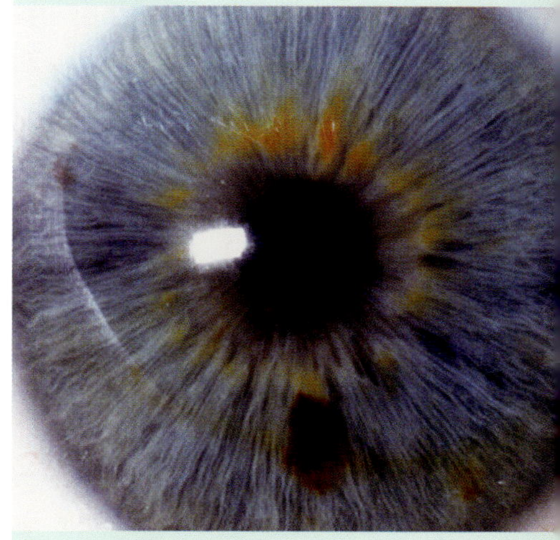

WAS SIE AUS DER PIGMENTIERUNG IHRER IRIS LERNEN KÖNNEN

Die Pigmentierung der gesamten Iris weist auf den Konstitutionstyp hin; doch eine Iris kann auch vereinzelte Pigmentpunkte oder -flecken oder andersfarbige Abschnitte aufweisen. Pigmentzeichen sind normalerweise Ablagerungen in der vorderen Grenzschicht, einer durchsichtigen Membran, die die Iris überzieht. Sie können auf folgendes hindeuten: eine Ansammlung möglicherweise giftiger Schadstoffe oder Stoffwechselschlacken; eine nur langsam fließende oder blockierte Energie in den betroffenen Organen oder Systemen; eine Neigung zu Überschuß und Kristallisation, beispielsweise zu Gallen- oder Nierensteinen; Gewebeveränderungen (die sich in dunkleren Farbschattierungen zeigen); einen eingeschränkten Fluß von Verdauungsenzymen; einen Schutz bestimmter Organe vor übermäßiger Stimulation durch Hitze oder Licht.

Des weiteren kann man aus Pigmenten Widerstand, Selbstschutz, Verdrängung von Gefühlen, zwanghafte Gedanken und Ängste, eine analytische oder verstandesbetonte Veranlagung, Verschwiegenheit, Leidenschaft, Aggression, Einsicht, Organisationstalent und eine visuelle Veranlagung herauslesen.

Behandlung von Pigmentzeichen

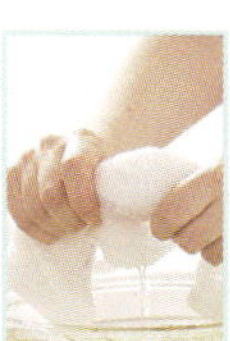

Wählen Sie Therapien zur Auflösung von angesammelten Schlacken und Schadstoffen und zur Beseitigung von Blockaden (beispielsweise Tiefenentgiftung) sowie Behandlungsmaßnahmen, die die Energie zum Fließen bringen – zum Beispiel Polarity-Therapie, Shiatsu oder Akupunktur. Behandlungen zur Auflösung von Ablagerungen, beispielsweise Packungen und Breiumschläge (siehe Seiten 108 /109), eignen sich zur lokalen Anwendung bei Zysten, Polypen, Tumoren, Kalkablagerungen im Gewebe, Schmerzen, Steifigkeit und Entzündungen.

KLASSIFIKATION VON PIGMENTEN

Jede Farbe hat eine Affinität zu bestimmten Organen oder Systemen (siehe Tabelle Seite 60). Pigmentflecken sind topolabil (das heißt, sie können überall in der Iriskarte auftauchen) und werden normalerweise ihrer Farbe und ihrem Aussehen entsprechend interpretiert; diese zeigen an, welches Organ betroffen sein könnte. Es kann aber auch wichtig sein, auf die Position solcher Flecken in der Iriskarte zu achten. Andere Pigmentzeichen sind die zentrale und die sektorale Heterochromie: Eine zentrale Heterochromie ist eine andere Farbe in der Mitte der Iris und eine sektorale Heterochromie ein andersfarbiger Irisabschnitt. Solche Zeichen sind topostabil – das heißt, sie beziehen sich auf die Organe in dem entsprechenden Irissektor. So deutet eine zentrale Heterochromie beispielsweise auf Probleme im Verdauungstrakt hin.

BEHANDLUNGSMASSNAHMEN

THERAPIEN Tiefenentgiftung, Polarity-Therapie, Shiatsu, Akupunktur, Rizinusölpackungen

EMOTIONEN Arbeiten Sie daran, sich von unproduktiven Gedankenmustern zu befreien

PIGMENTTABELLE

Farbe	Organ	Bescheibung und Deutung
Strohgelb	Nieren	Erscheint normalerweise als diffuses Pigment rund um die Iriskrause und die humorale Region sowie in Flocken und Plaques in der gesamten Ziliarzone. Kann auf eine Vergiftung aus dem Darmtrakt durch unzureichende Aufspaltung tierischer Eiweiße und daraus resultierende Belastung der Nieren hindeuten. Eine Intensivierung des übersäuerten Typs.
Hellgelb Ockergelb	Leber/ Gallenblase	Als vereinzelte Flecken oder größere Flächen innerhalb und außerhalb der Iriskrause, als zentrale Heterochromie sowie in Flocken und Plaques. Je konzentrierter die Farbe, um so mehr bewegt sich die Diathese in Richtung Gallenblase. Leberstauung und träge Verdauung (topolabil), Unverträglichkeit gegenüber schweren, fetten Nahrungsmitteln (Milchprodukten), Probleme mit dem Fettstoffwechsel und Dysfunktion der Gallenblase.
Orange Rotorange	Bauch-speichel-drüse	Als Flecken und größere Flächen in der gesamten Iris und als zentrale Heterochromie. Erscheint manchmal körnig oder fleckig. Topolabile Zeichen für eine Dysfunktion der Bauchspeicheldrüse, sowohl die innere Sekretion (Hypoglykämie, Diabetes) als auch die äußere Sekretion (Ausschüttung von Verdauungsenzymen) betreffend. Vorsicht beim Verzehr von Eiweißen und Kohlenhydraten (Trennkost empfehlenswert!). Raffinierter Zucker sollte gemieden werden.
Hellrot	Magen	Flecken und Flächen, normalerweise in der Magenzone, oft sehr klein. Störung in der Ausschüttung von Magensäften und -enzymen. Risiko für Magengeschwüre oder bösartige Magentumoren.
Rotbraun Braun Dunkelbraun	Leber/ Dickdarm	Flecken, größere Flächen, zentrale Heterochromie, sektorale Heterochromie. Auch rotbraune »Schnupftabak«-Pigmente (Ferrochromatose) in der humoralen Region. Störungen der Leberfunktion, Verstopfung, Selbstvergiftung. Sehr dunkelbraunes/schwarzes Pigment zeigt eine Beeinträchtigung des Immunsystems und eine chronische Lymphstauung an.

FARBVERÄNDERUNGEN

Pigmentzeichen werden oft von Ihrem jeweiligen Gesundheitszustand beeinflußt. Wenn Ihre Augen immer dann grüner aussehen, wenn Sie sich nicht wohl fühlen, kann das an einer Vermehrung von gelbem oder braunem Pigment liegen und auf Leber- oder Darmprobleme hindeuten. Sobald Ihr Gesundheitszustand sich wieder normalisiert, scheinen diese Pigmentveränderungen zu verschwinden. Doch Pigmente sind größtenteils genetisch festgelegt und verändern sich daher nicht so leicht, wie viele Menschen vielleicht denken. Größere Veränderungen stellen sich normalerweise erst nach langfristiger, intensiver Heilungsarbeit ein.

In psychologischer Hinsicht deuten Pigmente auf eine ausgeprägte geistige, analytische Aktivität hin. Je dunkler die Pigmentierung, um so größer ist die Neigung zu Grübeleien und zwanghaften Gedanken. Menschen mit sogenannten Teerpigmenten, über die ganze Iris verstreuten dunkelbraunen oder schwarzen Flecken, brauchen oft fremde Hilfe, um ihren Gedanken entfliehen zu können. Eine solche Tendenz kann schwere Funktionsstörungen auslösen oder auch bestimmte Körperfunktionen (insbesondere die Immunabwehr) unterdrücken. Doch wenn diese Menschen sich in einem harmonischen inneren Gleichgewicht befinden, haben sie einen messerscharfen analytischen Verstand, sind hochintellektuell und hervorragende Wissenschaftler.

Lymphatischer Rosenkranz

Ein vollständiger oder teilweiser Ring aus deutlich hervortretenden weißen Flecken, manchmal paarig angeordnet, am Außenrand der Iris.

In seiner vollständigen Form bezeichnet man den lymphatischen Rosenkranz als hydrogenoide oder exsudative Diathese. Dabei handelt es sich um einen Subtypus der blauäugigen Konstitution. Doch findet man diese Flecken manchmal auch in braunen Augen, wo sie allerdings pigmentiert sind. Bei der vollständigen Form sind die Flecken leuchtend weiß oder cremefarben. Die weiße Farbe weist auf eine überschießende Reaktion des Immunsystems hin. So könnte man beispielsweise eine Allergie einem überaktiven Immunsystem zuschreiben, das in diesem Fall Abwehrreaktionen gegen ganz normale, für gewöhnlich harmlose Substanzen mobilisiert. Hinter dieser Reaktivität steckt häufig eine Überlastung der Gewebe (vor allem des Bindegewebes und des lymphatischen Gewebes) mit Schlacken und Schadstoffen.

Ein lymphatischer Rosenkranz deutet auf die Möglichkeit einer Verschlackung und Stauung in den Lymphbahnen (dem internen Drainagesystem unseres Körpers) und den Schleimhäuten hin. Dieses Zeichen weist oft auf eine Anfälligkeit für Probleme und Erkrankungen der oberen Atemwege hin, beispielsweise Allergien wie Heuschnupfen oder allergische Nasenschleimhautentzündung; verschleimte oder verstopfte Nase; Mandelentzündungen und geschwollene Lymphknoten im Bereich von Nacken, Hals, Achselhöhlen und Leisten.

Menschen mit einem geschlossenen Ring neigen zu Charaktereigenschaften wie Perfektionismus und Konfliktscheu und haben ein zu großes Bedürfnis danach, ihre Umgebung unter Kontrolle zu halten. Im gesunden Zustand können solche Menschen hervorragende Diplomaten oder Friedensstifter sein oder auch eine wunderschöne Umgebung schaffen. Sie haben ein (manchmal krankhaftes) Bedürfnis, zu putzen und aufzuräumen. Wenn solche Menschen krank sind oder aus dem Gleichgewicht geraten, neigen sie dazu, immer alles kontrollieren zu müssen oder im Haushalt übertrieben »pingelig« zu sein.

Behandlung des lymphatischen Rosenkranzes

Nehmen Sie folgende Heilpflanzen als Tinkturen oder Tees ein, um den Lymphfluß anzuregen und die Schleimhäute zu entlasten: Labkraut, Königskerze, Brennessel, Krausen Ampfer, Holunder und Roten Sonnenhut (Echinacea). Folgende Kräuter beruhigen die Schleimhäute und lindern allergische Reaktionen: Spitzwegerich, Königskerze, Eibisch und Lakritze. Eine besonders starke reinigende Wirkung auf das Lymphsystem haben Lobelien- und Chaparral-Tinkturen. Letztere sollten allerdings nur unter Aufsicht eines Arztes oder Heilpraktikers eingenommen werden. Ehe man diese Kräuter einsetzt, sollte man erst einmal mit sanfteren blutreinigenden Heilpflanzen beginnen, um das Risiko von Nebenwirkungen zu vermeiden. Auch Bewegung und Tiefenatmung halten den Lymphfluß in Gang.

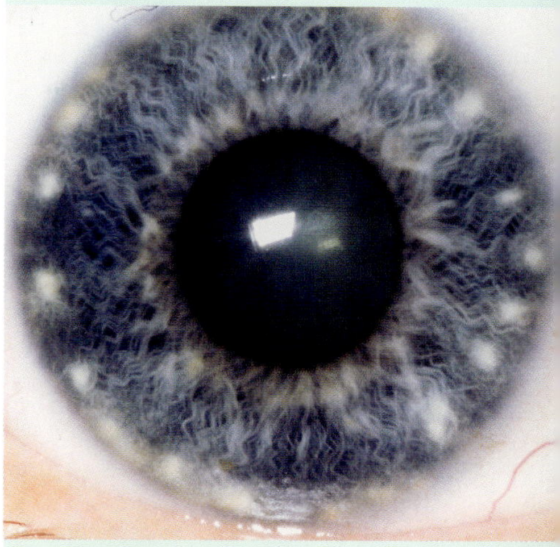

BEHANDLUNGSMASSNAHMEN

KRÄUTER Zur Anregung des Lymphflusses: Labkraut, Königskerze, Brennessel, Krauser Ampfer, Holunder, Roter Sonnenhut (Echinacea) Zur Beruhigung der Schleimhäute und Linderung allergischer Reaktionen: Spitzwegerich, Königskerze, Eibisch, Lakritze

EMOTIONEN Arbeiten Sie daran, sich und andere Menschen mehr zu akzeptieren; versuchen Sie, nicht zu krampfhaft Kontrolle über Ihre Mitmenschen auszuüben

Wolken, Wische und Plaques

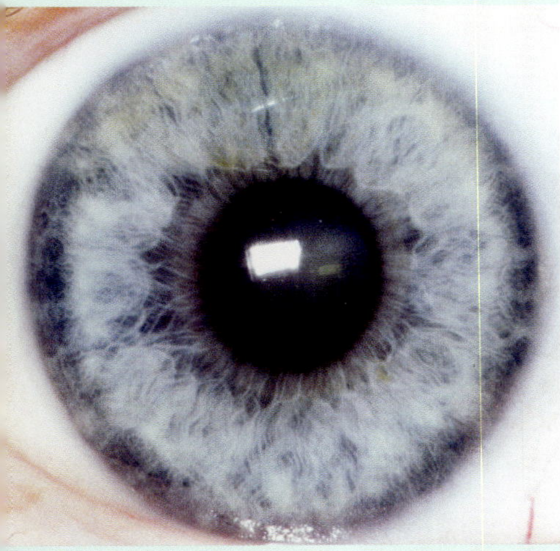

BEHANDLUNGSMASSNAHMEN

ERNÄHRUNG Viel Wasser; basische Kost; wenig oder gar kein Salz; viel frisches Obst, Gemüse und frischgepreßte Säfte. Meiden Sie rotes Fleisch, Schweinefleisch, Speck und Schinken, Alkohol, Kaffee und Getreideprodukte, vor allem Weizen

HEILPFLANZEN Selleriesamen, Wilde Möhre, Brennessel, Ackerfrauenmantel, Bärentraube, Buchu, Löwenzahn, Maisfasern, Eibischwurzeln oder -blätter, Schachtelhalm

EMOTIONEN Versuchen Sie, problematische Gefühle »loszulassen«

Eine »wolkige« Iris deutet auf eine Ansammlung saurer Stoffwechselschlacken hin, die der Körper nicht ausscheiden kann.

Das ist ein Hinweis auf Gicht und Arthritis – Erkrankungen, die aufgrund einer Reizung des Bindegewebes durch Ablagerungen saurer Stoffwechselschlacken entstehen. Solche sauren Abfallstoffe können auch das Herz reizen und zu Kreislaufstörungen führen. Zudem sind die Nieren möglicherweise gefährdet, denn schließlich sind sie dafür verantwortlich, diese Abfallstoffe auszuscheiden. Auch die Leber spielt bei der Verstoffwechselung von Harnsäure eine Rolle und sollte daher ebenfalls untersucht werden.

Manchmal enthalten diese Wolken auch Pigmente. Häufig haben sie einen strohgelben Schimmer und lassen die Augen grünlich erscheinen. Dann kann es sein, daß Ihre Nieren überlastet sind, vor allem durch Rückstände ungenügend verdauter Eiweiße, die aus einem verstopften Darm in den Blutkreislauf gelangen. Das heißt, Sie sollten nicht nur Ihre Nierenfunktion unterstützen, sondern auch Ihre Därme reinigen.

Vielleicht verlangt darüber hinaus die Haut, deren Aufgabe es ist, Harnsäure über den Schweiß auszuscheiden, nach Pflege. Menschen mit Wolken, Wischen und Plaques in der Iris stauen viel in sich an – sowohl in physischer als auch in emotionaler Hinsicht – und haben manchmal das Gefühl, sich beim besten Willen nicht noch mehr aufbürden zu können. Solche Menschen müssen daran arbeiten, emotional loszulassen. Manchmal schlagen Therapien bei ihnen nicht an, weil sie es als zu erdrückend empfinden, zusätzlich zu allen anderen Belastungen noch eine Behandlung auf sich zu nehmen. Das Vorhandensein eines dunklen Irisrandes (sogenannter dunkler Hautrand) verstärkt die negativen Gesundheitstendenzen dieses übersäuerten Typs und auch seine Neigung, Probleme und Emotionen in sich hineinzufressen.

Behandlung von Wolken, Wischen und Plaques

Trinken Sie viel Wasser, um die in Ihrem Organismus angestaute Säure abzupuffern und herauszuspülen. Halten Sie sich an eine basische Kost mit wenig oder ganz ohne Salz (überschüssiges Salz führt zu Wassereinlagerungen im Körper, der das Wasser dazu benötigt, um das viele Natrium zu absorbieren). Meiden Sie rotes Fleisch sowie Schweinefleisch und alle Produkte daraus (da sie einen hohen Harnsäuregehalt haben), übermäßigen Alkoholkonsum, Kaffee und bestimmte Getreideerzeugnisse, vor allem Weizen. Essen Sie viel frisches Obst und Gemüse, und trinken Sie frischgepreßte Säfte. Eine basische Kost besteht zu etwa 60 Prozent aus frischem Obst und Gemüse; die restlichen 40 Prozent sind Eiweiße, Kohlenhydrate und Fette. Im Sommer kann man dieses Verhältnis auch auf 80 : 20 abwandeln.

Um die Harnsäure aus Ihrem Organismus auszuscheiden, das Blut zu alkalisieren und die Nierenfunktion zu verbessern, sollten Sie folgende Kräuter und Heilpflanzen zu sich nehmen: Selleriesamen, Wilde Möhre, Brennessel, Ackerfrauenmantel, Bärentraube, Buchu, Löwenzahn und Maisfasern; außerdem Eibischwurzeln oder -blätter, um Schleimhautreizungen zu lindern. Schachtelhalm stärkt die Blase. All diese Heilpflanzen können Sie als Tees oder Tinkturen zu sich nehmen.

Dunkler Hautrand

Ein dunkler Irisaußenrand, der bei blaßblauen Augen oft sogar ohne Lupe zu erkennen ist, kommt beim übersäuerten und auch beim rheumatischen Typus (siehe Seiten 24/25 über die blaue Iris) sehr häufig vor.

Dieses Zeichen deutet auf eine mangelnde Aktivität der Haut hin: Sie scheidet nicht genügend Schlacken aus, so daß es zur Ansammlung von Schadstoffen in der Haut kommen kann. Das kann sich in Form von Ausschlägen oder Hauterkrankungen (beispielsweise Ekzemen, Psoriasis, Akne), aber auch in einer empfindlichen, trockenen und juckenden Haut zeigen.

Die äußerste Zone der Iris ist die Ausscheidungszone: Eine dunkle Schattierung oder Rarefikation (siehe Abschnitt über Lakunen, Seite 54) in dieser Zone weist auf eine mangelhafte Ausscheidung hin, die dazu führt, daß sich Giftstoffe im Körper ansammeln. Dieses Problem muß mit einem entsprechenden therapeutischen Programm angegangen werden. Durch Stimulation der Haut kann man gleichzeitig auch die Nieren entlasten, denen es möglicherweise schwerfällt, mit der Ausscheidung der überschüssigen Schadstoffe nachzukommen. In psychischer Hinsicht neigen solche Menschen dazu, Gefühle – vor allem Ärger und Zorn – in sich hineinzufressen. Die Unterdrückung solcher Emotionen kann eine unmittelbare Ursache von Ekzemen und Hautausschlägen sein; daher sollte man im Rahmen der Therapie auch auf dieses Problem eingehen.

Die Haut ist unsere physische Kontaktstelle zur Umwelt; Hautausschläge hängen oft damit zusammen, daß wir unsere Gefühle im Hinblick auf unsere Beziehung zur Welt und zu anderen Menschen unterdrücken. Wir bringen dieses Problem vielleicht nicht verbal oder in unserem Verhalten zum Ausdruck, aber unser Organismus zeigt es durch den Ausbruch irgendeiner Erkrankung oder Störung, möglicherweise im Bereich der Haut. Gehen Sie also Ihren Gefühlen des Zorns oder Grolls nach, und versuchen Sie damit klarzukommen. Arbeiten Sie daran, sich sicher und geborgen zu fühlen. Hautprobleme können nämlich auch auf einen Mangel an Vertrauen zu anderen Menschen und die Unfähigkeit hindeuten, negative Gefühle auszudrücken.

Behandlung des dunklen Hautrandes

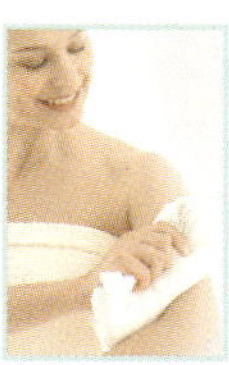

Gönnen Sie sich regelmäßig Trockenbürstmassagen oder andere Formen des Körperpeelings. Auch Hydrotherapie (Warm- und Kaltwasseranwendungen) regen die Haut an, ebenso Sauna, Dampfbäder und Türkische Bäder. Aber vergessen Sie nicht, hinterher ins Kaltwasserbecken einzutauchen! Falls Sie Kreislaufprobleme haben, fragen Sie einen Arzt oder Heilpraktiker, wie Sie bei solchen Anwendungen am besten verfahren sollen.

Gewöhnliche Mahonie (Mahonia aquifolium) und Klette sind blutreinigende Heilpflanzen, die auf Leber und Nieren wirken und die Haut besonders positiv beeinflussen. Holunderblüten, Pfefferminze oder Grüne Minze, Schafgarbe und Ingwer regen die Schweißabsonderung an. Diese Kräuter nimmt man am besten als Tee ein.

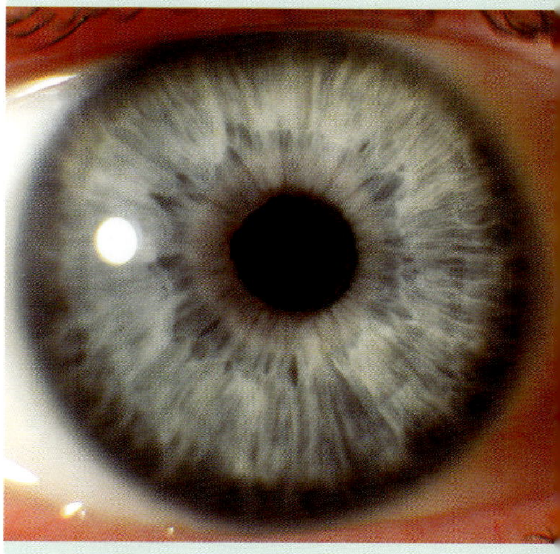

BEHANDLUNGSMASSNAHMEN

THERAPIEN Trockenbürstmassagen, Hydrotherapie

HEILPFLANZEN Gewöhnliche Mahonie, Klette, Holunderblüten, Pfefferminze, Grüne Minze, Schafgarbe, Ingwer

EMOTIONEN Arbeiten Sie daran, Ihre Gefühle zum Ausdruck zu bringen und sich Geborgenheit zu geben

Cholesterinring

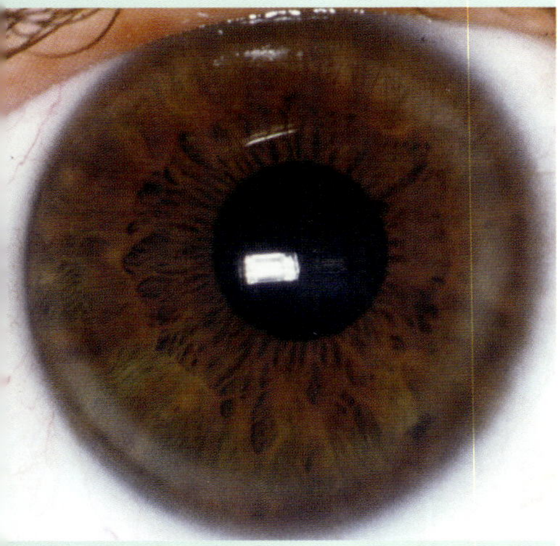

Man bezeichnet ihn auch als Arcus lipoides (»Fettbogen«, ein Hinweis auf die Blutfette), Sodium- oder Natrium-Ring (ein Verweis auf die Blutzusammensetzung) oder Arcus senilis (»Bogen des Alters«).

Der Cholesterinring ist ein auch in der Schulmedizin anerkanntes Krankheitszeichen, das sich nicht in der Iris, sondern in der Hornhaut zeigt, obwohl es auch den äußeren Ring der Iris verschleiert. Er zeigt eine Tendenz zur Entwicklung hoher Blutfettwerte an.

Der Ring besteht aus einem milchigweißen Kreis rund um die äußere Zone der Iris. Er entwickelt sich ganz langsam und beginnt normalerweise als Bogen oder Teil eines Rings. Dann wird er allmählich größer, bis sich der Ring am Ende schließt. Obwohl er ein schulmedizinisch anerkanntes Zeichen für hohe Blutfettwerte (also auch einen hohen Cholesterinspiegel) ist, halten viele Ärzte ihn gleichzeitig für ein natürliches Alterszeichen. Wenn er im oberen Segment der Iris erscheint, deutet er auf mögliche Gedächtnisprobleme oder (im Extremfall) auf einen Schlaganfall oder Altersdemenz hin. Er ist auch ein Hinweis auf eine unzureichende Ernährung und Sauerstoffversorgung des Gehirns aufgrund einer Mangeldurchblutung, die zu einer Verschlechterung der Gehirnfunktion führt. In seiner kompletten Form als geschlossener Ring warnt er vor einem möglichen Verschluß der Herzkranzgefäße, der letztlich zum Herzinfarkt führt.

Dieser Ring kommt bei Menschen mit rein dunkelbrauner Iris (also dem hämatogenen Typ) viel häufiger vor als bei den beiden anderen Typen, kann jedoch bei jeder Konstitution auftreten. Da dieses Iriszeichen nicht von Geburt an vorhanden ist, gilt es als Zeichen einer erworbenen Erkrankung. Außerdem geht man davon aus, daß es eine ererbte Anfälligkeit für Fettstoffwechselstörungen anzeigt. Erste Spuren dieses Rings können sich schon ab Mitte 20 zeigen; doch normalerweise taucht er erst zwischen dem 40. und dem 50. Lebensjahr als blasser, durchscheinender, verschwommener Ring auf und entwickelt sich dann weiter, wenn man nichts gegen das Problem unternimmt.

Ein Frühsymptom, das mit diesem Zeichen einhergeht, sind kalte Extremitäten (vor allem kalte Füße), insbesondere, wenn der Bogen sich im unteren Teil der Iris befindet. Das kommt daher, daß das fette Blut zu dickflüssig ist, um durch die engen peripheren Gefäße zu strömen.

Cholesterinspiegel

Menschen mit diesem Zeichen sollten ihre Cholesterinwerte regelmäßig überprüfen lassen und ihre Ernährung ändern. Das sind vorbeugende Maßnahmen, denn dieses Zeichen kann sich bereits zeigen, wenn die Blutfettwerte sich noch im normalen Bereich bewegen und noch kein klinisch relevantes Problem aufgetreten ist.

Der Cholesterinring kann auf eine Athero- beziehungsweise Arteriosklerose hinweisen, eine Ablagerung von Fetten, Natrium (daher auch die Bezeichnung »Natrium-Ring«) und Kalzium an den Arterienwänden,

BEHANDLUNGSMASSNAHMEN

ERNÄHRUNG Fett- und salzarm; Leberspülung

HEILPFLANZEN Knoblauch, Artischockenblätter, Herzgespann, Weißdorn, Cayennepfeffer, Ingwer, Ginkgo, Rotklee

EMOTIONEN Seien Sie nicht dogmatisch; halten Sie nicht zu starr an Ihrer eigenen Meinung fest; bemühen Sie sich um geistige Flexibilität

die sich dadurch verengen und verhärten. Man kann dieses Zeichen auch durch übermäßigen Kochsalzkonsum erwerben; das zeigt, wie sehr überschüssiges Natrium, Cholesterin und Kalzium zur Verhärtung der Gewebe beitragen, in denen sie sich ablagern.

Menschen mit diesem Zeichen wirken oft ziemlich dickköpfig, wehren sich gegen Veränderungen und bewegen sich am liebsten in ihren eingefahrenen Geleisen. Man könnte sie aber auch als idealistisch und entschlossen bezeichnen und ihren Widerstand gegen Veränderungen dahingehend interpretieren, daß sie nicht möchten, daß ihre Ideale und Überzeugungen in irgendeiner Weise in Frage gestellt oder verfälscht werden. Solche Menschen können sich hervorragend für eine Sache einsetzen. In emotionaler Hinsicht sollten sie sich jedoch vor einer gewissen Neigung zum Dogmatismus oder einem zu starren Festhalten an ihren eigenen Überzeugungen hüten.

Behandlung des Cholesterinrings

Ernähren Sie sich fett- und salzarm. Tun Sie regelmäßig etwas für Ihre Leber – das naturheilkundliche Verfahren der Leberspülung (siehe Seite 115) ist in dieser Hinsicht sehr wirksam.

Knoblauch, Artischockenblätter und Herzgespann tragen dazu bei, den Cholesterinspiegel zu senken; Weißdorn stärkt die Blutgefäße und schützt das Herz; Ingwer und Cayennepfeffer regen die Durchblutung an; Ginkgo und Rotklee haben eine blutverdünnende Wirkung. Diese Heilpflanzen sollten als Tee oder Tinktur eingenommen werden (außer Knoblauch, den man am besten roh als Zutat zum Essen verzehrt).

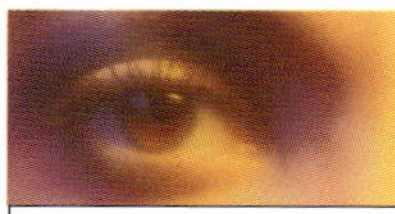

WISSENSWERTES ÜBER IRISDIAGNOSTIK

CHOLESTERINRING Dieser Ring bedeutet nicht unbedingt, daß Sie sich zu fettreich ernähren. Ein Mann, bei dem ich dieses Zeichen entdeckte, hatte einen Cholesterinspiegel von über 9 mmol pro Liter (normal sind Werte unter 5), war jedoch seit 13 Jahren Veganer. Es stellte sich heraus, daß er unter enormem Streß stand, und das kann das Gleichgewicht zwischen HDL- und LDL-Cholesterin (gutem und schlechtem Cholesterin) verändern. Außerdem ist dieses Zeichen und die damit zusammenhängende Störung auch teilweise erblich bedingt.

Jede Behandlung, die dieses Ungleichgewicht beheben soll, muß bei der Leber ansetzen, denn Fette werden hauptsächlich in der Leber verstoffwechselt. Außerdem muß man auch seine Lebensweise ändern und psychische Probleme (insbesondere Streß) angehen.

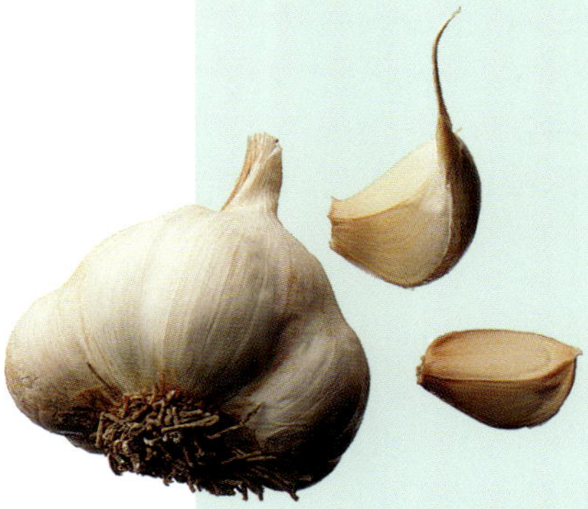

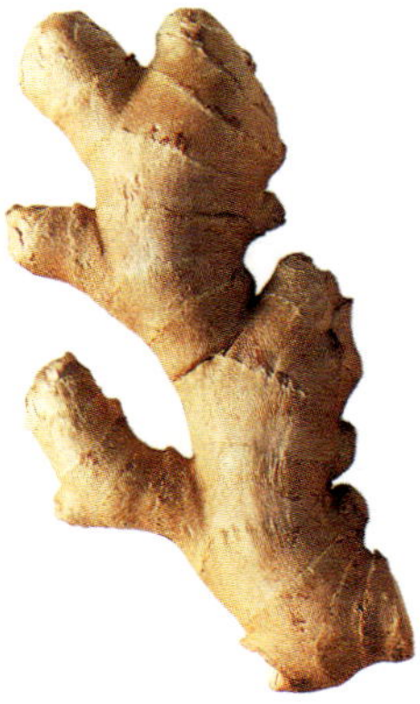

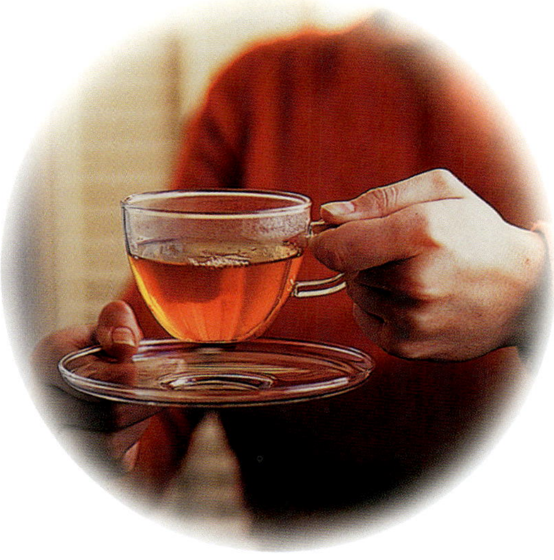

Dyskratische Überlagerung

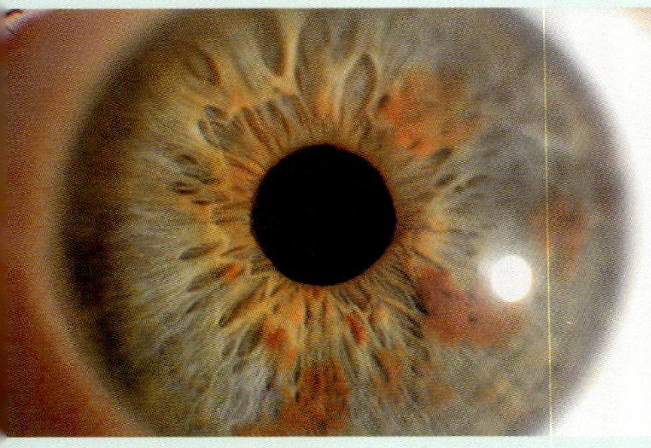

BEHANDLUNGSMASSNAHMEN

THERAPIEN Leberspülung, Nierenspülung

ERNÄHRUNG Rohkost, Säfte; meiden Sie Einfachzucker und gesättigte Fette

EMOTIONEN Lösen Sie sich von negativen Denkgewohnheiten

Dyskrasie ist ein medizinischer Begriff für eine Störung der Zusammensetzung der Körpersäfte (vor allem Blut, Lymphe), in der Regel zurückzuführen auf Giftstoffe.

Die dyskratische Überlagerung ist eine Ansammlung verschiedenfarbiger Pigmente und gilt als erworbenes Zeichen: Sie entsteht im Lauf des Lebens und bildet sich bis zu einem gewissen Grad wieder zurück, wenn man entsprechende Gegenmaßnahmen ergreift.

Warum entwickelt sich bei manchen Menschen eine Dyskrasie und bei anderen nicht? Hier scheint eine erbliche Komponente mit im Spiel zu sein. Menschen mit dieser Tendenz haben oft ein erhöhtes Risiko für Erkrankungen der Leber, Gallenblase und Bauchspeicheldrüse (unter anderem Diabetes); entzündliche Gelenk- und Bindegewebserkrankungen (Rheumatismus und Arthritis); Darmprobleme und auch bösartige Tumoren, falls das Problem nicht behandelt wird.

Eine Dyskrasie geht oft mit einer wolkigen Iris einher, die auf Übersäuerung hindeutet – manchmal sind die Pigmente in den Wolken enthalten. Menschen mit diesem Muster fühlen sich oft überlastet und bewegen sich ständig in negativen Gedankenmustern. Arbeiten Sie daran, sich von dieser negativen Einstellung zu befreien.

Behandlung der dyskratischen Überlagerung

Unterziehen Sie sich häufigen Reinigungs- und Entgiftungsmaßnahmen (etwa drei- bis viermal pro Jahr), um Ihre Gewebe rein zu halten, und beziehen Sie dabei Därme, Nieren, Leber und Lymphsystem mit ein. Eine jeweils fünf- bis siebentägige Rohkostdiät oder Saftfastenkur sollte die Basis dieser Entgiftungsmaßnahmen bilden. Rauschmittel sind unbedingt zu meiden.

Der Anämiering

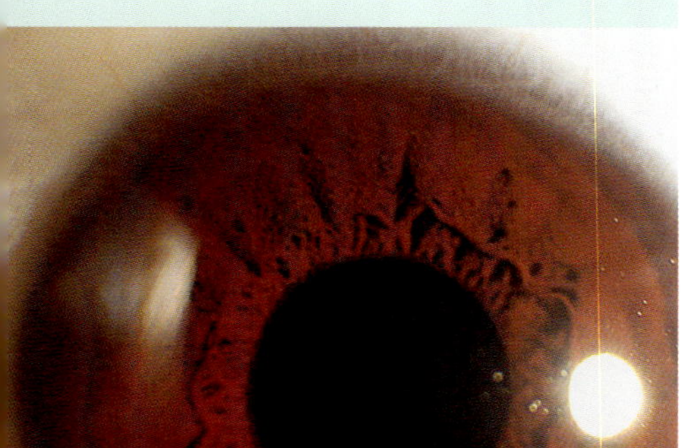

Dieser Ring erscheint als unscharfer Irisrand im oberen und/oder unteren Sektor. Er entsteht dadurch, daß die Lederhaut (das Weiße des Auges) sich in die Iris hineinschiebt und den Rand verwischt.

Dieser Ring deutet auf eine Neigung zu kalten Extremitäten hin, da das Blut die peripheren Gewebe nicht ausreichend mit Sauerstoff oder Nährstoffen versorgen kann. Im Gehirn führt das ähnlich wie der Cholesterinring zu Problemen mit dem Gedächtnis und der mentalen Funktion. Im fortgeschrittenen Stadium kann der Ring auf eine allgemeine Anämie hindeuten.

Der Venenring

Ein blauer Ring um den äußeren Irisrand zeigt einen langsamen, gestauten Venenkreislauf an. Venen sind die Gefäße, die das Blut zum Herzen zurücktransportieren.

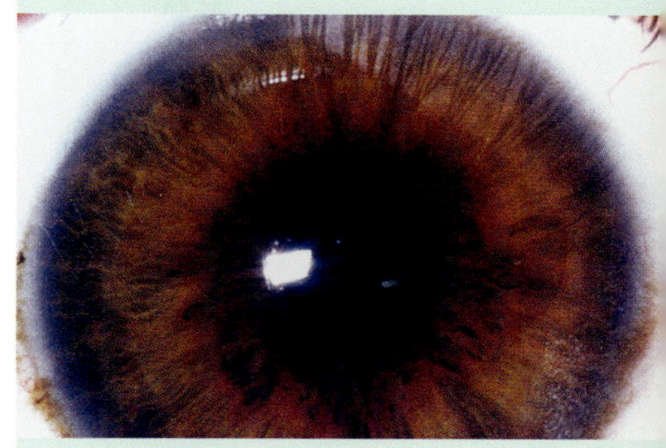

Das führt zu einer unzureichenden Ausscheidung von Kohlendioxid und sauren Schlackenstoffen, da das venöse Blut nur langsam und stockend zum Herzen und zu den Lungen zurückkehrt, um seine Abfallstoffe dort loszuwerden und sich wieder mit Sauerstoff anzureichern. Die Folge ist eine schlechte Sauerstoffversorgung der Gewebe im anabolen Kreislauf.

Dieses Zeichen findet man am häufigsten in der hämatogenen Iris (wenn es dort auftritt, deutet es auf eine Verstärkung der Probleme dieser Konstitution hin); es kommt aber bei allen Iristypen vor.

Behandlung des Venenrings

Der Kreislauf muß angeregt werden, damit das Blut besser durch den Körper zirkulieren kann. Dazu eignen sich Yoga-Übungen, bei denen man auf dem Kopf steht, und der Einsatz von »Slantboards« oder anderen Geräten, mit denen man seinen Körper in Schräglage oder in andere der Schwerkraft entgegengerichtete Positionen bringen kann.

Knoblauch, Ingwer und Cayennepfeffer reinigen das Blut und regen den Kreislauf an; Rotklee hat ebenfalls eine blutreinigende und -verdünnende Wirkung; Weißdorn macht die Gefäße elastischer; Roßkastanie hilft gegen Krampfadern und Hämorrhoiden, die bei Menschen mit Venenproblemen häufig vorkommen. Diese Heilpflanzen sollten als Tinkturen eingenommen werden.

BEHANDLUNGSMASSNAHMEN

HEILPFLANZEN Knoblauch, Cayennepfeffer, Ingwer, Rotklee, Weißdorn, Roßkastanie

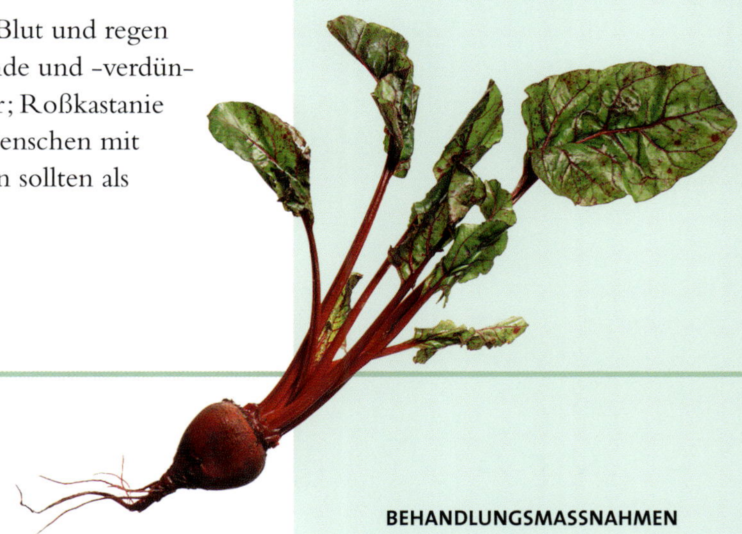

Behandlung des Anämierings

Essen Sie Lebensmittel, die das Blut nähren, beispielsweise dunkelgrünes Gemüse, rote Bete, deren Grün sowie Spinat; rote Früchte (reich an Antioxidantien zur Blutreinigung); Alfalfasprossen; Spirulina, Chlorella und andere chlorophyllreiche Nahrungsmittel (Chlorophyll hat eine ähnliche chemische Zusammensetzung wie Hämoglobin).

Ingwer, Cayennepfeffer und Ginkgo verbessern den Blutfluß zu den Extremitäten. Nehmen Sie auch eisenhaltige Heilkräuter zu sich: Teufelskralle, Krausen Ampfer, Himbeerblätter und Heidelbeeren. Man nimmt sie als Tinkturen ein (mit Ausnahme von Cayennepfeffer, der als Pulver verzehrt wird). Vermischen Sie einen halben Teelöffel mit Saft, oder nehmen Sie zwei bis drei Kapseln täglich.

BEHANDLUNGSMASSNAHMEN

ERNÄHRUNG dunkelgrünes Gemüse, rote Bete, rotes Obst, Alfalfa, Spirulina, Chlorella

HEILPFLANZEN Ingwer, Ginkgo, Teufelskralle, Krauser Ampfer, Himbeerblätter, Heidelbeeren, Cayennepfeffer

EMOTIONEN Arbeiten Sie an Selbstwertgefühl und Selbstbestätigung

Pupillengröße und -formen

Sympathische und parasympathische Nervenimpulse beeinflussen die Pupillengröße und -form; Abweichungen liefern Informationen über das Nervensystem.

Ist die Pupille ständig weit, so neigt die betreffende Person möglicherweise zu einer Überaktivität der Nebennieren, ist umtriebig und gesellig und kann nur schwer abschalten. Eine extreme Erweiterung der Pupillen weist auf eine Erschöpfung der Nebennieren und chronische Müdigkeit hin. Eine ständig zusammengezogene Pupille hingegen kann darauf hindeuten, daß die betreffende Person introvertiert und eher träge ist, daß sie langsam reagiert und es ihr an Begeisterungsfähigkeit fehlt. Wenn das sympathische Nervensystem schwach ist, herrscht der Parasympathikus vor, und umgekehrt. Die Behandlung sollte darauf abzielen, den dominanten Teil des Nervensystems zu mäßigen und den schwächeren zu stärken.

Manche Menschen haben verschieden große Pupillen (Anisokorie). Das kann auf eine in der Familie vorgekommene Syphilis, Diphtherie oder Hirnhautentzündung hindeuten, die das Nerven- und Immunsystem der betreffenden Person geschwächt hat.

Auch Formabweichungen der kreisförmigen Struktur der Iris liefern Informationen über das Nervensystem (siehe Seite 85). So kann die runde Form der Pupille beispielsweise an manchen Stellen abgeflacht sein und der angrenzende Irissektor Hinweise auf Probleme in dem ihm zugeordneten Organ enthalten. Konsultieren Sie in diesem Fall die Iriskarte (siehe Seite 76 /77); dort finden Sie nähere Informationen. Falls ein Problem vorliegt, sollten Sie die Möglichkeit in Betracht ziehen, daß die Nervenversorgung daran beteiligt sein könnte; vielleicht ist es auf eine Wirbelsäulenverkrümmung zurückzuführen.

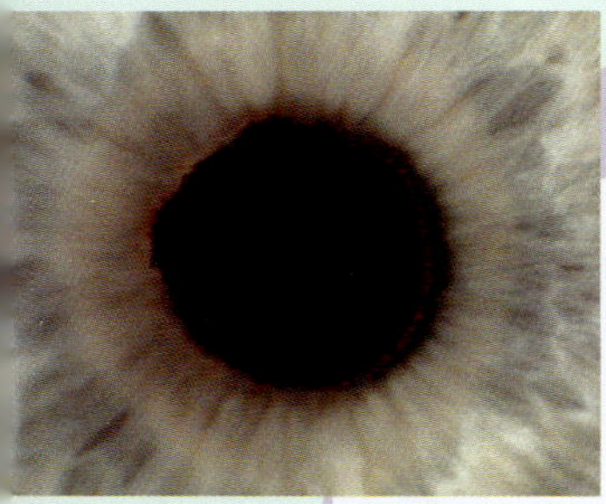

Eine Karte der Wirbelsäule

Sie können den Pupillenrand als eine Art Landkarte der Wirbelsäule benutzen. Teilen Sie jede Pupille in zwei Hälften, indem Sie eine Linie von oben bis unten ziehen. Jede Hälfte steht für die Wirbelsäule: Oben liegt die Halswirbelsäule, in der Mitte die Brustwirbelsäule, und im unteren Segment einer jeden Hälfte befinden sich Lenden- und Kreuzbeinwirbel. Wenn einer der Pupillenabschnitte abgeflacht ist (siehe oben), kann man davon ausgehen, daß eine Wirbelsäulenverkrümmung (Skoliose) vorliegt, und braucht dann nur noch nachzuschauen, in welchem Wirbelsäulenbereich sie sich befindet. Wenn sich die gleiche Abflachung in beiden Pupillen findet, so ist dies ein verstärkter Hinweis auf eine Skoliose.

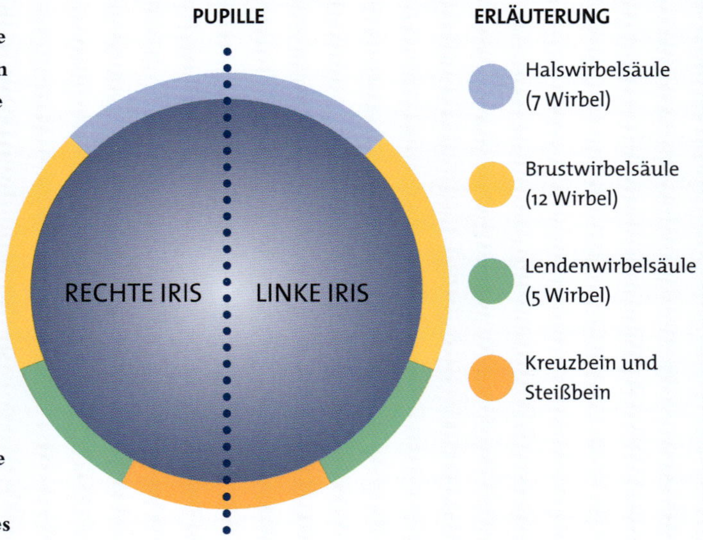

Psychologische Deutungen

Iriszeichen können statt einer physischen oder physiologischen auch eine emotionale oder psychologische Bedeutung haben.

Es folgt eine kurze Übersicht über psychologische Interpretationen verschiedener Iriszeichen und die Probleme, auf die diese Zeichen hinweisen. Ausführlich auf dieses Gebiet der Irisdiagnostik einzugehen, würde den Rahmen dieses Buches jedoch sprengen. Falls Sie sich näher damit beschäftigen möchten, sollten Sie professionelle Beratung suchen.

PSYCHOLOGISCHE DEUTUNGEN

Zeichen	Interpretation
Verdauungszeichen (konzentrische Zonen 1 und 2)	Guter Umgang mit sich selbst und die Bereitschaft (oder mangelnde Bereitschaft), bedingungslose Liebe zu geben und zu empfangen; Sehnsucht nach einer Liebe, die nie erfüllt werden kann, weil man nicht daran glaubt, sie zu verdienen oder bekommen zu können; Eßstörungen; energetische Verbindung zur Erde.
Nieren- und Beckenzeichen (unterer oder ventraler Sektor)	Selbstbestimmung und Individuation; kreatives Potenzial; Selbstvertrauen; Angst in der Kindheit (entweder vor Bestrafung oder davor, keine richtige Unterstützung oder Wertschätzung zu erfahren); an Bedingungen geknüpfte Liebe – Streben nach Leistung, um zu beweisen, daß man etwas wert ist.
Leber-, Gallenblasen-, Bauchspeicheldrüsen- und Milzzeichen (20 Minuten und 40 Minuten)	Zorn, Groll oder Frustration und Ausdruck dieser Gefühle; Depression; Kapitulation gegenüber den Anforderungen anderer Menschen (Lakunen oder Rarefikationen); großspurig-selbstbewußtes Auftreten, hinter dem sich ein mangelndes Selbstwertgefühl verbirgt (Pigment); Perfektionismus; Durchsetzungsvermögen.
Lungenzeichen (zur Schläfe hin gelegene Sektoren)	Fähigkeit (oder Unfähigkeit), intime Beziehungen aufzubauen; Gabe, auf andere Menschen zuzugehen, sich ihnen mitzuteilen und zu öffnen; Bereitschaft, sich selbst die emotionale und physische Nahrung zu bieten, die man braucht (Sauerstoff ist ein lebensnotwendiger Nährstoff).
Herz- und Halszeichen (zur Nase hin gelegene Sektoren, Herzfelder: links bei 15 Minuten und rechts bei 45 Minuten)	Ehrlichkeit; Kummer und Sehnsucht nach Einheit, sowohl mit anderen Menschen als auch mit dem Universum; Isolation und Trennung; Fähigkeit (oder Unfähigkeit), sich dem Leben freudig und rückhaltlos zu öffnen.
Kopfbereichzeichen (oberer oder frontaler Sektor)	Depression, Melancholie, Launenhaftigkeit (eine Lakune im Bereich der Hirnanhangdrüse/des Hypothalamus kann auf Winterdepressionen hindeuten); ständiges gedankliches Kreisen um bestimmte Dinge, Obsession (Pigmente und Radiärfurchen); spirituelle Dimension – eine Lakune kann eine spirituelle Öffnung oder Offenbarung, übersinnliche Fähigkeiten oder eine starke religiöse oder spirituelle Ausrichtung bedeuten, zu der man häufig erst nach emotionalen oder psychischen Problemen gelangt.

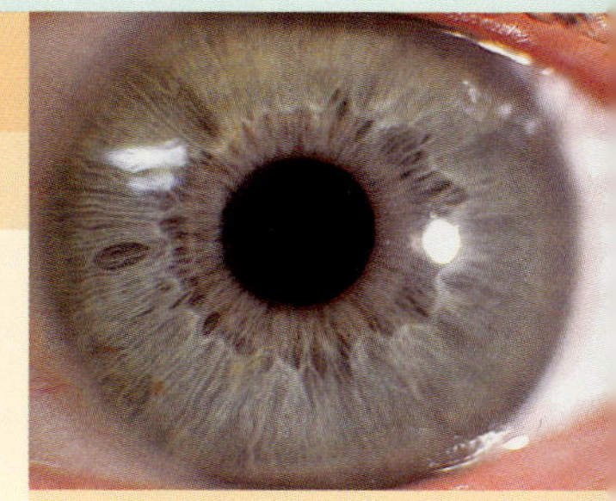

Magenhof in der Verdauungszone

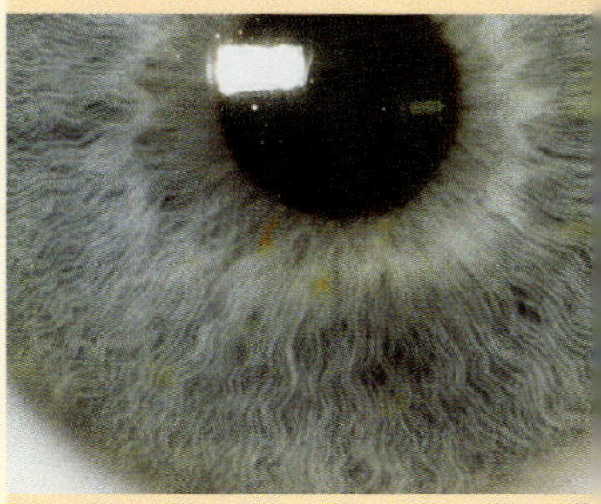

Rarefikation in der Nierenzone

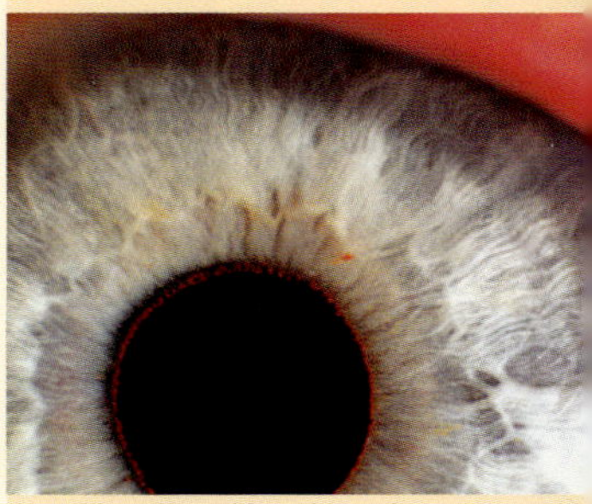

Krypte in der Herzzone

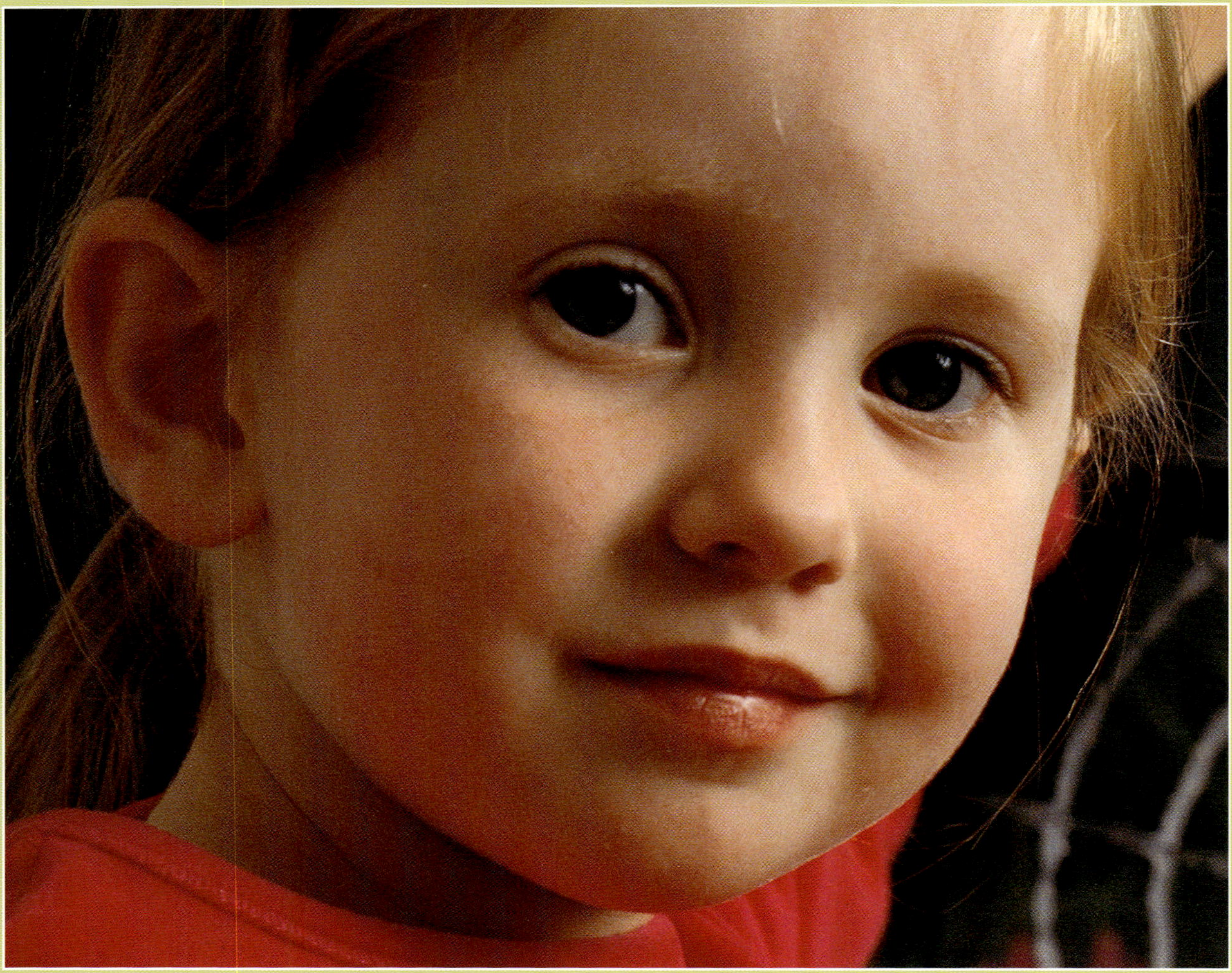

6

IRISZONEN UND -KARTEN

Die Iriskarte teilt den kleinen Kreis der Iris in Zonen ein, die detaillierte Informationen über die ihnen zugeordneten Organe liefern. Es ist wichtig, erst einmal die Grundprinzipien der Irisdiagnostik zu verstehen, ehe Sie versuchen, bestimmte Erkrankungen oder Störungen einzelner Organe zu diagnostizieren. Es ist sinnvoll, beim Studium der Iriskarte ein medizinisches Wörterbuch und ein Buch über Anatomie griffbereit zu haben. Wenn Sie dann Ihre eigenen Augen untersuchen, können Sie bestimmte Zeichen und deren Positionen erkennen und beginnen, sich relevante Fragen zu stellen. Doch lesen Sie erst Kapitel 7, ehe Sie sich eine Meinung über bestimmte Probleme bilden, die Sie entdeckt haben. Denn das Lesen der Iriskarte ist nicht so aussagekräftig wie eine vollständige Beurteilung Ihrer Iris. Denken Sie auch daran, daß Sie, wenn Sie Ihre Augen im Spiegel betrachten, ein seitenverkehrtes Spiegelbild Ihrer Iris sehen.

DIE KONZENTRISCHEN ZONEN DER IRIS

Die konzentrischen Zonen der Iris können uns viel über unsere Energie- und Gesundheitsmuster verraten.

Die Iriszonen sind wie ein Flußdiagramm, das unsere Tendenzen bei der Aufnahme, Verdauung, Verteilung und Nutzung der Energie (Nahrung) anzeigt. Es informiert uns auch über unsere Fähigkeit, Substanzen auszuscheiden, die nicht gebraucht werden oder giftig sind. Das Flußdiagramm wird von der Mitte (Pupille) nach außen gelesen.

PUPILLE

Eigentlich ist die Pupille ein Loch oder eine Öffnung in der Iris; man kann sie aber auch als ungeformte Essenz einer Person betrachten. Wie wir auf Seite 68 gesehen haben, ist eine kleine Pupille ein Zeichen für Introversion und Verschlossenheit, während eine große Pupille auf einen extrovertierten, mitteilsamen Menschen hindeutet. Dabei kommt es natürlich auf den Grad der Pupillenweite an; je extremer, desto größer das Ungleichgewicht. Ein verschlossener Mensch verweigert sich selbst den Kontakt mit der Welt und verpaßt damit die Chancen zum Lernen, die ein solcher Kontakt mit sich bringt. Ein übermäßig extrovertierter Mensch hingegen läuft Gefahr, sich zu verausgaben.

Iriszonen

Die Ringe der Iris werden in vier Zonen eingeteilt. Die erste Zone umfaßt den Magenring und die Darmringe; die zweite Zone ist die humorale Region; die dritte Zone bezieht sich auf die Nutzung der Energie und die vierte Zone auf die Ausscheidung.

PUPILLENRAND

Er wird auch als Pupillensaum, Neurasthenikerring oder Absorptionsring bezeichnet, ist der erste Kontaktpunkt der Pupille mit der physischen Realität und zeigt an, wie wir auf unsere Erlebnisse und Erfahrungen reagieren und sie verarbeiten. Dieser Ring ist winzig klein; man muß selbst mit der Lupe genau hinsehen, um ihn zu erkennen. Er bildet eine orangefarbene oder rotbraune Krause, die an den inneren Irisrand angrenzt (die Anatomie des Pupillenrandes wird auf Seite 18 beschrieben).

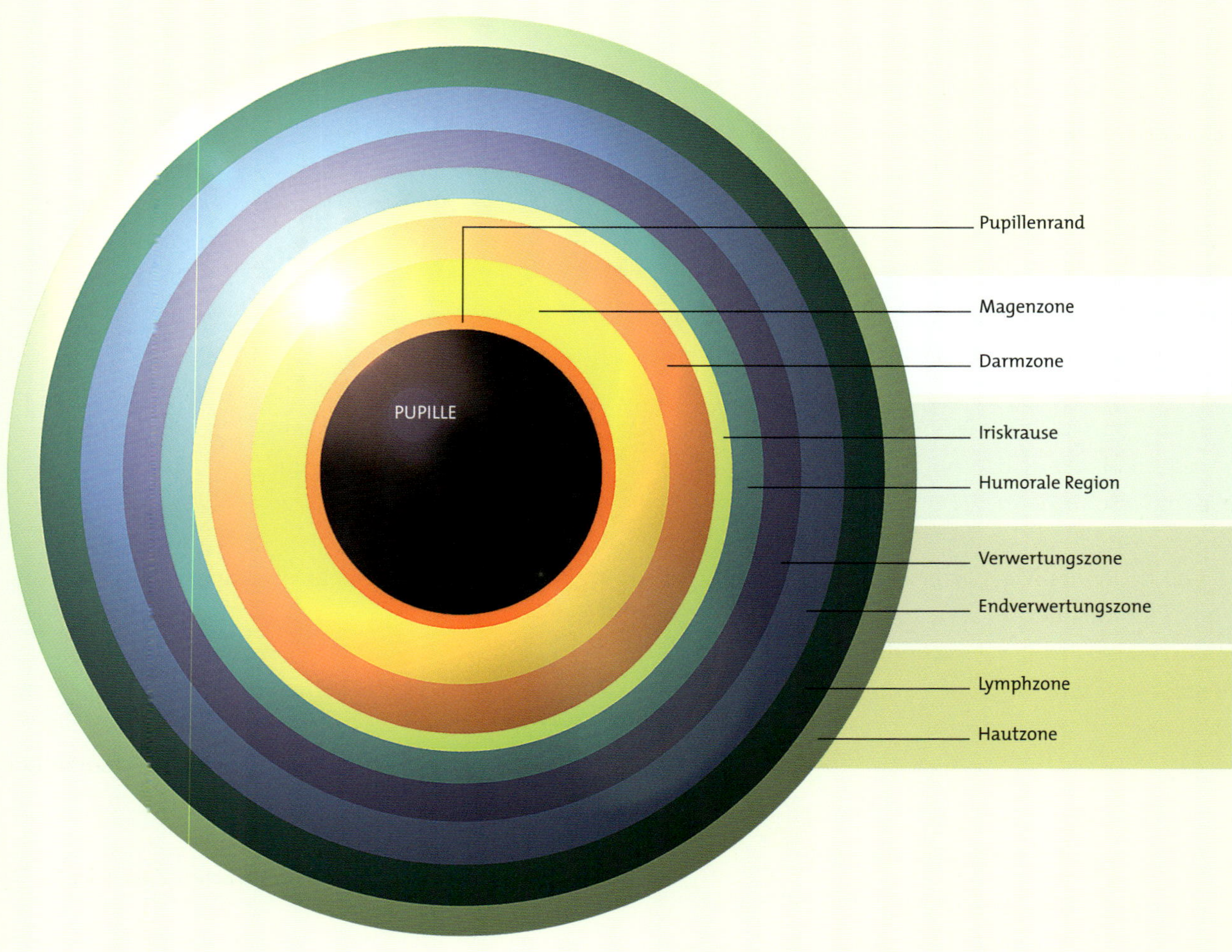

• Ein dicker Pupillenrand deutet auf einen Menschen hin, der den Herausforderungen des Lebens mit Enthusiasmus, vielleicht sogar Aggressivität entgegenblickt und ganz nach außen auf die physische Welt ausgerichtet ist, aber vielleicht keine Antenne für feinere, subtilere Energien hat.

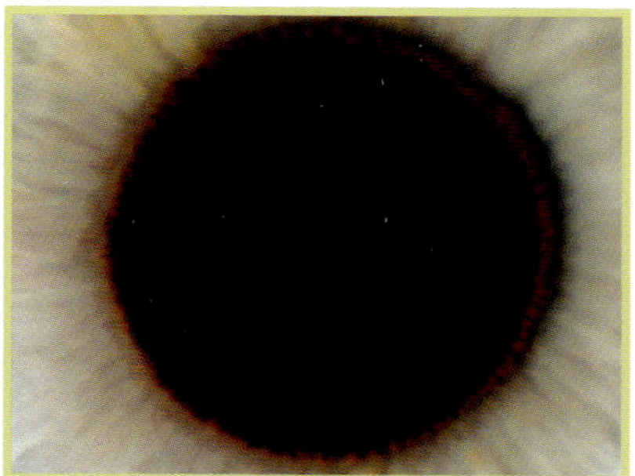

PUPILLENRAND Dies ist ein dünner, orangefarbener bis rotbrauner Ring um den inneren Irisrand.

• Ein dünner Pupillenrand charakterisiert einen Menschen, der vor den Herausforderungen des Lebens zurückscheut und oft ziemlich schüchtern und ängstlich ist. Dieser Mensch findet die Härte und Unwirtlichkeit der physischen Welt oft erdrückend und ist manchmal übersensibel.

Es ist normal, daß die Dicke des Pupillenrandes variiert; in der Regel wechseln dickere und dünnere Abschnitte sich ab. Ein Spezialist kann alle Variationen in den einzelnen Abschnitten deuten und daraus Informationen über das zentrale Nervensystem und darüber ableiten, wie mögliche Belastungen der Wirbelsäule sich auf das Nervensystem auswirken und welche Wirbel betroffen sind sowie eine Diagnose hinsichtlich der Nervenversorgung der entsprechenden Organe stellen.

DIE VIER GROSSEN IRISZONEN

1. große Zone: Magen-Darm-Zone

Dieser Bereich wird auch als Pupillarzone oder Nutritionszone bezeichnet.

Magenzone Die kreisförmige Zone, die sich an den Pupillenrand anschließt, ist als gleichmäßiger weißlicher Hof rund um die Pupille zu erkennen. Dieser Hof zeigt die Position des Pupillenschließmuskels an, der darunter im Iriskörper liegt. Bei manchen blauen Iriden oder blassen Mischiriden ist er deutlich zu erkennen.

Die Farbe des Magenrings ist wichtig. Ein helles Weiß deutet auf eine übermäßige Reaktionsbereitschaft hin – in diesem Fall auf eine Tendenz, zuviel Salzsäure zu produzieren, und somit auch auf eine Neigung zu Magengeschwüren. Das kann zu Magendrücken und Reflux führen, vor allem, wenn das »Ventil« am oberen Ende des Magens, das verhindert, daß Mageninhalt in die Speiseröhre zurückfließt, schwach ist oder durch eine Ernährung mit zu vielen Kohlenhydraten, schweren Speisen und großen Mengen strapaziert wurde. Eine solche Schwächung bezeichnet man als Hiatushernie (Zwerchfellbruch). Man kann in der Iris nach Zeichen einer Schwäche des Verschlußmechanismus suchen (siehe Iriskarte, Seiten 76 / 77).

Ein grauer oder trübe und verschmiert wirkender Magenring ist Zeichen einer zu geringen Ausschüttung von Verdauungssäften im Magen, so daß die Nahrung nicht richtig verdaut werden kann. Ein normaler Magenring ist weder zu dunkel noch zu hell. Machen Sie sich keine Sorgen, wenn Sie Ihren Magenring nicht erkennen können. In braunen Augen ist er normalerweise kaum zu bestimmen, und er ist auch nicht in allen blauen Augen sichtbar.

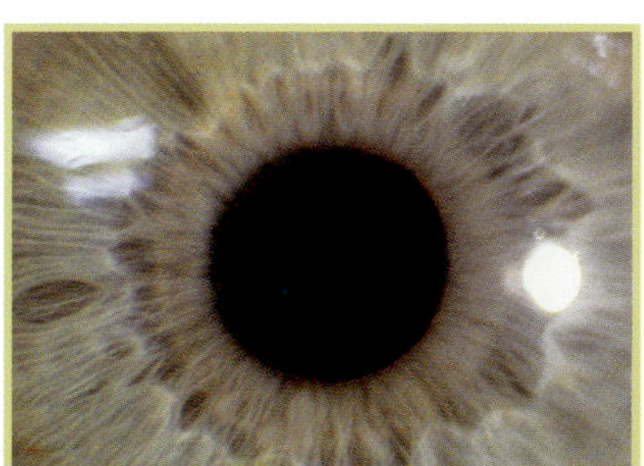

MAGENHOF Erscheint als gleichmäßiger weißlicher Ring rund um die Pupille.

Darmzone Dieser Ring schließt sich direkt an den Magenring an. An der anderen Seite wird er von der Iriskrause begrenzt, die selten ganz kreisförmig ist, sondern normalerweise eine ziemlich unregelmäßige Form hat. Diese Variationen in der Form der Iriskrause weisen auf den Zustand der Därme hin.

Aufgeblähte Bereiche können auf Verstopfung und einen Nährboden für Selbstvergiftung und degenerative Erkrankungen hindeuten. Ist die Iriskrause dagegen nach innen gezogen, können Verengungen oder krampfartige Beschwerden vorliegen, die die Därme in ihrer Funktion beeinträchtigen.

Die Iriskrause kann auch teilweise erweitert sein, so daß es aussieht, als dringe sie in den Bereich eines anderen Organs ein. Das kann auf Konsequenzen für das betreffende Organ hindeuten, das vielleicht unter dem Druck eines verstopften Darms steht. Die

Darmzone beinhaltet auch die Dünndarmabschnitte. Nähere Informationen dazu finden Sie auf Seite 78.

2. große Zone: Humorale Region oder Assimilationszone

Das ist die Zone der Körpersäfte. Aufgrund ihrer Position unmittelbar außerhalb der Verdauungszone läßt sich aus ihr ableiten, wie die Blutgefäße rund um den Dünndarm Nährstoffe aufnehmen und durch den Blutkreislauf transportieren. Auch über das Pfortadersystem – den Blutfluß in Leber und Milz, der für die Verarbeitung von Nährstoffen so wichtig ist – gibt diese Zone Aufschluß. Deshalb wird sie auch als Transport- und Distributionszone bezeichnet. Wie wir bereits beim glandulär-emotionalen Iristyp (siehe Seiten 48 /49) gesehen haben, spielt diese Zone eine wichtige Rolle für die Hor-mone, die ja ebenfalls mit dem Blut durch den Körper transportiert werden.

Sie kann auch Informationen über die Funktion der Mesenteriallymphgefäße und damit über die Immunabwehr des Verdauungstrakts liefern. Die Verdauungsorgane sind von viel Lymphgewebe umgeben, denn alle Körperregionen, die offen für Einflüsse von außen sind, müssen gegen Krankheitserreger verteidigt werden. Unser Immunsystem betrachtet alles, was in unseren Körper hereinkommt, als potenziell schädlich und überwacht es daher genau. Lymphgewebe haben wir auch im Mund und Hals (Gaumen- und Rachenmandeln), im Bereich der Lungen (Achsellymphknoten) und in der Leiste (Leistenlymphknoten).

Stauungszeichen in der humoralen Region können Verdauung und Nährstoffaufnahme, Hormonfunktion und Immunabwehr betreffen.

3. große Zone: Verwertungszone

Sie besteht aus den Zonen für die (End-)Verwertung von Nährstoffen.

Verwertungszone: Diese Zone ist der Nährstoffverwertung zugeordnet. Hier finden wir die meisten großen Organe außerhalb des Verdauungstrakts, beispielsweise Leber, Nieren, Blase, Milz, Gehirn und Lungen. Das sind die Organe, die die Energie aus der Nahrung aufnehmen und verwerten, um sämtliche Funktionen unseres Organismus in Gang zu halten. Nachdem unser Körper die Nahrung aufgenommen, in Nährstoffe aufgespalten und überall verteilt hat, arbeitet er nun mit dieser Energie. Unterbrechungen oder Stauungszeichen in dieser Zone deuten darauf hin, daß die Nahrungsenergie nicht gut im Organismus zirkuliert.

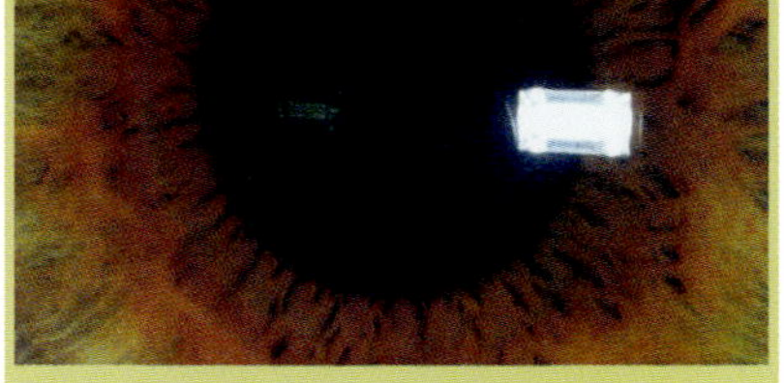

HUMORALE REGION Diese Zone ist in der Mischiris als orangebrauner, von der Krause ausgehender Pigmentring gut zu erkennen.

Endverwertungszone: Dieser Zone ist der Bewegungsapparat zugeordnet. In unserem Skelett werden auch Mineralstoffe (vor allem Kalzium) für den künftigen Gebrauch eingelagert. Schwächezeichen in diesem Bereich können auf eine Anfälligkeit für Mineralstoffmangel, möglicherweise auch Osteoporose hindeuten. Weiße Entzündungs- oder Stauungszeichen weisen auf Arthritis oder eine andere rheumatische Erkrankung hin.

4. große Zone: Ausscheidungszone

Diese Zone besteht aus der Lymph- und der Hautzone. Aus diesen beiden Zonen können wir ablesen, wie gut unser Organismus Rückstände und Stoffwechselschlacken ausscheidet. Sind sie dunkel, so hat die betreffende Person Probleme mit der Ausscheidung von Giftstoffen und sonstigen Rückständen; diese stauen sich in ihrem Organismus immer mehr an, sofern sie nichts dagegen unternimmt.

Lymphzone: Diese Zone beinhaltet eines der wichtigsten Iriszeichen, den lymphatischen Rosenkranz (siehe Seite 61).

Hautzone: Entzündliche Hautreaktionen wie beispielsweise Ekzeme haben zwar in der Regel eine Streßkomponente, doch es kann ihnen auch eine unzureichende Ausscheidung von Giftstoffen zugrunde liegen. Wenn die Hautzone dunkel ist, bezeichnen wir sie als dunklen Hautrand (siehe Seite 63).

DIE IRISKARTE

Die Vorstellung, daß ein Teil unseres Körpers Hinweise auf den Zustand des übrigen Organismus liefert, liegt nicht nur der Irisdiagnostik zugrunde. Die Reflexologie und die chinesische Gesichtsdeutung sind zwei weitere bekannte Systeme, in denen sämtliche Organe unseres Körpers bestimmten Punkten an Füßen und Händen oder im Gesicht zugeordnet sind. Die erste Iriskarte wurde um die Mitte des 19. Jahrhunderts von Ignatz von Peczely erstellt und bildet die Grundlage, auf der die meisten anderen Karten aufbauen. Die Organpositionen in von Peczelys Karte entsprechen größtenteils den Zuordnungen, die auch heute noch in der Irisdiagnostik anerkannt sind.

Im Lauf der Jahre wurden viele verschiedene Versionen von Iriskarten erstellt. Die meisten stimmen in den Grundpositionen der Organe miteinander überein; Unterschiede gibt es lediglich im Detailreichtum der Karten.

Eine der detailliertesten Karten hat der deutsche Iridologe und Irisforscher Joseph Angerer erstellt. Auf der Basis seiner Forschungsarbeiten teilte er die Iris in kleinere Zonen ein, die differenzierte Informationen über die Organe und deren einzelne Teile liefern. Doch ohne Mikroskop ist es oft schwierig, diese winzigen Einzelheiten in der Iris zu erkennen; daher arbeiten die meisten Iridologen mit einer etwas weniger ausführlichen Karte. Eine der bekanntesten und einflußreichsten Iriskarten stammt von Bernard Jensen; aus ihr sind die meisten modernen Karten hervorgegangen. Die auf den nächsten Seiten abgebildete Iriskarte berücksichtigt die wichtigsten Trends der modernen Iristopographie; sie ist einfach und überschaubar und doch gleichzeitig detailliert genug, um eine genaue Diagnose zu ermöglichen.

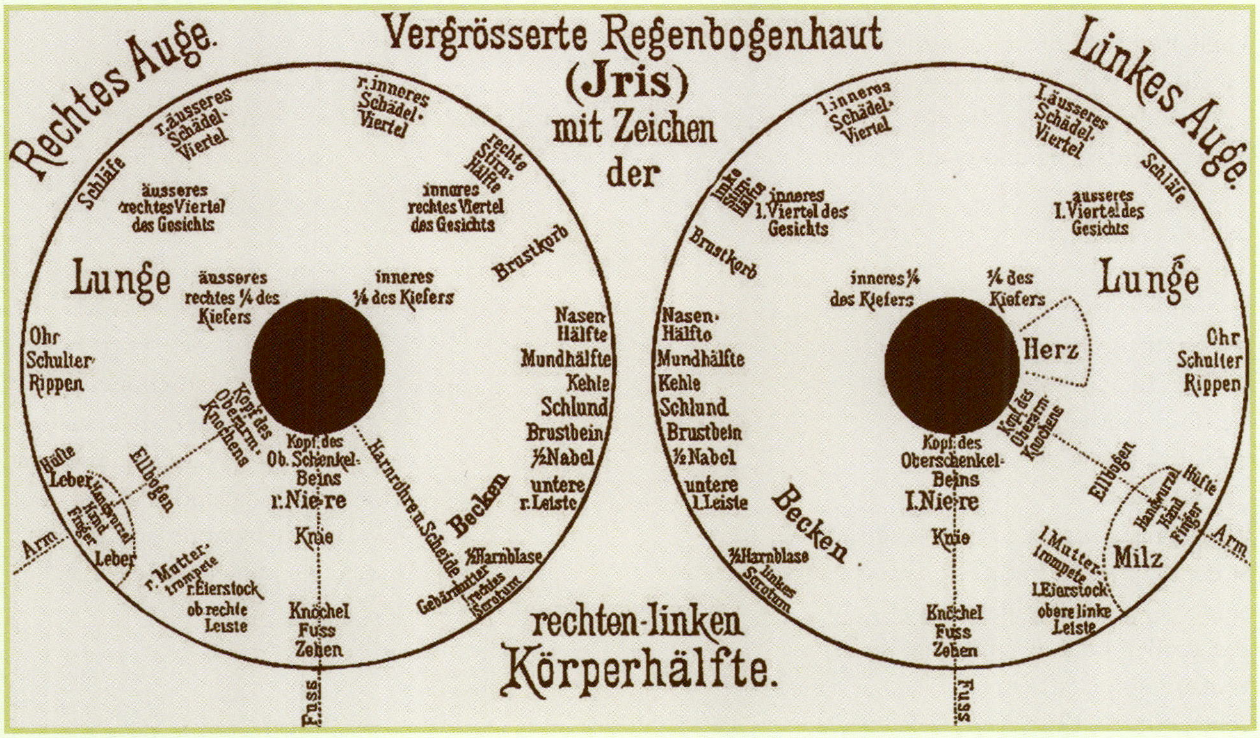

WIE MAN MIT DER IRISKARTE ARBEITET

BETRACHTUNG DER KARTE

Sie können die Karte entweder von vorn betrachten, als hätten Sie den menschlichen Körper vor Augen, oder von oben nach unten, das heißt durch das mittlere Lumen des Körpers, als begäben Sie sich auf eine Reise durch den Verdauungstrakt. Wenn Sie sie von vorn betrachten, können Sie einige grundlegende Entsprechungen erkennen: Oben liegt das Gehirn, rechts und links befinden sich die Lungen; die Leberzonen liegen hauptsächlich auf der rechten Seite, Milzzone und Herzbereich ebenfalls hauptsächlich links, jedoch mit einer kleinen Entsprechung auf der rechten Seite. In einigen dieser Organpositionen spiegelt sich die embryologische Entwicklung des menschlichen Körpers wider.

Wenn Sie die Iriskarte betrachten, sollten Sie sie so im Kopf abspeichern, als schauten Sie einen Menschen an: Das heißt, sein linkes Auge liegt von Ihnen gesehen aus rechts. Es ist üblich, die Position bestimmter Organe nicht in Graden, sondern in Minuten anzugeben: Die obere Mitte der Iris heißt »zwölf Uhr« oder »0 Minuten«, der gegenüberliegende Punkt am unteren Ende »sechs Uhr« oder »30 Minuten«.

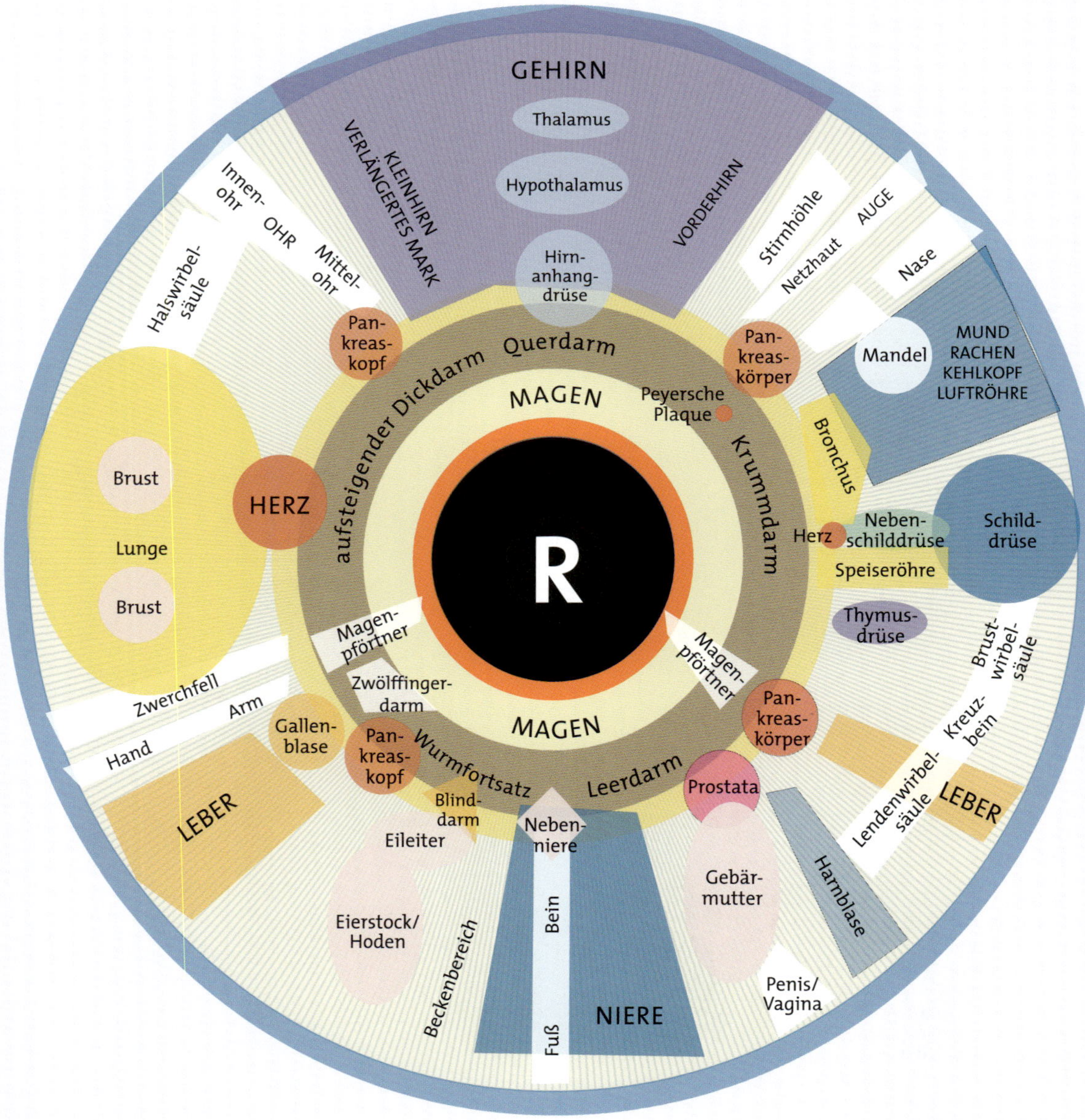

DAS GEHIRN

Das Gehirn umfaßt den Sektor von 55 bis 5 Minuten in der linken und der rechten Iris; dabei sind seinen verschiedenen Teilen jeweils auch unterschiedliche Bereiche zugeordnet. Beachten Sie die Position der Hirnanhangdrüse, des Hypothalamus und des Thalamus darüber.

Die wichtigste Hormondrüse, die Hirnanhangdrüse (Hypophyse), haben wir bereits auf Seite 48 erwähnt. Der nach unten hin mit dieser Drüse und nach oben mit dem Thalamus verbundene Hypothalamus reguliert Körpertemperatur, Hunger und Durst, Schlaf, Gleichgewichtssinn sowie unsere sexuellen und emotionalen Funktionen. Dadurch, daß er die Sekretion der Hirnanhangdrüse steuert, steht er gleichzeitig mit dem Hormonsystem und dem vegetativen Nervensystem in Verbindung.

Die Thalami (es gibt in jeder Gehirnhälfte einen) gelten als Sitz der Bewußtwerdung physischer Reize und fungieren gewissermaßen als Relaisstationen, die diese Reize an die unteren Zentren weiterleiten. Sie vermitteln auch Informationen an den Hypothalamus; daher wirken sich die Wahrnehmungsreize, die der Thalamus empfängt, stark auf die Funktionen dieses Zentrums und auch auf die Funktionen der Hirnanhangdrüse aus.

Die Verbindung zwischen Geist und Körper ist eine wichtige Grundlage der ganzheitlichen Wissenschaft der Irisdiagnostik. Wenn Sie die Gehirnzone und ihre verschiedenen Bereiche in der Iris genau betrachten, erhalten Sie Hinweise darauf, wie anfällig jemand für streßbedingte Erkrankungen ist. Eine solche Anfälligkeit verstärkt sich, wenn der der Hirnanhangdrüse diametral gegenüberliegende Punkt (30 Minuten) ebenfalls Iriszeichen enthält. (Diese Verbindungslinie bezeichnet man als Hypophysen-Nebennieren-Achse.) Befinden sich hier Lakunen, Krypten, Einschnitte in der Iriskrause oder Radiärfurchen, so deutet das auf einen Menschen hin, der sehr empfindlich auf Streß reagiert und bei dem solche Belastungen zu gesundheitlichen Problemen (in erster Linie Erschöpfung) führen können. Eine Lakune bei 12 Uhr kann aber auch eine Chance zur Entwicklung spiritueller Erkenntnisse oder übersinnlicher Fähigkeiten bedeuten; denn diese Zone entspricht unserer Verbindung zu höheren Bewußtseinsebenen.

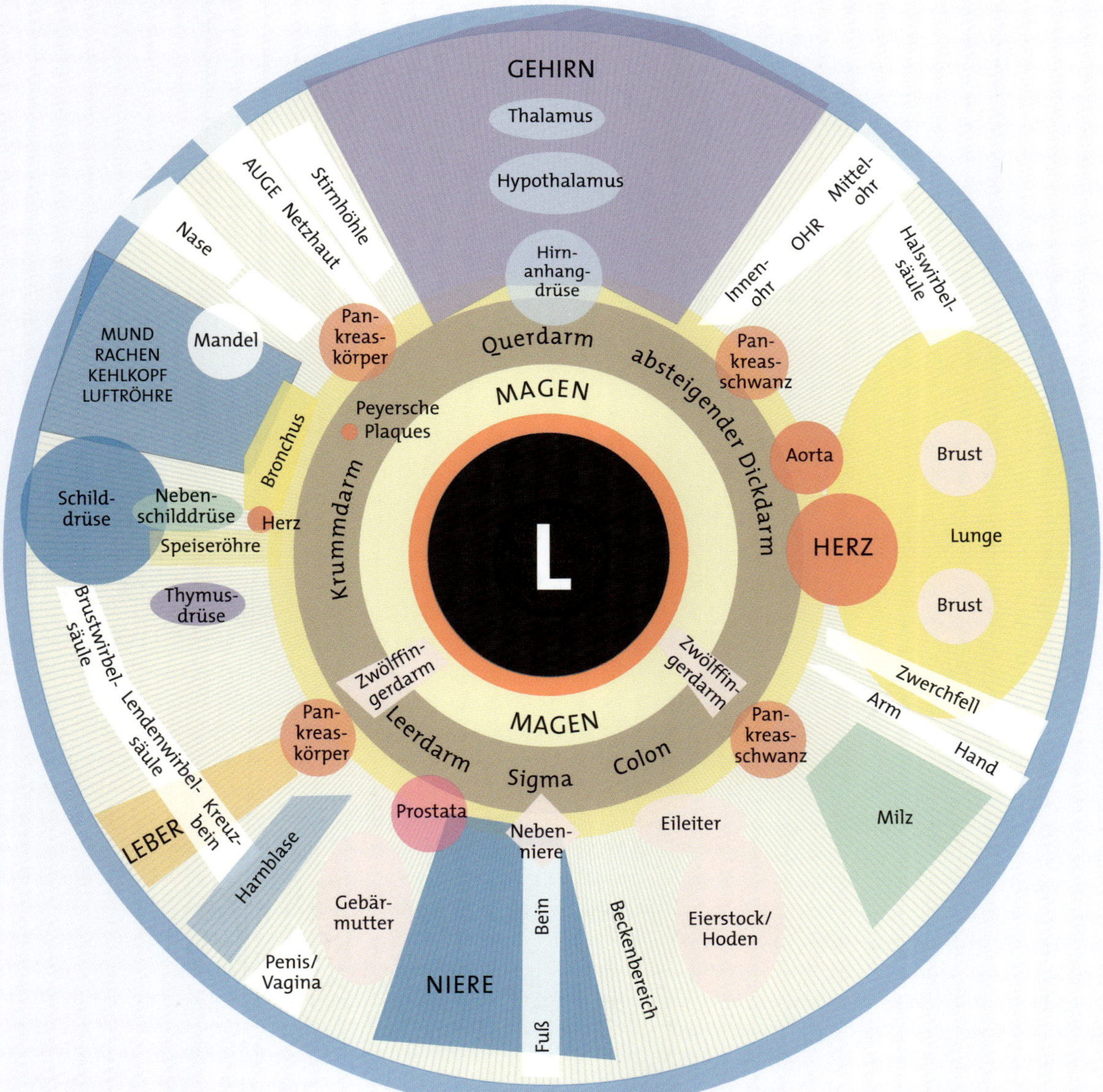

Sie kennen jetzt die Anordnung der Verdauungsorgane rund um die Pupille und wissen, daß es bestimmte Irisbereiche gibt, denen verschiedene Teile des Magens sowie Zwölffingerdarm, Leerdarm, Dünndarm, aufsteigender Dickdarm, absteigender Dickdarm und Querdarm zugeordnet sind. Sie können den aufsteigenden Dickdarm im rechten Auge, den Querdarm vom rechten zum linken Auge und den absteigenden Dickdarm von oben nach unten durch das linke Auge verfolgen. In diesem Muster spiegelt sich die Richtung der Darmperistaltik wider.

Beachten Sie die Verbindungsstelle des schmalen Speiseröhrenbereichs bei 45 Minuten im linken Auge und 15 Minuten im rechten Auge mit dem zentralen Ring der Nutritionszone. Ein Schwächezeichen an diesem Punkt könnte, wie bereits auf Seite 73 erwähnt, auf eine Hiatushernie hindeuten. Achten Sie auch auf die Position der Peyerschen Plaques (bei ungefähr 12 Minuten in der rechten und 48 Minuten in der linken Iris), die sich am Beginn des Dünndarmbereichs im Darmring befindet. Dabei handelt es sich um eine Gruppe von Lymphknoten, die – ebenso wie der Blinddarm (in der rechten Iris bei 32 Minuten) – zur Immunabwehr unserer Därme gehören.

Neben dem eigentlichen Verdauungstrakt sind auch einige andere Organe als Teil unseres Verdauungssystems zu betrachten, nämlich Leber, Gallenblase und Bauchspeicheldrüse.

LEBER, GALLENBLASE UND MILZ

Die Leber liegt in der rechten Iris bei 37–40 sowie 22 Minuten und in der linken Iris bei 37 Minuten. Die Gallenblase liegt bei 40 Minuten in der rechten Iris, in der Nähe der Krause. Die Milzposition befindet sich in der linken Iris bei 20–22 Minuten.

Die Sektoren bei ungefähr 20 und 40 Minuten in jedem Auge sind der Leber und Milz zugeordnet. Drei dieser Bereiche entsprechen der Leber, da sie ein sehr großes Organ ist; der vierte steht für die Milz. Die Leber liegt hauptsächlich auf der rechten Körperseite, doch ihr linker Lappen reicht über die Mittellinie des Körpers hinaus.

Es ist von großer Bedeutung, auf diese drei Bereiche zu achten; die Leber erfüllt ungeheuer wichtige Funktionen im Körper. Wenn man Stauungen und Entzündungen in diesem Organ richtig behandelt, regeneriert sie sich erstaunlich gut; es lohnt sich also, die Leber hin und wieder zu reinigen und ihre verschiedenen Funktionen anzuregen. (Anleitungen für die Zubereitung der Leberspülung finden Sie auf Seite 115.)

Wir haben bereits festgestellt, daß einige Pigmente auf ein Leberproblem hindeuten. Wenn es sich dabei um topolabile Zeichen handelt, erstreckt sich der Einfluß der Leber auf den ganzen Körper; Zeichen der Leberfunktionsstörung können dann nicht nur in den spezifischen Leberbereichen, sondern auch in anderen Irisregionen auftreten. Trotzdem sollten Sie die Leberbereiche der Iriskarte stets genau untersuchen. Defektzeichen – Lakunen oder Rarefikationen – können auf eine Unterfunktion hindeuten, und diese kann sich auf Verdauung, Entgiftung und Hormonfunktion auswirken. Weiße Zeichen und Pigmentzeichen können Hinweise auf eine Neigung zu Entzündungen und Stauungen sein.

Auch die Immunabwehr der Milz kann geschwächt sein, wenn in dieser Zone Defektzeichen auftreten. Reizzeichen hingegen können auf eine überschießende Immunabwehr oder Allergie und Pigmente auf eine Unterdrückung des Immunsystems hindeuten.

Emotionale Reaktionen

Hier kann sich auch zeigen, wie ein Mensch auf Zorn, Groll und Frustration reagiert. Denn die Leber ist Sitz vieler Emotionen, und ein Ungleichgewicht in der Leberfunktion hängt häufig mit der Unfähigkeit zusammen, diese Gefühle richtig zu verarbeiten. Manchmal steigen solche unterdrückten Empfindungen wieder in einem Patienten auf, wenn man seine Leber behandelt; das ist jedoch nur eine vorübergehende Reaktion. Die Fähigkeit, Emotionen zu mobilisieren und freizusetzen, ist ein wichtiger Aspekt der Art und Weise, wie wir uns im Leben behaupten. Anhaltender oder angestauter Ärger (Groll) äußert sich oft in einer Leberstauung, die sich in der Iris in gelben und braunen Pigmenten oder durch Transversalen bemerkbar macht. In so einem Fall muß sowohl das physische als auch das psychische Problem behandelt werden. Zorn, den man sich nicht eingestehen will, kann sich auf physischer Ebene in einer Leberinsuffizienz äußern, die sich in Lakunen oder Rarefikationen zeigt.

DIE BAUCHSPEICHELDRÜSE (Pankreas)

Auch die Funktion der Bauchspeicheldrüse hat weitreichende Auswirkungen auf den gesamten Organismus, und doch wissen die wenigsten Menschen, wo diese Drüse überhaupt liegt und was für Aufgaben sie erfüllt. Sie befindet sich auf der linken Oberbauchseite hinter dem Magen und schüttet Verdauungssäfte aus, die reich an Enzymen sind und Nahrungsmittel (vor allem Eiweiße und Kohlenhydrate) aufspalten.

In der Iriskarte liegt die Bauchspeicheldrüse in beiden Iriden ungefähr bei 10, 20, 40 und 50 Minuten, in der Nähe der Krause. Es gibt insgesamt acht Bereiche, die ihr zugeordnet sind – in jeder Iris vier. Die Position bei 20 Minuten im linken Auge ist der Bauchspeicheldrüsenschwanz; das ist der wichtigste Bereich, um zu überprüfen, ob jemand anfällig für Typ-2-Diabetes ist. Eine Lakune in diesem Bereich zeigt häufig an, daß in der Familie der betreffenden Person öfters Diabetes vorgekommen ist.

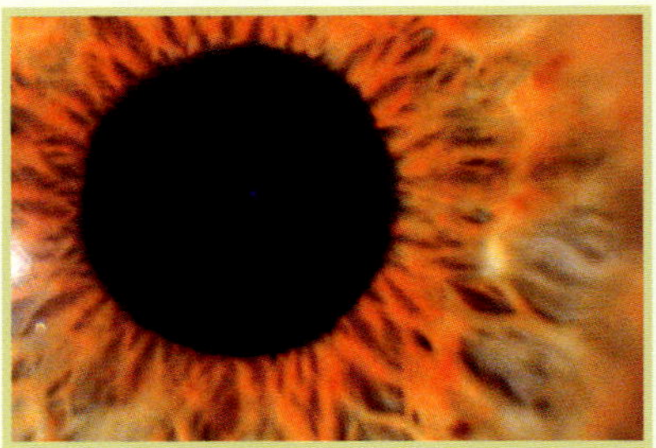

PANKREAS-LAKUNE Eine solche Lakune deutet oft darauf hin, daß in der Familie gehäuft Typ-2-Diabetes vorgekommen ist.

Bauchspeicheldrüsenkörper und -kopf (links 40 Minuten, rechts 20 und 40 Minuten) haben eher die Aufgabe, Verdauungssäfte und Enzyme zu produzieren. Die entsprechenden Organpositionen im oberen Irisbereich (10 und 50 Minuten links und rechts) gelten als weniger wichtig und sind in manchen Iriskarten gar nicht eingezeichnet. Manche Iridologen sind allerdings der Ansicht, daß ihnen der hintere Teil des Organs zuzuordnen ist. Eine »quadratische« Iriskrause weist auf ein Problem mit der endokrinen Funktion der Bauchspeicheldrüse, also ihrer Rolle bei der Blutzuckerregulation, hin. Hellorange Pigmente an irgendeiner Stelle der Iris verstärken diesen Hinweis. Einige Irisforscher sind der Ansicht, daß auch Blattrippenlakunen irgendwo in der Region

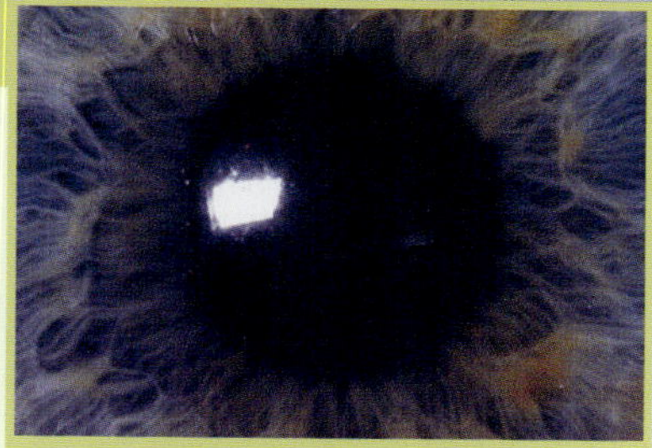

QUADRATISCHE IRISKRAUSE Ein Hinweis auf Probleme mit der Bauchspeicheldrüse, vor allem im Hinblick auf ihre endokrine Funktion bei der Blutzuckerregulation.

zwischen 20 und 40 Minuten in der humoralen Region (direkt außerhalb der Iriskrause) ein Hinweis auf ein Problem mit der Bauchspeicheldrüse sein können.

Hormonregulation
Die Bauchspeicheldrüse schüttet die Hormone Insulin und Glukagon aus, die zur Blutzuckerregulation beitragen. Zeichen in den Bauchspeicheldrüsenbereichen, vor allem am Pankreasschwanz bei 20 Minuten im linken Auge, werden mit übermäßigem Kohlenhydrathunger und Verzehr von (normalerweise raffiniertem) Zucker und Kohlenhydraten in Verbindung gebracht. Dies kann zu einer mangelhaften Verarbeitung dieses Zuckers (Diabetes mellitus) führen. Eine zuckerreiche Kost kann die Bauchspeicheldrüse mit der Zeit so überlasten und erschöpfen, daß sie nicht mehr zu einer ausreichenden Insulinausschüttung in der Lage ist.

Lakunen in den endokrinen Organbereichen weisen häufig auf eine überschießende Reaktion des betreffenden Organs in jungen Jahren hin, gefolgt von einer Erschöpfung im fortgeschritteneren Lebensalter. Das gleiche Phänomen kann man auch bei den Nebennieren (30 Minuten links und rechts, an der Iriskrause) beobachten. Die Organe neigen in diesem Fall dazu, sich zu sehr zu verausgaben, was zu einer (anfangs nur vorübergehenden, später aber eventuell chronischen) Ermüdung und Erschöpfung führt.

Beachten Sie auch die Positionen anderer endokriner Organe: Hoden/Eierstöcke (rechts 35, links 25 Minuten); Hirnanhangdrüse (0 Minuten rechts und links) und Schilddrüse (rechts 13–15, links 45–47 Minuten; erstreckt sich von Zone 4 bis 6).

DAS HERZ

Dem Herzen sind mehrere Bereiche zugeordnet, und zwar in beiden Iriden bei 15 und 45 Minuten, in der Nähe der Krause. Die Position des Herzens in der Nähe des Halsbereiches (rechte Iris 15, linke Iris 45 Minuten) spiegelt dessen embryologische Entwicklung in jener Region wider, die später zum Hals wird.

Der wichtigste Herzbereich liegt in der linken Iris bei 15 Minuten, da der größte Teil des Herzens sich auf der linken Körperseite befindet. Doch da es nahe der Körpermitte liegt, ist ihm auch ein Bereich in der rechten Iris bei 45 Minuten zugeordnet.

Lakunen in der Herzzone findet man sehr häufig; vielleicht drückt sich darin die Tatsache aus, daß Herzerkrankungen immer noch die Haupttodesursache in unserer modernen Zivilisationsgesellschaft sind. Trotzdem sollten Sie es nicht als »Todesurteil« auffassen, wenn in Ihrer Familie häufig Herzerkrankungen aufgetreten sind. Es ist lediglich ein

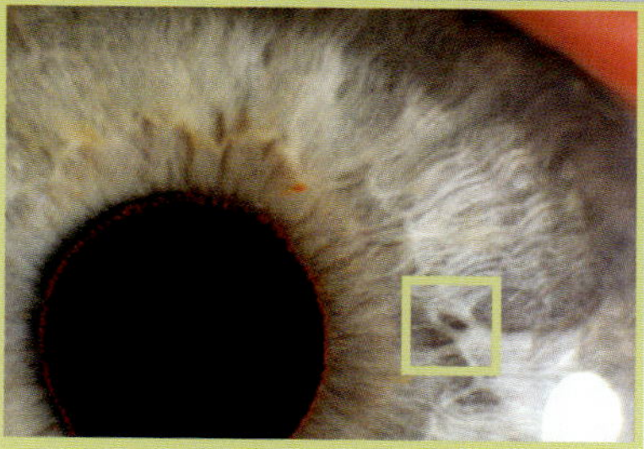

KRYPTE IN DER HERZZONE Solche Krypten kommen häufig vor und weisen auf Herzprobleme, möglicherweise auch eine Herzerkrankung hin.

Warnsignal, das Ihnen sagt, daß Sie auf Ihr Herz aufpassen müssen.

Eine Krypte oder Lakune in der Herzzone kann bedeuten, daß Sie das Leben freudig annehmen und Ängste und Sorgen beiseite schieben sollten. Viele Herzinfarkte sind darauf zurückzuführen, daß die Menschen sich in ihrer eigenen Welt aus Streß und Sorgen abgekapselt haben. Um dem entgegenzuwirken, müssen Sie den Druck auf Ihr Herz lindern – sowohl in emotionaler als auch in physischer Hinsicht.

DIE NIEREN

Die Positionen der Nierenzonen in der Iriskarte (bei 28–31 Minuten in der rechten und 29–32 Minuten in der linken Iris) kommen Ihnen vielleicht merkwürdig vor, da sie sich im unteren Irisbereich in der Nähe des Beins befinden. Im Körper liegen die Nieren viel höher, nämlich im mittleren Rückenbereich. Doch in ihrer Position auf der Iriskarte spiegelt sich ihre embryologische Entwicklung wider.

Es ist sehr wichtig, sich die Nierenbereiche in Ihrer Iris genau anzuschauen; denn unsere Nieren erfüllen die Funktion, Gift- und Abfallstoffe aus dem Blut herauszufiltern. Daneben müssen

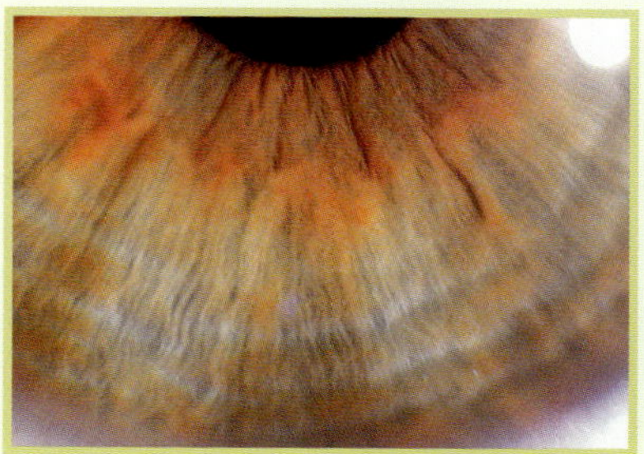

RAREFIKATION IM NIERENSEKTOR Kann eine Tendenz zur Erschöpfung anzeigen. Andere Zeichen, die auf Nierenprobleme hindeuten, sind weiße, wolkige Plaques.

wir auch die Hautfunktion beachten. Wenn ein dunkler Hautrand vorliegt, müssen die Nieren wohl zuviel Arbeit leisten; sollten sich zusätzlich Zeichen einer Nierenbelastung zeigen, muß dies unbedingt angegangen werden.

Lakunen oder Rarefikationen in den Nierenbereichen können auch eine Erschöpfungstendenz anzeigen, die ernste Folgen (beispielsweise chronisches Müdigkeitssyndrom) haben kann. Topolabile Zeichen, die darauf hinweisen, daß man auf seine Nieren achten sollte, sind weiße, wolkige Plaques, die auf Übersäuerung hindeuten, sowie diffuse oder strohgelbe Pigmente.

Beachten Sie auch, daß die Beinposition bei 30 Minuten den Nierenbereich durchquert. Wenn Sie dort ein Iriszeichen entdecken, müssen Sie sich also erst einmal darüber klarzuwerden versuchen, auf welchen dieser beiden Körperbereiche es sich bezieht. Eine Krypte bei 30 Minuten, in der Mitte zwischen Iriskrause und Irisrand, kann vor Nierensteinen (entweder in der Familie oder bei der betreffenden Person selbst) warnen.

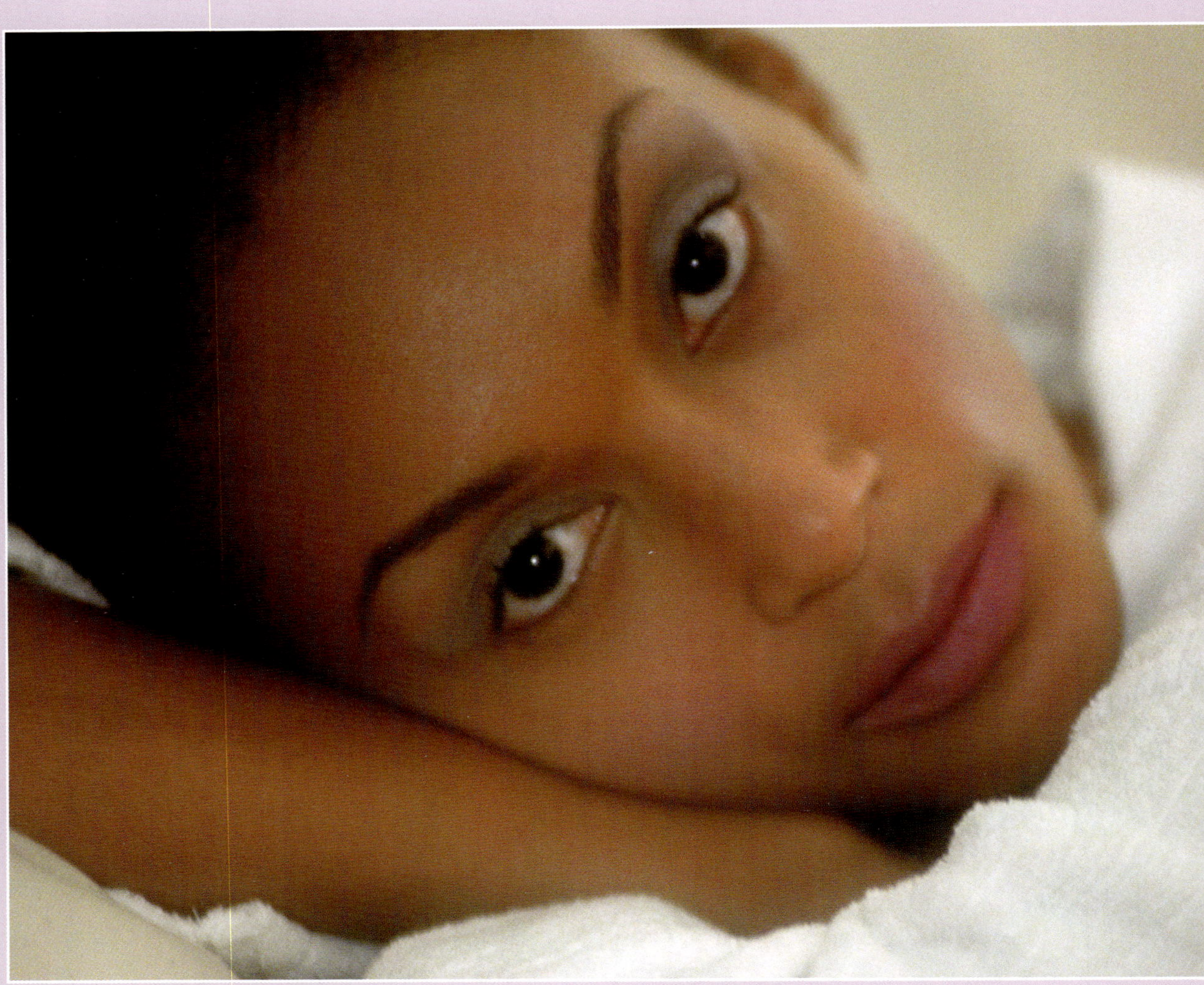

7

IRIS-SELBSTDIAGNOSE

Vielleicht haben Sie Ihre Augen inzwischen schon untersucht und einige Zeichen entdeckt, mit der Iriskarte verglichen und gedacht: »Hilfe! Ich stehe ja kurz vor dem Zusammenbruch!« Denken Sie daran, daß Iriszeichen nicht unbedingt auf eine Erkrankung hindeuten müssen. Die meisten werden sich niemals zu einem physischen Problem auswachsen. Sie sollten solche Zeichen nicht interpretieren, ohne sie zu Ihren Symptomen, Ihrer Lebensweise und gesundheitlichen Vorgeschichte sowie der Krankheitsgeschichte Ihrer Familie oder Ihrer Vorfahren in Beziehung zu setzen. Um falsche Diagnosen zu vermeiden, müssen Sie lernen, die Wichtigkeit der beobachteten Zeichen richtig einzuschätzen und sie in den Kontext Ihres Lebens einzuordnen.

Eine Irisdiagnose kann Sie auch dazu anregen, weitere Tests und Untersuchungen durchführen zu lassen, die mehr Licht in Ihren Gesundheitszustand bringen. Und da die Irisdiagnostik sich auf die ursächlichen Faktoren von Erkrankungen konzentriert, kann sie Ihnen zudem Anhaltspunkte darüber geben, wie Sie den Krankheitsprozeß stoppen und wieder eine gute Gesundheit erlangen können. Selbst bei bereits manifesten degenerativen Erkrankungen kann die Iridologie Ihnen risikolose Wege zur Verbesserung Ihres Gesundheitszustands aufzeigen. Ich habe in dieses Kapitel Checklisten eingefügt, die Ihnen helfen werden, Ihre Beobachtungen richtig einzuordnen und zu einer ausgewogenen Diagnose zu gelangen, statt stereotyp irgendwelche Krankheiten aus einzelnen Iriszeichen abzuleiten. Ihre Ausgangspunkte sollten Ihre Symptome, Ihre Vorgeschichte und das Gesamtbild Ihrer Iris sein.

SO BEURTEILEN SIE IHREN GESUNDHEITSZUSTAND

Normalerweise gehen wir zum Arzt oder Heilpraktiker, weil wir irgendwelche Beschwerden haben; nachdem wir ihm diese Symptome beschrieben haben, bildet er sich daraus ein erstes Urteil über unser Problem. Das ist die Differenzialdiagnose – der Prozeß, anhand der äußeren Krankheitszeichen eines Patienten zu entscheiden, welches Gesundheitsproblem wohl am ehesten vorliegt. Der Vorteil einer solchen Vorgehensweise ist die Erkenntnis, daß beispielsweise ein Schmerz im linken Arm nicht unbedingt auf ein Problem mit dem Arm hindeuten muß; der Schmerz kann auch durch Angina pectoris – eine schwere, manchmal lebensbedrohliche Herzerkrankung – ausgelöst werden. Die Differenzialdiagnose ist eine ärztliche Kunst, die im Rahmen einer medizinischen Ausbildung erlernt werden muß.

Doch unsere Krankheitssymptome sind auch der häufigste Ausgangspunkt einer jeden Selbstdiagnose; sie müssen auf jeden Fall berücksichtigt werden. Ihre Beschwerden sind die wichtigste Möglichkeit Ihres Körpers, Ihnen mitzuteilen, was für Probleme er hat. Deshalb sollten Sie immer darauf hören und herauszufinden versuchen, was sie bedeuten.

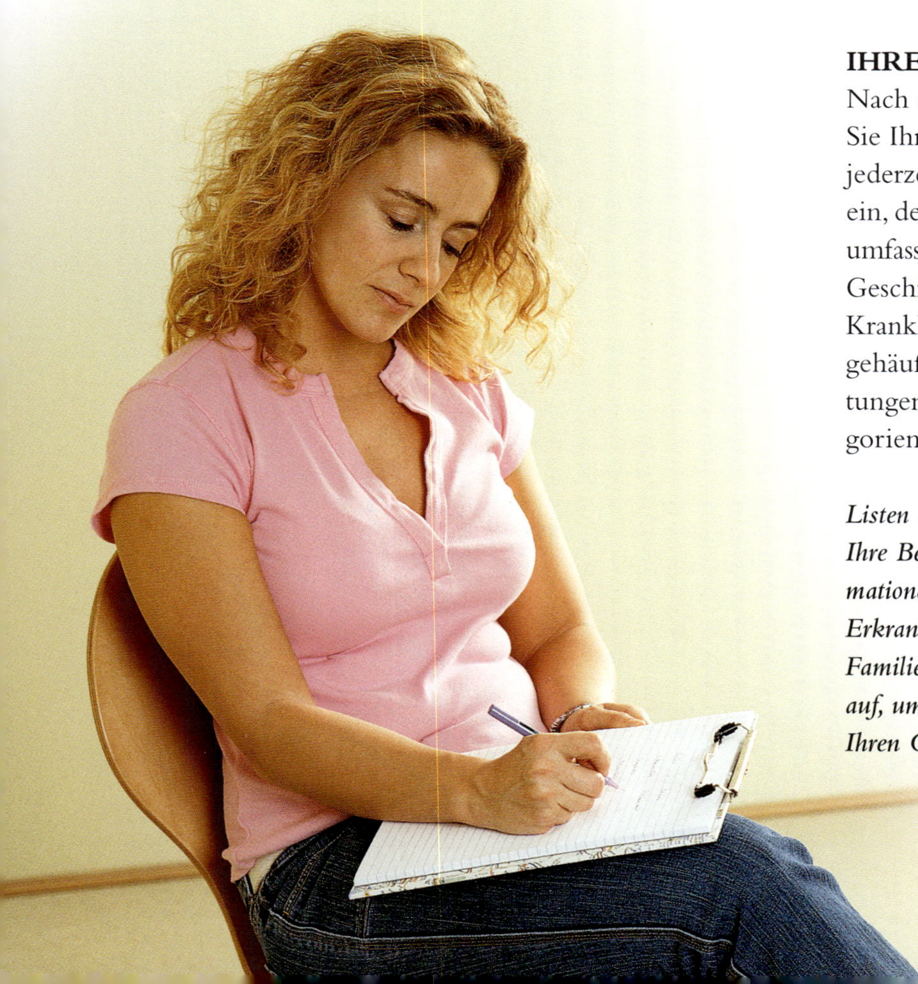

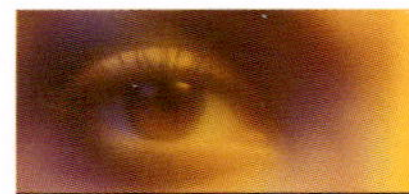

WISSENSWERTES ÜBER IRISDIAGNOSTIK

GANZHEITLICHE DIAGNOSE Ein Iriszeichen muß nicht unbedingt immer nur für ein physisches Problem stehen. Der Erkrankung können auch emotionale oder psychische Faktoren zugrunde liegen. Versuchen Sie das Gesamtbild zu beurteilen und zu behandeln, sonst laufen Sie Gefahr, wichtige Ursachen zu übersehen. Dann kann es sein, daß Ihr Problem nach einer gewissen Zeit wieder auftritt, auch wenn es anfänglich gut auf die Behandlung angesprochen hat.

BEURTEILUNG IHRER SYMPTOME

Teilen Sie Ihren Körper in verschiedene anatomische Systeme ein, und betrachten Sie all diese Systeme: Haut, Muskeln, Knochen, Nerven und Gehirn, Hormone, Verdauung, Nieren und Harnwege, Atemwege, Immunsystem, Herz, Kreislauf und Geschlechtsorgane.

Schreiben Sie jedes dieser Systeme als gesonderte Überschrift auf, und notieren Sie dann, was Sie in den einzelnen Kategorien alles wahrnehmen. Berücksichtigen Sie dabei nicht nur negative, sondern auch positive Faktoren.

IHRE KRANKHEITSGESCHICHTE

Nach dieser Auflistung Ihrer Symptome schreiben Sie Ihre Krankheitsgeschichte auf. Das können Sie jederzeit tun; planen Sie aber genügend Zeit dafür ein, denn es ist wichtig, sich einen gründlichen, umfassenden Überblick über Ihre Lebensweise, die Geschichte Ihrer Erkrankungen und auch über Krankheiten zu verschaffen, die in Ihrer Familie gehäuft aufgetreten sind. Teilen Sie Ihre Beobachtungen in die auf Seite 83 aufgelisteten Kategorien ein.

Listen Sie in Ihrer Krankheitsgeschichte all Ihre Beschwerden und andere wichtige Informationen über Ihre Lebensgewohnheiten, frühere Erkrankungen, die Krankheitsgeschichte Ihrer Familie, eingenommene Medikamente etc. auf, um sich einen umfassenden Überblick über Ihren Gesundheitszustand zu verschaffen.

ANATOMISCHE SYSTEME DES KÖRPERS

System	Beteiligte Organe/Körperteile	Funktion
Haut- und Hautanhangsystem	Haut, Haare, Nägel	Schutz, Wärmeregulation, Ausscheidung
Lymphsystem	Lymphgefäße und -bahnen, Milzlymphknoten, lymphatische Gewebe (z.B. Mandeln, Blinddarm), Lymphflüssigkeit, Lymphozyten	Recycling und Reinigung von Körperflüssigkeiten, Immunabwehr
Bewegungsapparat	Muskeln, Bänder und Sehnen, Knochen	Bewegung, Schutz, Stabilisierung der Haltung, Wärmeerzeugung
Herz-Kreislauf-System	Herz, Arterien, Venen, Kapillaren, Blut (rote und weiße Blutkörperchen), Milz, Lungen	Sauerstoffversorgung und Ernährung von Geweben, Aufrechterhaltung des Blutdrucks
Verdauungssystem	Mund, Zähne, Speiseröhre, Magen, Dünn- und Dickdarm, Leber, Gallenblase, Bauchspeicheldrüse, Verdauungssäfte	Aufnahme von Nährstoffen, Energieerzeugung
Atemwegssystem	Mund, Ohren, Nase, Kehlkopf, Rachen, Luftröhre, Bronchien, Lungen, Herz	Aufnahme von Sauerstoff, Abgabe von Kohlendioxid
Fortpflanzungsorgane – weibliche	Gebärmutter, Eileiter, Eierstöcke, Vagina, Brüste	Fortpflanzung, Sexualität
Fortpflanzungsorgane – männliche	Penis, Hoden, Prostata	Fortpflanzung, Sexualität
Hormonsystem (endokrines System)	Hirnanhangdrüse, Schilddrüse, Nebenschilddrüse, Bauchspeicheldrüse, Nebennieren, Geschlechtsdrüsen, andere Organe mit Hormonrezeptoren	Kommunikation zwischen verschiedenen Körpersystemen, Regulation, Stoffwechsel
Nervensystem	Gehirn, Wirbelsäule, Nerven, Augen	Kommunikation zwischen verschiedenen Körpersystemen, sinnliche Wahrnehmung, Bewegung, Gedanken und Gefühle
Immunsystem	Lymphe, Leukozyten, Phagozyten, lymphatische Gewebe (Gaumen- und Rachenmandeln), andere Organe mit entsprechenden Rezeptoren (dieses System zieht sich durch den gesamten Organismus)	Abwehr von Krankheitserregern, Erkennung und Vernichtung von Tumorzellen, Entzündungsreaktionen
Harnwege	Nieren, Harnleiter, Harnblase, Harnröhre, Penis	Ausscheidung von Abfallstoffen, Temperaturregulation

Faktoren, die für eine Krankheitsgeschichte wichtig sind

- Ihre gesamte Krankheitsgeschichte von Kindesbeinen an, einschließlich Impfungen, Krankenhausaufenthalten, Operationen, Medikamenten etc.
- Die Krankheitsgeschichte Ihrer Familie bis zu den Großeltern: An was für Krankheiten litten sie; falls sie verstorben sind, in welchem Alter starben sie und woran?
- Die Krankheitsgeschichte Ihrer Kinder
- Ihre Ernährung: Tragen Sie in eine Tabelle ein, was Sie jeden Tag zum Frühstück, Mittagessen und Abendbrot essen (auch Zwischenmahlzeiten und Getränke). Achten Sie besonders darauf, wie oft Sie potentiell problematische Nahrungsmittel, zum Beispiel Milchprodukte, Weizen und Hefe (diese lösen am häufigsten Allergien aus), zu sich nehmen und wieviel Sie davon verzehren. Vermerken Sie auch mangelnde Flüssigkeitsaufnahme (vor allem, wenn Sie zuwenig Wasser trinken), und schreiben Sie auf, wieviel Tee und Kaffee Sie konsumieren. Halten Sie in Ihrem Ernährungstagebuch auch Ihren Verzehr tierischer Eiweiße fest (listen Sie auf, was für Fleisch Sie essen und ob es aus biologischem Anbau stammt)
- Frühere Ernährungsgewohnheiten
- Andere Gewohnheiten, beispielsweise Rauchen, Alkoholkonsum, Freizeitdrogen
- Nahrungsergänzungsmittel und rezeptfreie Medikamente, die Sie nehmen: Heilpflanzen, homöopathische Mittel, Vitamine, Mineralstoffe etc.
- Wie oft haben Sie Stuhlgang?
- Erfahrungen mit alternativer Medizin, zum Beispiel Homöopathie, Akupunktur, Osteopathie oder Kräuterheilkunde
- Jetzige und frühere berufliche Tätigkeiten; vermerken Sie auch berufsbedingten Streß, unter dem Sie leiden oder gelitten haben
- Persönliche Beziehungen: jetzige und frühere Belastungen im Freundes- und Familienkreis sowie emotionale Verletzungen oder Todesfälle
- Ihr emotionales und geistiges Leben: Zufriedenheit, Hobbys oder andere Interessen. Herrscht in Ihrem Leben ein harmonisches Gleichgewicht zwischen Arbeit, Erholung und Vergnügen?
- Frühere und jetzige spirituelle Überzeugungen oder Erlebnisse

IRISUNTERSUCHUNG

Nachdem Sie Ihre Symptome und Ihre persönliche Krankheitsgeschichte aufgeschrieben haben, können Sie Ihre Iris untersuchen. Beginnen Sie mit der Grundkonstitution: blau, braun oder Mischiris? Dann untersuchen Sie die Struktur Ihrer Iriden (siehe Seiten 39–51) und schreiben vier oder fünf Zeichen auf, die Ihnen am meisten auffallen, zum Beispiel Lakunen oder Krypten, Pigmente, Kontraktionsfurchen, einen dunklen Hautrand oder weiße Zeichen. Notieren Sie auch deren Bedeutungen. Dabei werden Sie vielleicht feststellen, daß sich bestimmte Muster oder Themen herauskristallisieren. Anfangs sollten Sie sich auf vier oder fünf Zeichen beschränken, und zwar solche, die eindeutig zu erkennen sind. Beurteilen Sie auch Ihre Energie, Ihre Ausdauer und andere Einflüsse, die Ihren Problemen möglicherweise zugrunde

DER SCHIELTEST

Dies ist eine einfache Methode, um festzustellen, welche Iriszeichen wichtig sind. Dazu müssen Sie beim Blick in den Spiegel schielen, so daß Sie Ihre Iriden nur noch verschwommen erkennen können. Dadurch treten die Details in den Hintergrund, und Sie können nur noch die auffallendsten Zeichen erkennen. Die untenstehenden Faustregeln können Ihnen helfen, herauszufinden, mit welchen Zeichen Sie sich näher befassen sollten.

1 Ein Zeichen, das besonders auffällt, zum Beispiel eine große Lakune, ein großes schwarzes Pigment oder eine orangefarbene zentrale Heterochromie vor blauem/grauem Hintergrund. Wenn Ihnen irgend etwas auf Anhieb ins Auge springt, sollten Sie es genauer untersuchen.

2 Mehrere Zeichen, die auf dasselbe Organ oder System hinweisen, wie kleine Zeichen in der Leberzone, (topolabile) gelbe oder braune Pigmente in anderen Sektoren und eine Abflachung der Pupille, die an den Lebersektor angrenzt. In einem solchen Fall sollten Sie sich um Ihre Leber kümmern, egal, was für Beschwerden Sie haben.

3 Kontrastierende Zeichen im selben Organsektor, beispielsweise helle Zeichen in Kombination mit dunklen, etwa eine von weißen Fasern umrandete tiefe Lakune. Das sind Hinweise auf Bereiche, in denen ein Konflikt mit negativen Konsequenzen vorliegen könnte. Das helle Zeichen deutet auf eine überschießende Reaktion hin; das dunkle verrät, daß dem Problem etwas Negatives, möglicherweise auch eine Degeneration zugrunde liegt. Es ist sehr wahrscheinlich, daß in einem solchen Bereich Beschwerden auftreten werden.

liegen oder eine Gesundheitsgefahr darstellen könnten.

Achten Sie auch auf Zeichen, die auf latente oder unentdeckte Probleme hindeuten, beispielsweise einen Cholesterinring, der warnendes Anzeichen einer möglicherweise lebensbedrohlichen Fettstoffwechselstörung sein könnte. Versuchen Sie Ihre Beobachtungen zu überprüfen; wenn Sie einen Cholesterinring entdecken, könnten Sie Ihre Blutfettwerte untersuchen lassen. Denken Sie jedoch daran, daß dieses Zeichen nicht unbedingt eine unumstößliche Diagnose sein muß, sondern vielleicht nur eine Anfälligkeit für eine solche Erkrankung anzeigt.

Sie können auch aus Ihren Beschwerden und Ihrer Krankheitsgeschichte auf das Vorhandensein bestimmter Iriszeichen schließen. Wenn Sie als Kind beispielsweise unter Ekzemen litten und auch im Erwachsenenalter immer noch rauhe, empfindliche Haut haben, ist es sinnvoll, nachzusehen, ob Ihre Iris einen dunklen Hautrand aufweist. Wenn dies der Fall ist, können Sie daraus schließen, daß Ihr Organismus Probleme mit der Ausscheidung von Gift- und Abfallstoffen hat, und andere Organe und Systeme untersuchen, die ebenfalls mit der Ausscheidung zu tun haben. Daraus ergeben sich mögliche Ursachen Ihrer Gesundheitsprobleme. Die folgenden Richtlinien können Ihnen helfen, sich einen raschen Überblick über Ihre Iris zu verschaffen, ohne sich zu sehr auf einzelne Zeichen zu konzentrieren, und Ihre angeborenen Stärken richtig zu beurteilen.

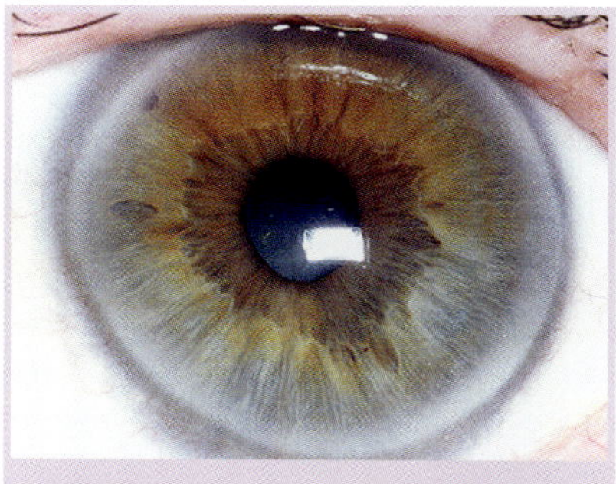

ENTRUNDUNG DER IRIS
Wenn Ihre Iris nicht ganz rund ist, hängen Ihre gesundheitlichen Probleme möglicherweise mit dem Nervensystem zusammen.

Farbe, Struktur und Überlagerung

In Kapitel vier können Sie Irisfarben und Strukturtypen wie den blauen Iristyp und den Widerstandstyp nachschlagen, in Kapitel fünf die verschiedenen Überlagerungen (zum Beispiel den Cholesterinring). Diese deuten auf mögliche Regulationsstörungen hin und können dazu führen, daß sich Säuren und andere Giftstoffe in Ihrem Körper ansammeln oder daß sich Cholesterin an den Gefäßinnenwänden ablagert. Auch zu einer Lymphstauung kann es kommen.

Kreisform

Die kreisförmigen Strukturen der Iriden – Pupillenrand, Iriskrause, Kontraktionsfurchen und die Form der Iris selbst – liefern Informationen über Ihr Nervensystem. Wenn die Iris nicht ganz rund ist, kann das also bedeuten, daß das Nervensystem bei Ihren Gesundheitsproblemen eine Rolle spielt. Manchmal tritt die Abweichung von der Kreisform deutlich zutage. Auf dem Foto oben ist die Iris im unteren Segment abgeflacht. Diese Person litt unter einer Steifheit der Lendenwirbelsäule, die durch eine osteopathische Behandlung behoben werden konnte. Allerdings blieb eine Tendenz zurück, daß die Beschwerden in Streßsituationen zurückkehrten.

Auch Probleme mit der Nervenversorgung bestimmter Organe können wichtige Faktoren sein, auf die man achten sollte. Sie zeigen sich in einer Abflachung der Pupille und in Einschnitten oder Auszackungen der Iriskrause.

Dichte

Die Dichte der Irisfaserstruktur wird unter der Rubrik Strukturtypen in Kapitel vier (siehe Seite 40) behandelt. Sie gibt Aufschluß über Ihre Widerstandskraft. In der Regel gilt: Je dichter Ihre Iris, um so widerstandsfähiger sind Sie; je weniger dicht sie ist, um so geringer ist Ihre Widerstandskraft. Es ist wichtig, zu wissen, wie stark Ihre Abwehrkräfte sind, um gegebenenfalls zusätzlich zu anderen Behandlungsmaßnahmen Ihre Lebensweise entsprechend zu ändern. Auch bei der Beurteilung des Einflusses von Streß auf Ihre Gesundheit müssen Sie berücksichtigen, wie gut Sie Streß verkraften. Wenn Sie eine zarte Konstitution haben, wird diese durch Ihren Lebensstil vielleicht übermäßig belastet. Der Grad der Widerstandsfähigkeit einzelner Organe ist ebenfalls wichtig. Achten Sie auf Zeichen geringe-

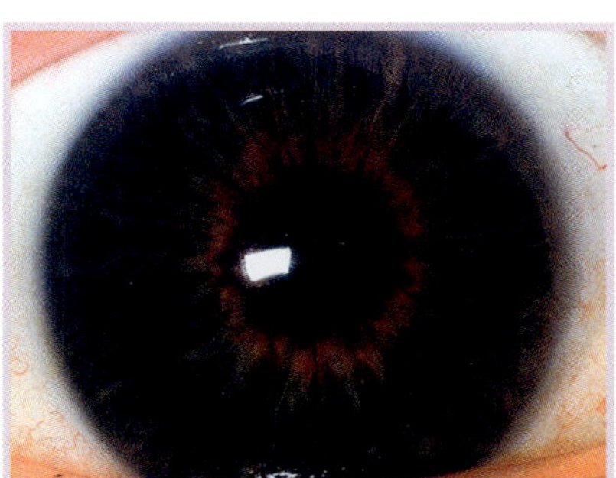

DUNKLE IRIS **Das kann bedeuten, daß Ihr Organismus sich nicht ausreichend vor schädlichen Einflüssen und Krankheiten schützen kann.**

rer Faserdichte, die vor Problemen im Bereich bestimmter Organe warnen können (siehe Seite 57). Eine geschwächte Widerstandskraft kann sich in Zeichen wie Lakunen und Rarefikationen oder in einer Auflockerung der Irisstruktur zeigen.

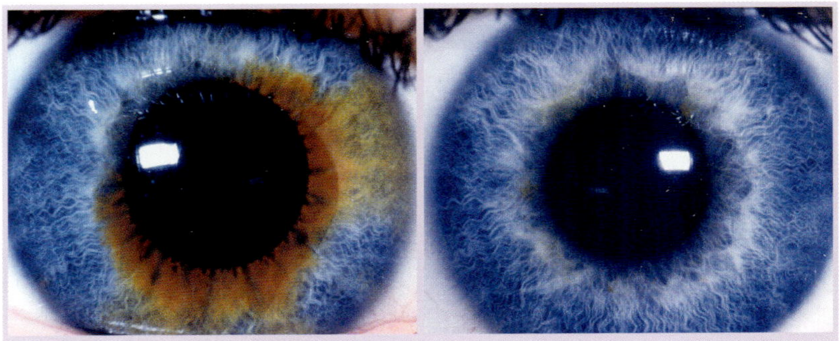

Rechtes Auge **Linkes Auge**

VÄTERLICHER EINFLUSS Die rechte Iris ist hauptsächlich den Erbanlagen des Vaters zugeordnet. Bei diesem Jungen ist die rechte Iris die dominante (da sie die auffallendsten Zeichen enthält), also haben die Gene des Vaters den größten Einfluß auf seine Gesundheit.

Schattierungen

Das sind dunkle oder helle Bereiche in der Iris, die Informationen über die Reaktionsfähigkeit Ihres Organismus oder eines einzelnen Organs liefern. Weiße oder helle Bereiche weisen auf eine überschießende Reaktion und Entzündungsneigung hin; dunkle oder schwarze Bereiche sind Zeichen fehlender Reaktivität: Hier besteht die Gefahr, daß das betreffende Organ oder Ihr gesamter Organismus sich nicht richtig gegen Krankheiten und schädliche Einflüsse wehren kann, was im Lauf der Zeit zur Degeneration und Zerstörung der betroffenen Gewebe führen kann. Eine helle, blasse Iris mit weißen Bereichen hingegen kann auf eine Tendenz zu überschießenden Reaktionen und chronischer Entzündung (den rheumatischen Typus) hindeuten.

Es kann auch wichtig sein, einzelne Organe auf ihre Reaktionsfähigkeit und mögliche Tendenzen zu chronischer Über- oder Unterreaktion zu untersuchen. Wenn Ihre Iris beispielsweise im Nierensektor eine lockere Struktur und dunkle Schattierung aufweist und Sie Hautprobleme haben, kann eine Unterfunktion der Nieren für Ihr Gesundheitsproblem verantwortlich sein. Diese Erkenntnis liefert Ihnen gleichzeitig einen Hinweis darauf, wie Sie das Problem lösen können.

BEURTEILUNG FAMILIÄRER KRANKHEITSMUSTER

Wenn Sie bei der Beurteilung relevanter Iriszeichen auf etwas stoßen, was Ihnen wichtig erscheint, in Ihrer Krankheitsgeschichte aber bisher noch nicht aufgetaucht ist, so kann dies auf ein Krankheitsmuster in Ihrer Familie hindeuten. Klären Sie ab, ob jemand in Ihrer Familie an dem betreffenden Problem gelitten hat. Überprüfen Sie, ob in Ihrer Familie Arthritis, Bluthochdruck, Diabetes, Herzschwäche oder Darmprobleme aufgetreten sind. Denn oft drohen Gesundheitsprobleme, unter denen Ihre Eltern oder Großeltern litten, auch Ihnen, sobald Sie älter werden. Erkrankungen wie Brustkrebs sind eindeutig erblich bedingt und treten in manchen Familien gehäuft auf. Sie sollten sich auch Gedanken darüber machen, wie wahrscheinlich es ist, daß ein Problem, auf das Ihre Iris hinzuweisen scheint, sich auch tatsächlich manifestieren wird. Iriszeichen können nämlich auch auf Familienkrankheiten hindeuten, die schon seit Generationen nicht mehr aufgetreten sind.

Wie wichtig sind solche Zeichen für die Beurteilung Ihrer eigenen Gesundheitsrisiken oder der Anfälligkeit für bestimmte Erkrankungen? Wenn Ihre Mutter zu hohen Blutdruck hatte, bedeutet das, daß Sie auch irgendwann darunter leiden werden? Wenn wir uns vor Augen halten, daß verschiedene Eigenschaften von unterschiedlichen Linien der Familie weitergegeben werden, können wir dann voraussagen, welche ererbten Elemente sich bei uns manifestieren werden? Die zwei wichtigsten erblichen Einflüsse sind in Ihren Iriden erkennbar: Die rechte Iris ist in erster Linie dem Erbgut des Vaters zugeordnet, die linke den Erbanlagen der Mutter. Die Iris mit den auffälligsten Strukturzeichen ist Ihre dominante Iris. Wenn Sie das nicht aus der Irisstruktur ablesen können, achten Sie auf die Pigmentierung.

Die obige Abbildung zeigt die Iriden eines Jungen, bei dem der Einfluß des väterlichen Erbguts vorherrscht. Ihre Augen weisen vielleicht nicht solche extremen Unterschiede auf; aber wenn Sie feststellen können, welche Ihrer Iriden die dominante ist, liefert Ihnen das einen Hinweis darauf, von welchem Ihrer beiden Elternteile Sie am meisten geerbt haben und vor welchen Gesundheitsrisiken Sie sich vielleicht in acht nehmen sollten.

IRISANALYSE: ZUSAMMENFASSUNG

1 Notieren Sie Ihre gegenwärtigen Beschwerden.

2 Schreiben Sie Ihre Krankheitsgeschichte auf.

3 Untersuchen Sie Ihre Iris, und achten Sie dabei auf folgendes:
Farbe – drei Grundtypen
Struktur – vier Grundtypen
Kreisform, Faserdichte und Schattierungen
Konzentrieren Sie sich auf drei bis fünf Zeichen, die sich entweder durch die ganze Iris hindurchziehen (z.B. Cholesterinring, Wolkigkeit als Hinweis auf Übersäuerung) oder besonders hervorstechend sind (z.B. eine große Lakune, ein Pigmentfleck oder eine zentrale Heterochromie).

4 Gleichen Sie (frühere und jetzige) Symptome und Iriszeichen miteinander ab.

5 Falls dieser Abgleich nichts Relevantes ergeben sollte, denken Sie darüber nach, welche wichtigen Organe – beispielsweise Leber oder Nieren – zu Ihren Beschwerden beitragen könnten (siehe Kasten auf Seite 84).

6 Überlegen Sie, inwieweit sich in Ihrer Iris die Krankheitsgeschichte Ihrer Familie widerspiegeln könnte, soweit sie Ihnen bekannt ist. Wenn nötig, stellen Sie fest, welche Iris bei Ihnen dominant ist. Daraus können Sie ablesen, von welchem Ihrer beiden Elternteile Sie wohl am meisten geerbt haben.

7 Stellen Sie einen Gesundheitsplan mit drei oder vier Punkten auf, der auf Ihre wichtigsten Probleme eingeht und dazu beiträgt, Ihren gravierendsten Gesundheitsrisiken vorzubeugen. Stützen Sie sich dabei auf die Vorschläge in Kapitel drei bis fünf.

Wenn Sie zum Beispiel eine lymphatische Konstitution haben, Ihre Irisstruktur auf eine hohe Widerstandskraft hindeutet und eine Übersäuerungsüberlagerung vorhanden ist, müssen Sie ganz besonders auf Ausscheidung, Entgiftung und Ihr Immunsystem achten. Sie sollten auch erörtern, was Sie tun können, um Ihr Nervensystem zu nähren und ins Gleichgewicht zu bringen, und sich besonders darauf konzentrieren, Säuren aus Ihrem Körper auszuscheiden. Außerdem können Sie auf eine Kost umsteigen, die die Säurebildung in Ihrem Organismus möglichst gering hält.

Wenn Sie dagegen eine hämatogene Konstitution, eine Selbstschutz-Irisstruktur und einen Cholesterinring haben, sind Maßnahmen zur Blutreinigung wichtig, damit die Zusammensetzung Ihres Blutes nicht aus dem Gleichgewicht gerät; Cayennepfeffer und Ingwer tragen dazu bei, den Kreislauf anzuregen; durch eine Behandlung Ihrer Nerven und die Einnahme muskelentspannender Mittel können Sie Ihre Neigung zu Krämpfen und nervöser Anspannung in den Griff bekommen; eine Behandlung der Leber wird zur Normalisierung Ihrer Blutfettwerte beitragen. Außerdem sollten Sie sich bemühen, Ihre Gefäße von Fettablagerungen zu befreien.

Und wenn Sie nichts herausfinden konnten?

Wie verfahren Sie weiter, wenn die Resultate Ihrer Untersuchung keinen Sinn ergeben – wenn Ihre Iriszeichen auf Probleme hinweisen, die Sie nicht zu haben scheinen, wenn einfach alles nicht zusammenpaßt und Sie sich in Ihrer Selbstdiagnose nicht wiedererkennen? Dafür kann es verschiedene Gründe geben:

1 Die Iriszeichen weisen auf latente Tendenzen hin, die sich noch nicht manifestiert haben. Wann ein Problem wahrscheinlich auftreten wird, das ist von Mensch zu Mensch verschieden.

2 Ein Symptom ist ein Warnsignal dafür, daß Sie die Grenzen der Belastbarkeit Ihrer Konstitution überschritten haben. Wenn Sie durch Ihre Lebensweise Ihre gesundheitlichen Schwachstellen stärken und Risiken meiden, wird das Symptom vielleicht gar nicht auftreten. Auch können vergangene größere Gesundheitsprobleme in Ihrer Iris immer noch deutlich erkennbar sein, selbst wenn Sie keine Beschwerden mehr haben, weil Sie bereits entsprechende Gegenmaßnahmen getroffen haben.

3 Sie sind innerlich noch nicht bereit, sich Ihren Gesundheitszustand auf diese Weise bewußt zu machen, oder wollen den Problemen nicht ins Auge sehen. Widerstandstypen fällt es manchmal schwer, sich einzugestehen, daß sie ihre Lebensweise lieber ändern sollten. Sie scheinen auch viel Streß verkraften zu können.

4 Sie sehen in Ihrer Iris Faktoren, die sich auf Ihren Allgemeinzustand auswirken. Von einer Leberstauung merkt man normalerweise nichts; doch wenn sie auftritt, funktionieren andere Vorgänge im Organismus oft nicht mehr einwandfrei. Dieser Aspekt der Irisdiagnostik, der sich nicht so unmittelbar verifizieren läßt, arbeitet auf der Grundlage eines präpathologischen Ansatzes: Leichte Störungen der Homöostase oder Stoffwechselfunktion summieren sich vielleicht irgendwann und können dann zu einer ernsteren Erkrankung führen. In solchen Fällen müssen Sie vorbeugende Maßnahmen ergreifen (siehe Seiten 107–117 über Reinigung und Entgiftung).

5 Die Zeichen haben eine emotionale oder psychologische Bedeutung. Wenn Sie sich mit diesen Aspekten näher befassen möchten, sollten Sie professionelle Hilfe suchen.

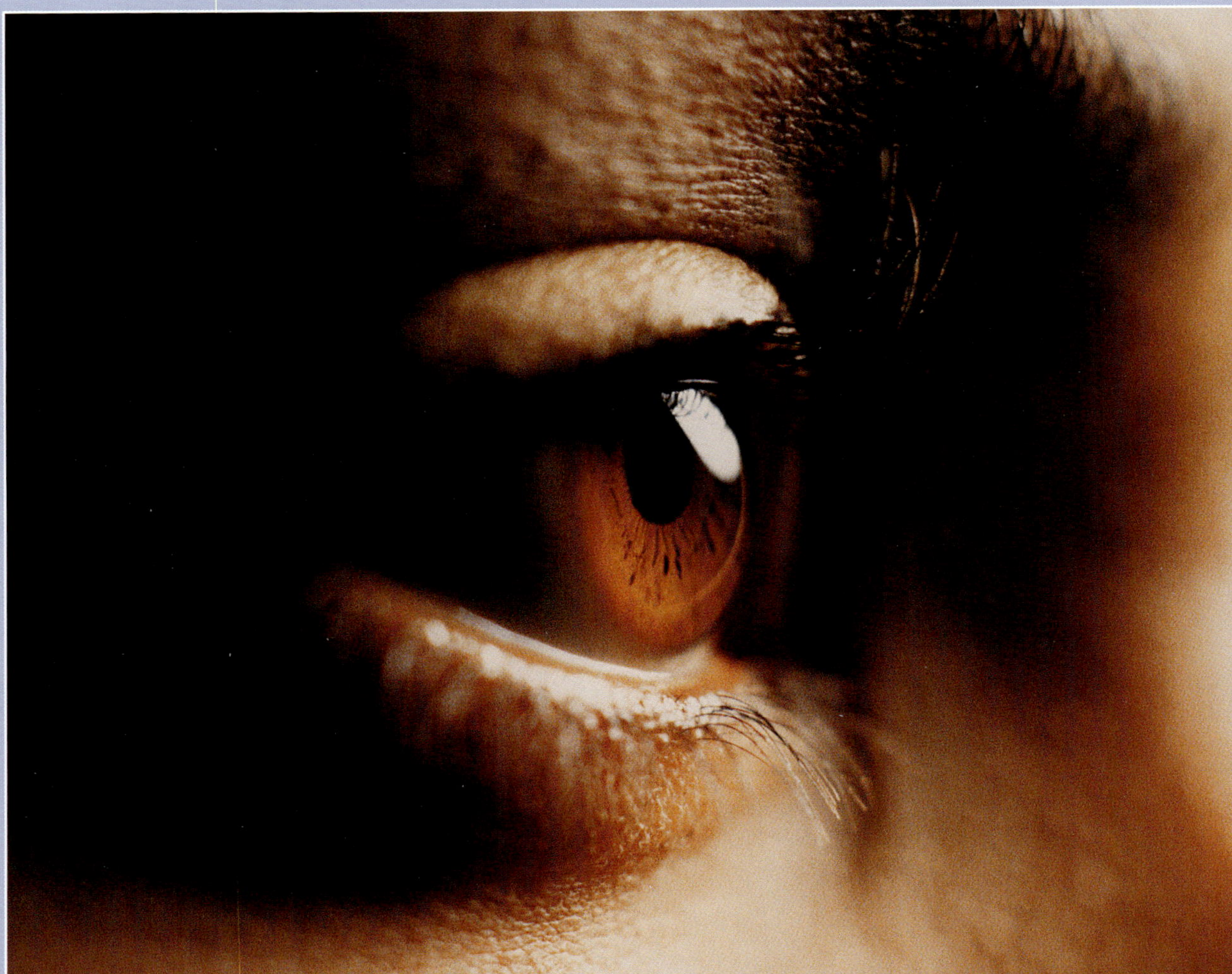

8

HÄUFIGE ERKRANKUNGEN IM SPIEGEL DER IRIS

Ein Irisbild ist eine Ansammlung von Zeichen, die auf ein bestimmtes Problem hindeuten. Es liefert keine unumstößliche Krankheitsdiagnose; es bedeutet nur, daß dieses Gesundheitsproblem höchstwahrscheinlich irgendwann auftreten wird. Iriszeichen können auch auf eine abnormale Funktion oder ein Versagen bestimmter Körpersysteme hindeuten, die mit der Zeit zu einer Erkrankung führen. Wenn eine Krankheit ausbricht, sind normalerweise schon jahrelang Prozesse im verborgenen abgelaufen. Ihr Organismus toleriert nämlich nur geringe Schwankungen in der Homöostase, dem Gleichgewicht der physiologischen Körperfunktionen, dank der Blutdruck, Körpertemperatur etc. trotz variierender äußerer Bedingungen im Gleichgewicht gehalten werden.

Die folgenden Beispiele sind Illustrationen dafür, welche Zeichen auf mögliche Probleme hindeuten. Dabei gehen wir von energetischen Prinzipien aus – wir versuchen festzustellen, ob ein Organ über- oder unteraktiv ist, ob es ein Defizit oder ein Übermaß an Energie zeigt. Denken Sie daran: Weiß bedeutet überreaktiv, dunkel unterreaktiv; eine lockere Faserstruktur zeigt geringe, eine dichte Struktur hohe Widerstandskraft an. Lakunen stehen für Leere und Schwäche, Pigmente für Fülle und Überschuß.

Arthritis und Rheumatismus

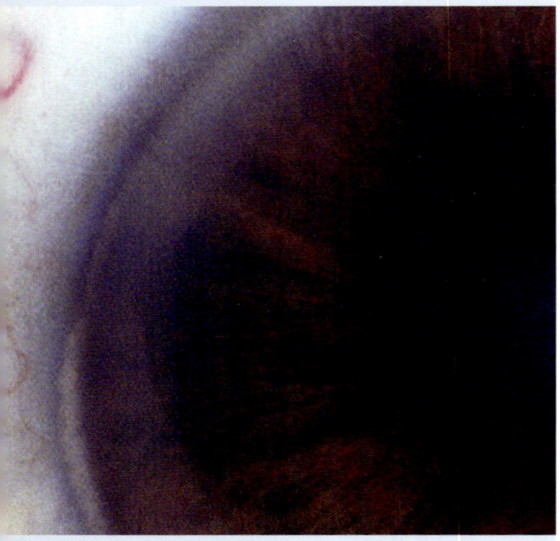

Arthritis und Rheumatismus sind Beispiele für eine chronische Entzündung, die aus dem ständigen Versuch des Körpers resultiert, ein schon lange bestehendes Problem zu beheben. Durch Entzündungen versuchen unsere Gewebe, Störungen zu beseitigen und Schäden zu reparieren.

Es gibt über 70 verschiedene Arthritisformen; die wichtigsten sind Arthrose und rheumatoide Arthritis. Letzterer wird eine Autoimmunkomponente zugeschrieben (das bedeutet, daß das Immunsystem sich gegen den eigenen Körper wendet), während die erstere, weitaus häufigere Form oft auch als »Abnutzung« oder »Gelenkverschleiß« bezeichnet wird. 80 Prozent aller Menschen über 50 Jahre weisen Anzeichen einer Arthrose auf.

Anhand von Iriszeichen läßt sich eigentlich nicht feststellen, welche Arthritisform vorliegt. Man kann zwar manchmal eine Anfälligkeit ablesen; doch in welchem Arthritistyp sie sich manifestieren wird, läßt sich normalerweise nicht in der Iris erkennen. Allerdings ist die rheumatoide Variante bei Menschen mit sehr heller Iris häufiger (eine solche Iris weist auf Rheumatismus und Übersäuerung sowie eine Tendenz zu Störungen des Immunsystems hin), während man die Arthrose bei allen Iristypen findet.

Iriszeichen

Folgende Iriszeichen deuten auf eine Anfälligkeit für Arthritis und Rheumatismus hin:

- Ein milchiger Bogen, der sogenannte spondylarthritische Bogen (siehe Foto links).
- Eine rheumatische Konstitution: blasser, lymphatischer (blauäugiger) Typus, bei dem alle Irisfasern weiß sind.
- Weiße oder blaßgelbe, wolkige Plaques oder Wische in der Ziliarzone, die auf eine hohe Harnsäurekonzentration in den Geweben hindeuten. Die Gelbfärbung kann Zeichen einer beeinträchtigten Nierenfunktion und einer Selbstvergiftung von den Därmen her sein.
- Bei braunen Augen (vor allem beim Mischiris-Typ) eine allgemeine Wolkigkeit der Ziliarzone, die auf einen mangelhaften Abbau saurer Stoffwechselschlacken hinweist.
- Kreuz und quer verlaufende Transversalen in der Zone, die dem Bewegungsapparat zugeordnet ist.
- Zeichen einer Steife oder Verkrümmung der Wirbelsäule, beispielsweise eine Abflachung der Pupille oder Entrundung der Iris.

Das Foto der blauen Iris auf Seite 92 zeigt weiße, wolkige Plaques, vor allem in der Zone, die dem Bewegungsapparat entspricht. Das ist ein Zeichen für eine überschießende Reaktion und Entzündung, verursacht durch eine Ansammlung saurer Schlackenstoffe im Organismus. Der äußere Irisring ist dunkel (sogenannter dunkler Hautrand) – ein Hinweis auf eine schlechte Hautfunktion und mangelnde Ausscheidung durch die Haut. Der abgeflachte Lendenwirbelsäulenbereich am Pupillenrand wird durch eine Verstärkung des dunklen Hautrandes an dieser Stelle noch hervorgehoben. Die dunkle Farbe

BEHANDLUNGSMASSNAHMEN

THERAPIEN Darmreinigung, Nieren- und Leberspülung, Hydrotherapie

HEILPFLANZEN Als Tees oder Tinkturen: Ingwer, Selleriesamen (entzündungshemmend); Traubensilberkerze, wilde Yamswurzel (krampflösend); Schafgarbe, Brennessel, Labkraut, Fieberklee, Gelbholz, Teufelskralle (entzündungshemmend und entgiftend). Lattich, Baldrian, Piscidiawurzel und Traubensilberkerze wirken schmerzlindernd

FALLBEISPIEL ... Arthritis

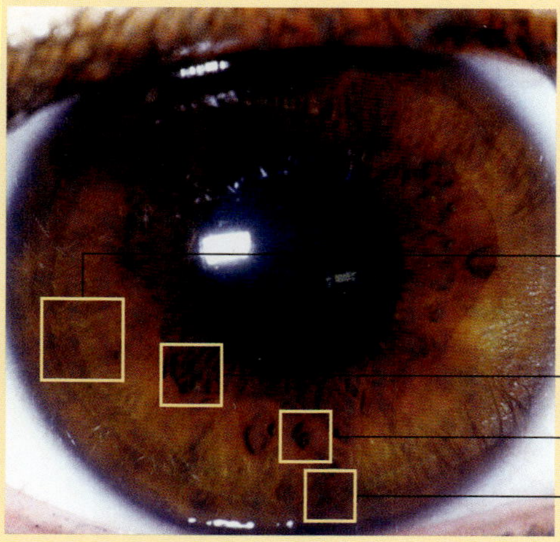

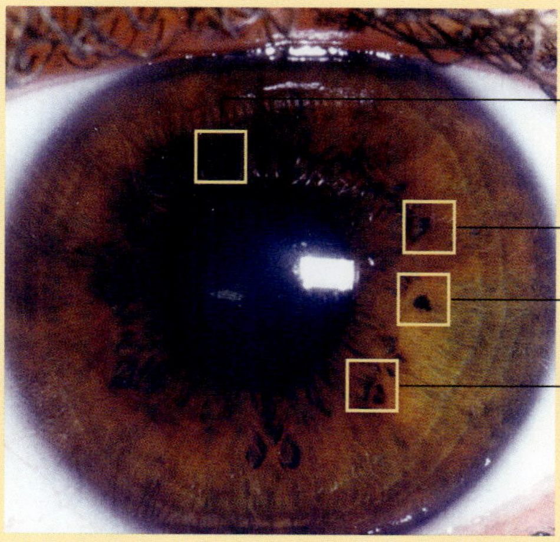

Bei Joanne, 36 Jahre alt, war eine psoriatische Arthritis mit Lupus-Symptomen diagnostiziert worden. Beides sind chronische entzündliche Bindegewebserkrankungen mit einer Autoimmunkomponente.

Die Arthritis war rasch und ohne große warnende Anzeichen gekommen. Ihr Arzt wollte ihr Immunsuppressiva (Medikamente, die die körpereigene Abwehr ausschalten) verschreiben, und sie bekam auch ein Kortikoid , um die Entzündung zu unterdrücken, sowie dreimal täglich Aspirin. Keines dieser drei Medikamente wollte sie langfristig einnehmen.

Joanne hatte Durchblutungsstörungen und Frostbeulen, fühlte sich müde und schlapp, litt gelegentlich unter Reizdarmbeschwerden und schlief zudem schlecht. Ihr Immunsystem war schwach, und sie bekam häufig Virusinfektionen.

Joanne war Vegetarierin, nahm aber viel Zucker, raffinierte Kohlenhydrate, Pommes frites und Milchprodukte zu sich. Sie trank mehr als acht Tassen Tee oder Kaffee pro Tag (mit jeweils zwei Teelöffeln Zucker), hatte großen Appetit auf säurebildende Nahrungsmittel wie Tomaten und Essig – die bei ihrer Erkrankung kontraindiziert waren – und einen Heißhunger auf Schokolade, vor allem während der Menstruation.
Sie trieb keinen Sport und bewegte sich wenig.

Irisdiagnose
Joanne hat eine dunkle Mischiris mit dem typischen Muster: dunklere Nutritionszone und Iriskrause, Ziliarzone mit helleren, grünlichen Flecken. Das kleine dunkle Pigment bei drei Uhr im linken Auge und die Krypten rund um die Iriskrause deuten auf eine Selbstvergiftung und Schwächung des Immunsystems hin. Die Irisstruktur ist glandulär-emotional mit Lakunen und Krypten rund um die Krause, vor allem in den Bauchspeicheldrüsen- und Nebennierenbereichen. Auch die Schilddrüsenregion enthält in beiden Augen Iriszeichen.

Eine Lakune bei vier Uhr im linken Auge in der Nähe der Krause weist auf ein Blutzuckerproblem hin. Diese Beobachtung wird durch Joannes Heißhunger auf Zucker bestätigt, ebenso durch eine eckige Iriskrause, vor allem im linken Auge. In ihrer Familie ist mütterlicherseits Typ-2-Diabetes vorgekommen.

Krypten in den Nebennierenbereichen beider Augen und vergrößerte Pupillen deuten auf eine überschießende Reaktion und Erschöpfung der Nebennieren hin. Kontraktionsfurchen bestätigen diesen Verdacht, und das seilartige Hervortreten der Iriskrause in Teilen des Dickdarmbereichs (linke Iris von 55 bis 12 Minuten und von 18 bis 21 Minuten) weist auf Nahrungsmittelallergien und eine nervöse Reizbarkeit der Därme hin, deren Ursache ein Ungleichgewicht im vegetativen Nervensystem sein kann.

Die Nierenzone beider Augen ist lockerer strukturiert und etwas dunkler. In der linken Iris ist bei ungefähr 20 Minuten in der Milzzone eine Aufhellung der Faserung zu erkennen; eine Unterbrechung der Kontraktionsfurchen an diesem Punkt deutet auf ein überlastetes Immunsystem hin.

Behandlung
Joanne hat ihre Ernährung radikal umgestellt und verzichtet jetzt auf Tee, Kaffee, Zucker sowie die gesättigten und hocherhitzten Fette in Milchprodukten und gebratenen Lebensmitteln. Dadurch hat sie Leber und Bauchspeicheldrüse entlastet. Auch säurebildende Nahrungsmittel wie Tomaten, Kartoffeln, Paprika und Auberginen, die häufig Rheumatismus und Arthritis auslösen, hat sie von ihrem Speisezettel gestrichen.

Sie ißt jetzt mehr frisches, rohes Obst und Gemüse, trinkt viel gefiltertes Wasser und nimmt eine Heilpflanzenmischung aus blutreinigenden Kräutern, verdauungsfördernden Bitterdrogen sowie krampflösenden und nervenentspannenden Mitteln ein. Außerdem achtet sie darauf, nicht zu sehr in Streß zu geraten und auf die Warnsignale ihres Körpers zu hören, wenn dieser ihr durch Gelenkschmerzen und Hautausschläge signalisiert, daß sie dabei ist, die Grenzen ihrer Belastbarkeit zu überschreiten.

Drei Wochen nach ihrem ersten Besuch bei mir hatte ihr Zustand sich bereits drastisch verbessert. Sie litt zwar immer noch hin und wieder unter Beschwerden, vor allem in Streßsituationen, doch wußte sie jetzt, was ihre Probleme auslöste und mit welchen Umstellungen ihrer Lebensweise sie diese wieder in den Griff bekommen konnte.

ARTHRITISCHE IRIS

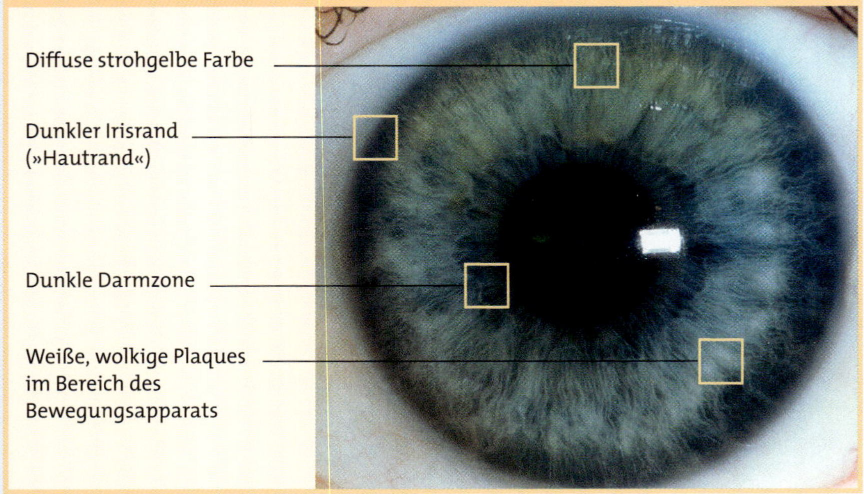

im zentralen Ring, der Darmzone, deutet auf eine träge Verdauung und Ansammlung giftiger Abfallstoffe im Darm hin, die möglicherweise über den Blutkreislauf wieder in den Organismus aufgenommen werden und so die Nieren belasten. Das Gelb in der oberen Irisregion könnte auf eine gestörte Nierenfunktion hindeuten, die zur Reabsorption saurer Abfallstoffe führt – eine mögliche Entzündungsursache. Das gelbe Pigment in der Lederhaut zeigt eine Störung im Leberstoffwechsel an.

Behandlung

Zu den Heilpflanzen gegen Arthritis gehören entzündungshemmende und umstimmende Kräuter. Umstimmende Heilmittel reinigen das Blut durch ihre Wirkung auf Leber, Nieren und Lymphsystem. Eine träge Verdauung deutet zudem auf eine mangelhafte Nährstoffaufnahme hin; gezielte Ernährung kann die Behandlung einer Arthritis unterstützen. Bestimmte Nahrungsmittel sind strikt zu meiden, da sie eine Übersäuerung oder Entzündung begünstigen. Statt dessen sollte der Patient seinem Körper Lebensmittel zuführen, die Mineralstoffe, Vitamine, Spurenelemente und Mikronährstoffe liefern, die den Reparaturprozeß im Körper unterstützen.

Als Tees oder Tinkturen eingenommen werden können Ingwer und Selleriesamen (entzündungshemmend), Traubensilberkerze und wilde Yamswurzel (krampflösend) sowie Schafgarbe, Brennessel, Labkraut, Fieberklee, Gelbholz und Teufelskralle (entzündungshemmend und entgiftend). Lattich, Baldrian, Piscidiawurzel (Schlafwurzel, Piscidia piscipula) und Traubensilberkerze können ebenfalls zur Schmerzlinderung beitragen.

Das Hauptaugenmerk bei der Behandlung einer Arthritis sollte auf der Reinigung und Entgiftung des Organismus liegen: Sämtliche Ausscheidungskanäle sollten geöffnet und aktiv sein. Überprüfen Sie die Funktionstüchtigkeit von Darm, Nieren, Leber und Lymphsystem (siehe Seiten 113–115).

Auch eine lokale Hydrotherapie kann helfen, wobei es sich empfiehlt, in den ersten Behandlungsstadien mit der Heißwasseranwendung zu enden (siehe Seite 112). Anschließend sollten Sie dem von Arthritis betroffenen Bereich eine wärmende Salbe oder Einreibung gönnen, um die Durchblutung zu verbessern und zur Regeneration des Gewebes beizutragen. Sie können das Öl dafür selbst herstellen, indem Sie Ingwerwurzel, Cayennepfefferkörner, Johanniskraut, Arnika und Ringelblumenblüten zu gleichen Teilen mit Olivenöl mischen, diese Mischung zwei Wochen stehen lassen und zweimal täglich gut durchschütteln. Dann sieben Sie die Kräuter ab und fügen ätherisches Pfefferminz- und Wintergrünöl hinzu (einen Tropfen Öl pro Milliliter). Eine 50-ml-Flasche sollte 25 Tropfen von jedem Öl enthalten.

Bewegen Sie sich regelmäßig, um Ihren Kreislauf in Schwung und Ihre Gelenke geschmeidig zu halten. Schwimmen ist die ideale Sportart für Sie, weil dabei der Bewegungsapparat nicht so sehr belastet wird.

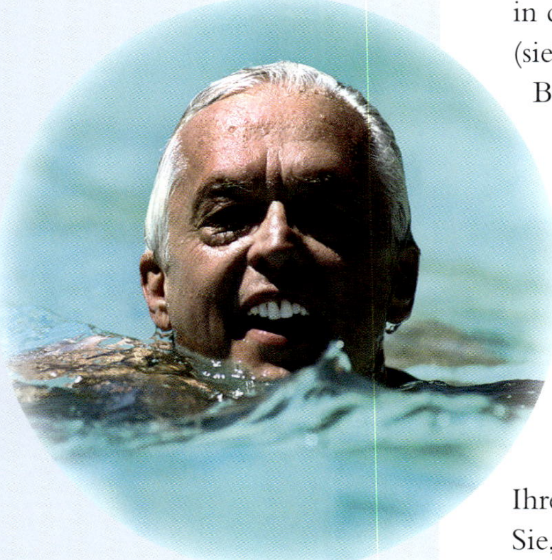

Der Verdauungstrakt

Der Zustand der Verdauungsorgane läßt sich besonders gut an der Iris ablesen. Unser Verdauungssystem ist fast ständig aktiv; in unserer heutigen Zeit der hohen Streßbelastung, der Fertiggerichte, schlechter Nahrungsmittelqualität und anderer schädlicher Einflüsse und Lebensgewohnheiten sind diese Organe großen Belastungen ausgesetzt. Doch eine gute Funktion des Verdauungstrakts ist für sämtliche anderen Organe und Systeme sehr wichtig. Eine schlechte Verdauungsfunktion kann eine ganze Reihe von Beschwerden verursachen oder mitbedingen.

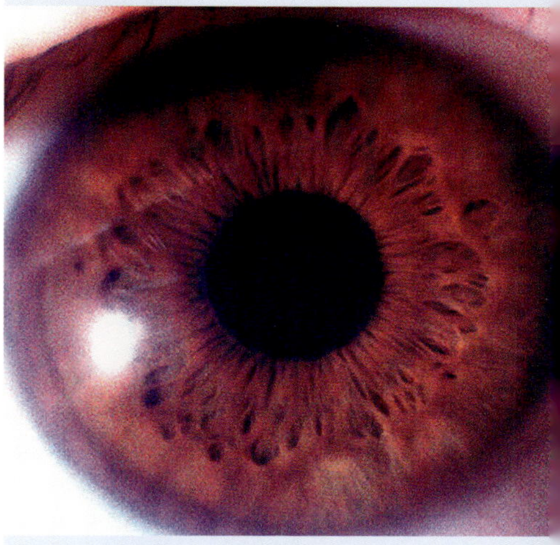

VERDAUUNGSSTÖRUNGEN, MAGENÜBERSÄUERUNG UND REFLUX

Zuviel Magensäure, Verdauungsstörungen und Speiseröhrenreflux zeigen sich in einem weißen Magenhof. Das deutet auf eine überschießende Reaktion des Magens mit zuviel Salzsäureproduktion hin. Zum Reflux kommt es, wenn diese Magensäure nach oben in die Speiseröhre fließt, vor allem, wenn der Verschlußmechanismus am oberen Ende des Magens geschwächt oder geschädigt ist. Einen solchen Zustand bezeichnet man als Hiatushernie. Durch übermäßiges Essen oder Verzehr vieler säurebildender Nahrungsmittel verschlimmert sich das Problem häufig. Dann kann es zu Beschwerden kommen, die jedoch wieder verschwinden, sobald man seine Eßgewohnheiten korrigiert.

Iriszeichen

Eine Hiatushernie kann sich in einer Krypte oder einem Defektzeichen bei 15 Minuten in der rechten Iris und 45 Minuten in der linken Iris, an der Iriskrause und an der Verbindungsstelle zwischen Speiseröhren- und Verdauungszone zeigen.

Behandlung

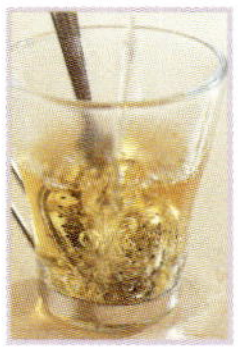

Verdauungsstörungen, einen sauren Magen und Reflux behandelt man durch Trennkost (siehe Seite 123), eine Einschränkung des Verzehrs säurebildender Nahrungsmittel und insbesondere durch den weitgehenden Verzicht auf raffinierte Weizenprodukte. Rühren Sie Ulmenrinden-, Eibisch- und Lakritzpulver in Ihre Getränke ein, um überschüssige Magensäure zu absorbieren und die Magenschleimhaut zu regenerieren. Heilpflanzen wie Mädesüß und Löwenzahn in Form von Tees oder Tinkturen normalisieren die Ausschüttung von Magensäften; Tausendgüldenkraut trägt zur Heilung einer Hiatushernie bei.

BEHANDLUNGSMASSNAHMEN

ERNÄHRUNG Reduzieren Sie den Verzehr säurebildender Nahrungsmittel und raffinierter Weizenprodukte

HEILPFLANZEN Als Pulver in Getränken, um Säure zu absorbieren und die Magenschleimhaut zum Abheilen zu bringen: Ulmenrinde, Eibisch und Lakritze; Tees oder Tinkturen zur Normalisierung der Ausschüttung von Magensäften: Mädesüß, Löwenzahn; Tausendgüldenkraut gegen Hiatushernie

THERAPIEN Trennkost

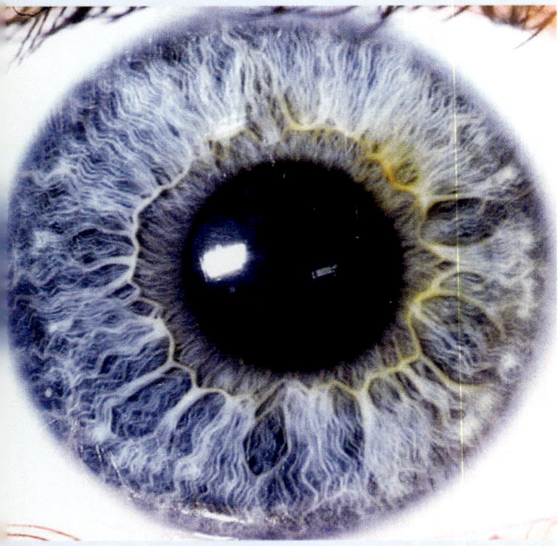

BEHANDLUNGSMASSNAHMEN

ERNÄHRUNG Mögliche Allergene (z.B. Milchprodukte, Weizen und Hefe) herauszufinden versuchen und meiden

HEILPFLANZEN Für die Nerven: Tees oder Tinkturen aus Helmkraut, Passionsblume, Baldrian; krampflösende Kräuter: wilde Yamswurzel, Traubensilberkerze, Pfefferminze; für die Verdauung: Bitterdrogen; zur Stärkung der Immunabwehr im Verdauungstrakt: Lapacho, Berberitzenwurzelrinde, Schwarznußhülsen, Wermut

THERAPIEN Trennkost

NAHRUNGSMITTELÜBEREMPFINDLICHKEITEN UND REIZDARMSYNDROM

Wenn Sie unter Schmerzen oder Beschwerden in den Verdauungsorganen leiden, sind wahrscheinlich bestimmte Nahrungsmittel daran schuld. Nahrungsmittelallergien und -unverträglichkeiten kommen oft vor, und sie werden immer häufiger. Helligkeit und Reaktivität im Bereich der Iriskrause sind Zeichen, die den Verdacht auf eine Nahrungsmittelunverträglichkeit oder -allergie wecken. Wenn Sie zu überschießenden Reaktionen oder Allergien neigen, kann es zu einer Reaktivität im Verdauungstrakt mit typischen Beschwerden wie Bauchschmerzen und -krämpfen, Wechsel zwischen Verstopfung und Durchfall sowie aufgeblähtem Bauch kommen. Dieser Symptomkomplex wird auch als »Reizdarmsyndrom« bezeichnet. Streß und nervliche Überlastung spielen dabei häufig eine Rolle.

Nahrungsmittelunverträglichkeiten können andere Symptome hervorrufen. Durch Verzicht auf die entsprechenden Lebensmittel lassen sich auch andere allergische Tendenzen wie beispielsweise Heuschnupfen und Asthma, allgemeine Erschöpfungszustände, eine eingeschränkte geistige Funktion und Depressionen lindern. Eine Überempfindlichkeit gegen an und für sich gesunde Nahrungsmittel läßt sich außerdem durch eine Erholungspause reduzieren, in der man verschlimmernde Einflüsse wie Streß und ungesunde Ernährung meidet und sein Verdauungssystem stärkt und regeneriert.

Iriszeichen

Eine Überempfindlichkeit des Verdauungstrakts findet man am häufigsten bei blauäugigen Menschen aufgrund ihrer erhöhten Reaktionsbereitschaft. Eine deutlich hervortretende, seilartige oder ausgezackte Iriskrause kann jedoch bei Menschen aller Augenfarben auf eine solche Tendenz hindeuten. Eine starke Färbung der Iriskrause kann die Verdachtsdiagnose bestätigen. Achten Sie bei dem Irisfoto in der Randspalte nicht nur auf die weiße Iriskrause, sondern auch auf die gelbe Pigmentierung im oberen und rechten Segment. Diese deutet auf eine Leberbeteiligung hin und macht eine Empfindlichkeit oder Unverträglichkeit gegenüber Milchfetten wahrscheinlich.

Behandlung

Das Reizdarmsyndrom und eine Überempfindlichkeit gegen bestimmte Nahrungsmittel behandelt man, indem man herauszufinden versucht, auf welche Lebensmittel der Körper allergisch reagiert – beispielsweise Milchprodukte, Weizen und Hefe. Folgende als Tees oder Tinkturen eingenommene Heilpflanzen beruhigen die Nerven: Helmkraut, Passionsblume und Baldrian. Zu den krampflösenden Kräutern, die eingesetzt werden können, gehören wilde Yamswurzel, Traubensilberkerze und Pfefferminze. Trennkost und die Einnahme von Bitterdrogen fördern die Verdauung und reduzieren damit das Risiko, daß Substanzen in den Darm gelangen, die das Problem verschlimmern könnten. Lapacho, Berberitzenwurzelrinde, Schwarznußhülsen und Wermut verbessern die Immunabwehr des Verdauungstrakts und dämmen eine Candidabesiedlung des Darms ein. Wer unter solchen Problemen leidet, sollte außerdem versuchen, seine Streßbelastung zu reduzieren.

FALLBEISPIEL ... Colitis ulcerosa

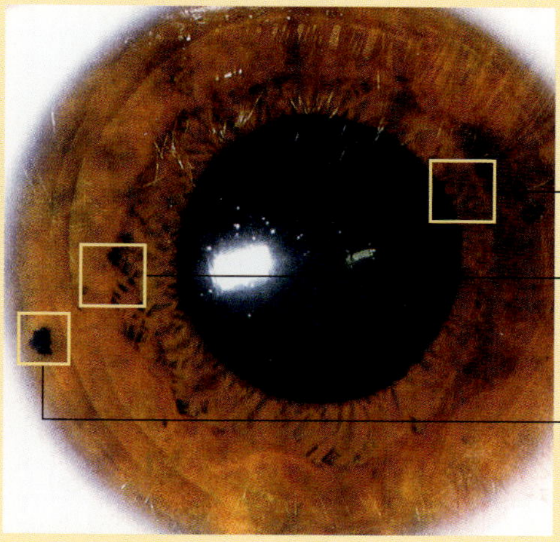

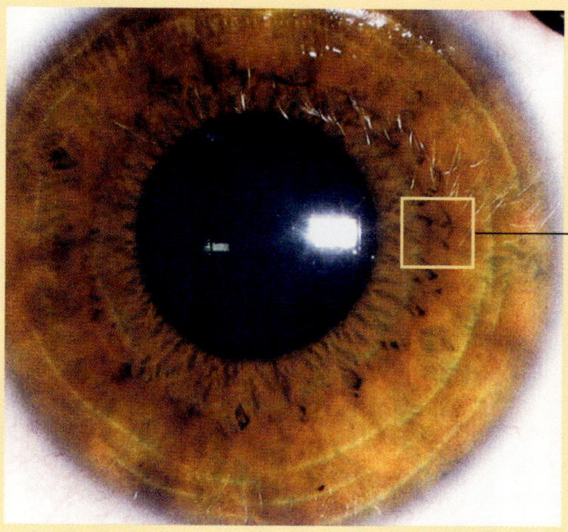

Die 24jährige Alice kam zu mir, weil sie unter einer stark blutenden Colitis ulcerosa (chronischer Entzündung des Darms) litt und man ihr empfohlen hatte, Kortikoide einzunehmen. Als sie ihre Bedenken dagegen zum Ausdruck brachte, erklärte ihr der Arzt, wenn sie diese Behandlung nicht akzeptiere, würde sie vielleicht später Krebs bekommen. Schließlich erklärte er sich aber doch bereit, ihr nichtsteroidale entzündungshemmende und krampflösende Medikamente zu verschreiben.

Ihr Problem hing eindeutig mit Streß zusammen: Unter schwierigen Bedingungen am Arbeitsplatz verschlimmerten sich ihre Beschwerden. Außerdem fand sie ihren Beruf ziemlich frustrierend. Sie gab zu, daß sie die Stellung nur angenommen hatte, um ihren Lebensunterhalt auf einigermaßen vernünftige Weise zu bestreiten; eigentlich hätte sie eine Schauspielausbildung machen wollen.

Auch bestimmte Ernährungsfaktoren trugen zu ihrem Problem bei. Immer wenn sie beschwerdefrei war, verfiel sie in falsche Eßgewohnheiten und hatte dann unter den Konsequenzen zu leiden.

Irisdiagnose

Alice hat eine hämatogene Konstitution mit heller, wolkiger Ziliarzone, Krypten in der Iriskrause und dunklen »Teerpigmenten« in der rechten Iris. Diese zeigen das Risiko einer schweren Immunschwäche an.

Die am deutlichsten erkennbaren Strukturzeichen befinden sich in der Verdauungszone rund um die Pupille: Dort ist die Faserstruktur lockerer, die Iriskrause tritt seilartig hervor und weist viele Krypten auf, vor allem in den Bereichen, die dem auf- und dem absteigenden Dickdarm zugeordnet sind. Das deutet auf eine Reizbarkeit und Empfindlichkeit des Dickdarms und mögliche Nahrungsmittelallergien hin. Außerdem weist die Iriskrause in beiden Iriden eine Kontraktionsfurche im Dickdarmbereich auf – ein Hinweis darauf, daß Streß sich bei dieser Patientin vor allem in diesem Bereich niederschlägt.

Das schwarze Pigment in der rechten Iris zeigt eine mögliche Schwäche des Immunsystems an. Der dunkle Sektor zwischen 10 und 20 Minuten in der rechten Iris weist Krypten und durchbrochene Kontraktionsfurchen auf – ein Zeichen, daß sich hier Streß anstaut und Lymphfluß und Immunabwehr geschwächt sind. In energetischer Hinsicht haben ihre Probleme mit Selbstausdruck, Sprache und der Manifestation ihres Inneren, aber auch mit seelischem Schmerz und einer Sehnsucht nach Anerkennung ihrer kreativen Energie zu tun.

Alice wollte zwar Schauspielerin werden; doch gleichzeitig mißtraute sie diesem Impuls zutiefst und hatte das Gefühl, den konventionellen Vorstellungen von einer anständigen beruflichen Laufbahn entsprechen zu müssen. Dadurch, daß sie sich über ihren tiefsten Wunsch hinwegsetzte, unterdrückte sie einen wichtigen Aspekt ihrer Persönlichkeit. Das führte dazu, daß Groll und Verärgerung sich in Form eines physischen Problems manifestierten.

Die Blutungen aus ihrem Darm waren wie ein symbolischer Ausdruck des Gefühls, ihr Herzblut zu vergießen und das Leben an sich vorbeigehen zu lassen. Sie stand vor der Chance, ihr Leben von Grund auf zu verändern, auch wenn das bedeutete, gegen Druck von seiten ihrer Familie und der Gesellschaft ankämpfen zu müssen. Alice hatte eine gewisse Neigung zur Selbstaufopferung, die an ihrer Energie zehrte und es ihr erschwerte, eine andere Richtung einzuschlagen. Ihre Herausforderung bestand darin, an sich selbst zu denken und sich auf eine Art und Weise zu behaupten, wie sie es vielleicht noch nie in ihrem Leben getan hatte.

Behandlung

Wenn Alice sich streng an ihre Diät hielt, verbesserte sich ihr Zustand. Doch ich legte bei der Beurteilung ihrer Erkrankung das Hauptaugenmerk auf psychische Faktoren, die bei Colitis ulcerosa oft eine wichtige Rolle spielen.

Es half ihr zwar, wenn sie Milchprodukte und weizen-/glutenhaltige Nahrungsmittel mied, viel rohes Obst und Gemüse aß, Säfte trank, bestimmte Heilpflanzen einnahm und Entgiftungsmaßnahmen durchführte; beim ersten Anzeichen von Streß kehrten ihre Beschwerden jedoch wieder, und zwar manchmal ganz besonders heftig. Daher hegte ich den starken Verdacht, daß ihre Erkrankung nicht geheilt werden konnte, solange sie nichts gegen ihre unterschwellige Frustration wegen ihrer beruflichen Karriere unternahm.

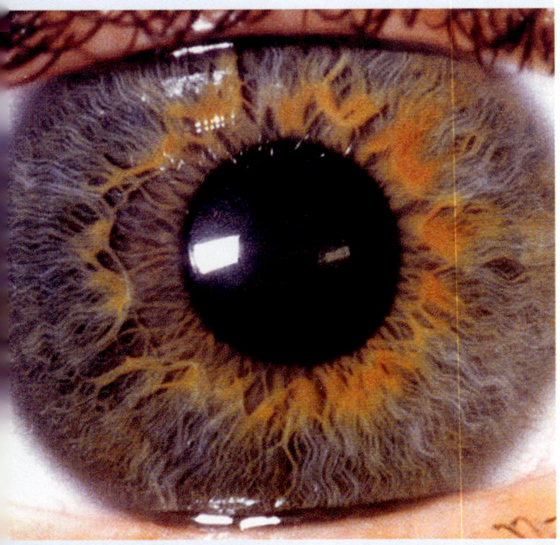

TRÄGE VERDAUUNG

Mischiris-Typen weisen häufig Iriszeichen auf, die auf ein etwas träges Verdauungssystem hindeuten. Wenn Pigmentierungen im Bereich der Verdauungszone vorhanden sind, schüttet die betreffende Person vielleicht nicht genügend Verdauungsenzyme aus. Das führt zu Beschwerden oder Schmerzen ungefähr eine halbe Stunde nach dem Essen, verbunden mit einem Spannen und aufgeblähten Gefühl in der Taillengegend. Oft verschlechtern die Beschwerden sich zum Abend hin; zu spät eingenommene Mahlzeiten verschlimmern das Problem in der Regel. Auch blaue oder graue Augen können Pigmente aufweisen, die auf ein Problem mit der Ausschüttung von Verdauungsenzymen hindeuten.

Iriszeichen

Links sehen Sie das Foto einer blauen Iris mit orangefarbener zentraler Heterochromie. Diese Person litt immer, wenn sie aß, unter einem stark aufgeblähten Bauch.

Eine dunkle Nutritionszone, vielleicht mit einer braunen/grauen Tönung, kann ebenfalls auf Energiemangel und Trägheit im Verdauungsbereich hindeuten. In Kombination mit einer grünen oder unsichtbaren Iriskrause kann sich darin eine mangelnde Nährstoffaufnahme zeigen, die zu einer geschwächten Immunabwehr des Verdauungstrakts, Candidose und chronischer Müdigkeit führen kann.

Behandlung

Eine träge Verdauung läßt sich nicht nur durch eine Ernährungsumstellung in den Griff bekommen, sondern auch durch Einnahme von Kräutertinkturen, die Bitterstoffe enthalten – denn solche Bitterdrogen regen die Ausschüttung von Verdauungssäften in Leber, Gallenblase und Bauchspeicheldrüse an. Die orange Farbe in der Iris dieser Person zeigt, daß ihr Problem von der Bauchspeicheldrüse ausgeht; deshalb riet ich ihr auch zu Trennkost (siehe Seite 123). Wer darauf achtet, sein Verdauungssystem nicht mit ungeeigneten Nahrungsmittelkombinationen zu überlasten, kann seine Bauchspeicheldrüse schützen und ihre Lebensdauer verlängern.

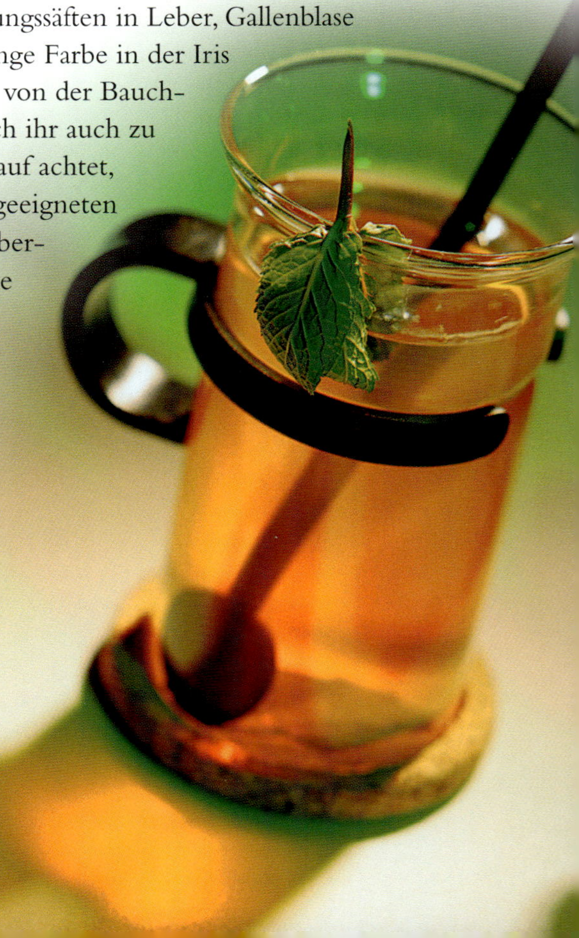

BEHANDLUNGSMASSNAHMEN

Träge Verdauung
HEILPFLANZEN Trennkost

HEILPFLANZEN Tinkturen mit Bitterstoffen

Krampfartige Bauchschmerzen
HEILPFLANZEN Tees oder Tinkturen aus wilder Yamswurzel und Traubensilberkerze

Verstopfung
HEILPFLANZEN Atonische Verstopfung: Tees oder Tinkturen aus Sennesblättern, Faulbaumrinde, Aloe; natürliche Abführmittel: Leinsamen, Flohsamenhülsen, Ulmenrinden- und Lakritzpulver; Reizdarm und Colitis: wilde Yamswurzel, Traubensilberkerze; zur Anregung des Gallenflusses: Enzian, Berberitze, Wermut, Bitterkräuter

KRAMPFARTIGE BAUCHSCHMERZEN

Wie wir bereits gesehen haben, spielt das Nervensystem eine wichtige Rolle für die Gesundheit des Verdauungstrakts. Der Selbstschutztyp (siehe Seite 46) ist besonders anfällig für krampfartige Schmerzen im Bereich der Verdauungsorgane. Das kann man an den Radiärfurchen in der Iris erkennen, die manchmal auch als »Krampfringe« bezeichnet werden.

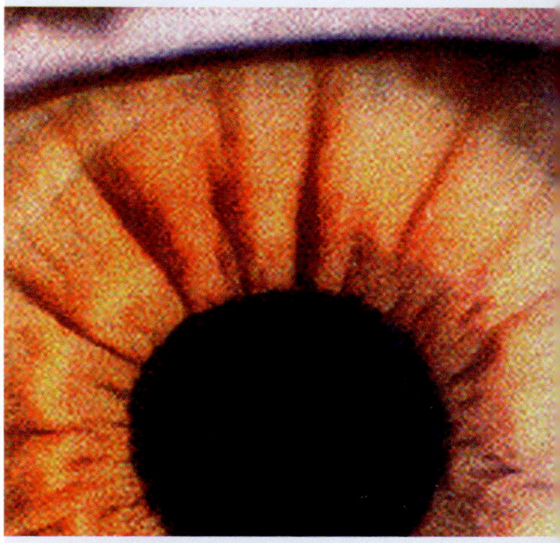

Krampfringe

Iriszeichen

Radiärfurchen weisen auf eine starke Streßbelastung des Verdauungstrakts hin; die betreffende Person leidet unter krampfartigen Bauchschmerzen. Größere Radiärfurchen durchschneiden sogar die Iriskrause, was auf eine mangelhafte Nervenversorgung des Verdauungstrakts hindeuten kann. Im Foto rechts oben ist die Iriskrause zur Pupille hin zusammengezogen – Zeichen für eine mangelnde Dynamik im Verdauungstrakt und Krämpfe.

Behandlung

Heilpflanzen wie wilde Yamswurzel und Traubensilberkerze, als Tees oder Tinkturen eingenommen.

VERSTOPFUNG

Es gibt zwei verschiedene Formen von Verstopfung: spastische und atonische Verstopfung. Jede muß anders behandelt werden. Am besten ist es daher, ärztlichen Rat zu suchen. Bei einer spastischen Verstopfung richtet sich das Hauptaugenmerk darauf, loszulassen und sich zu entspannen. Bei einer atonischen Verstopfung hingegen müssen die für die Darmperistaltik zuständigen Muskeln aktiviert werden.

Auch durch eine unzureichende Gallensekretion aus der Leber/Gallenblase kann es zur Verstopfung kommen, ebenso durch Flüssigkeitsmangel und zu hohen Konsum von tierischen Fetten und Eiweißen sowie raffinierten Kohlenhydraten. Am besten ist es, wenn man kurz nach jeder Mahlzeit Stuhlgang hat.

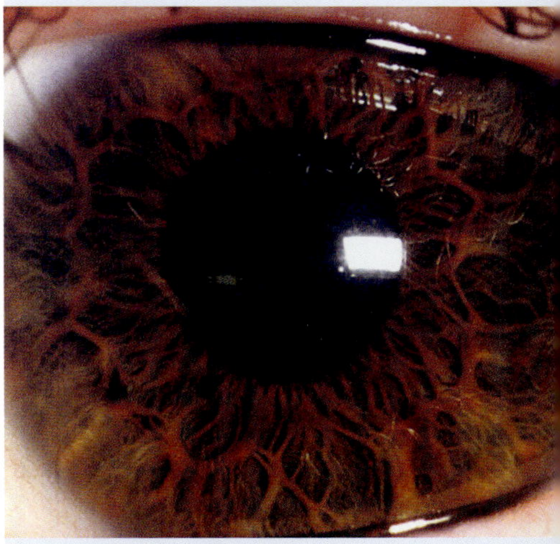

Aufgeblähte Iriskrause

Iriszeichen

Eine spastische Verstopfung (siehe oben rechts) kann sich in einer dicht zusammengezogenen Iriskrause und Radiärfurchen zeigen. Die atonische Verstopfung äußert sich in einer aufgeblähten Iriskrause, manchmal mit Lakunen oder Krypten in der Nutritionszone.

Behandlung

Hilfreiche Kräutertees oder -tinkturen sind zum Beispiel: Sennesblätter, Faulbaumrinde und Aloe gegen atonische Verstopfung; Leinsamen, Flohsamenhülsen, Ulmenrinden- und Lakritzpulver als Quellstoffe. Wilde Yamswurzel und Traubensilberkerze helfen gegen Reizdarm, Colitis und Divertikulitis; Enzian, Berberitze, Wermut und Bitterkräuter fördern die Gallenproduktion und wirken somit gleichzeitig als natürliche Abführmittel.

Hormonsystem

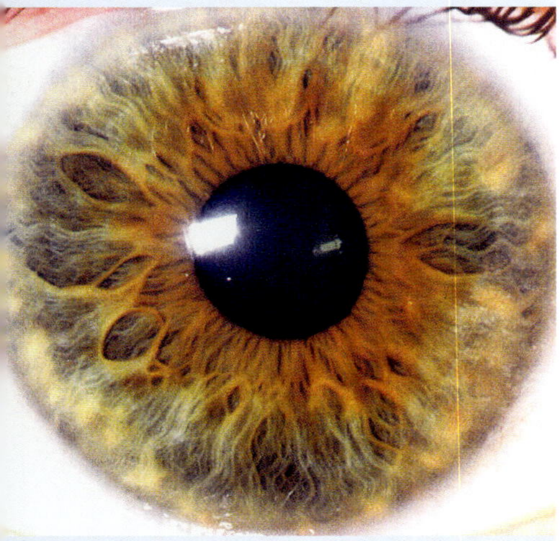

Rechtes Auge

BEHANDLUNGSMASSNAHMEN

ERNÄHRUNG Einschränkung des Konsums von raffinierten Zuckern

HEILPFLANZEN Für die Verdauung: Enzian, Tausendgüldenkraut, Wermut, Knoblauch, Bockshornklee und Neem (als Tees oder Tinkturen)
Zur Normalisierung des Blutzuckers: Klette, Sibirischer Ginseng, Heidelbeere

THERAPIEN Trennkost

Das Hormonsystem ist neben dem Nervensystem eines der wichtigsten Kommunikationsnetze unseres Körpers. Alle unsere Hormondrüsen bilden ein zusammenhängendes System, das größtenteils von der Hirnanhangdrüse gesteuert wird. Diese sendet Hormone in den ganzen Körper aus, die die regulierenden Aktivitäten der anderen endokrinen Drüsen anregen.

Wir erkennen die wechselseitige Abhängigkeit unserer hormonellen Organe beispielsweise, wenn ein Mensch mit sehr aktiven Nebennieren – der immer in Aktion ist – einen Heißhunger auf Süßes entwickelt. Auf den ersten Blick scheint dieser Heißhunger Symptom eines Bauchspeicheldrüsenproblems zu sein. Doch in Wirklichkeit sind die Nebennieren daran schuld: Sie beschleunigen den Stoffwechsel der betreffenden Person, so daß sie nach mehr Energie verlangt, und führen auch zu einer Überfunktion anderer endokriner Organe. Infolgedessen schüttet die Bauchspeicheldrüse mehr Insulin aus – der Blutzuckerspiegel sinkt und erzeugt Heißhunger auf neuen Zucker.

Eine der Gefahren einer solchen Funktionsstörung liegt darin, daß sie das hormonelle System der betreffenden Person vorzeitig erschöpft. Aus einer Erschöpfung der Bauchspeicheldrüse entwickelt sich oft ein Typ-2-Diabetes. Die Tendenz zu übermäßigem, unkontrolliertem Adrenalinausstoß ist einer der Faktoren, die zu dieser Stoffwechselstörung führen. Übermäßiger Genuß von raffiniertem Zucker, raffinierten Kohlenhydraten und anderen Nahrungsmitteln, die den Blutzucker in die Höhe treiben, beschleunigen den Zusammenbruch des Organs.

HYPOGLYKÄMIE/DIABETES

Iriszeichen

Eine Neigung zu Diabetes/Hypoglykämie zeigt sich in einer Kombination zweier oder mehrerer der folgenden Faktoren:

- Glandulär-emotionaler Irisstrukturtyp
- Blattrippenlakune oder Krypte bei vier Uhr in der linken Iris (Bauchspeicheldrüsenschwanz)
- Leuchtend orangefarbene Pigmente an beliebiger Stelle in einer der beiden Iriden
- Quadratische Form der Iriskrause
- Violetter Farbton innerhalb der Iriskrause (Nutritionszone)
- Hämatogene Konstitution
- Cholesterinring (zwischen hohen Blutfettwerten und Diabetes besteht eine enge Verbindung)

Die Fotos oben und auf der rechten Seite zeigen ein allgemeines hormonelles Ungleichgewicht. Dieser 49jährige Mann hatte weder Diabetes, noch litt er an einer Schilddrüsenfunktionsstörung, obwohl bei ihm eindeutig eine Hypoglykämie vorlag. Seine Symptome waren allgemeine Schwäche und

Müdigkeit; doch seine Iriden ließen vermuten, daß eine Behandlung des endokrinen und des Verdauungssystems für seine Genesung wahrscheinlich wichtig sein würde; später bestätigte sich diese Vermutung. Seine Iriden verraten eine Mischkonstitution und eine glanduläre Disposition. Die zentrale Heterochromie ist orangefarben, und die Iriskrause ist deutlich quadratisch – also eine Betonung der Bauchspeicheldrüsenpunkte in beiden Iriden.

Bei vier Uhr in der linken Iris sehen wir eine Blattrippenlakune, in der rechten Iris eine weitere, noch größere solche Lakune bei acht Uhr – Hinweise auf eine Schwäche der Bauchspeicheldrüse in ihrer Ausschüttung sowohl von Verdauungssäften als auch von Hormonen.

Auch andere Iriszeichen weisen auf eine Störung des Hormonsystems hin, vor allem der Schilddrüse (auf der Iriskarte bei neun Uhr in der linken Iris, drei Uhr in der rechten) und der Nebennieren (siehe Krypte bei 32 Minuten in der rechten Iris, Einschnitt in der Iriskrause und offene Lakune bei 30 Minuten in der linken Iris). Beachten Sie auch die kleine dunkle Krypte bei zwölf Uhr in der linken Iris im Bereich der Hirnanhangdrüse und eine weitere Krypte bei zwölf Uhr in der rechten Iris in der Hypothalamusregion weiter außen in der Ziliarzone. Insgesamt weisen bei diesem Mann viele Iriszeichen auf eine gestörte Verdauungsfunktion hin.

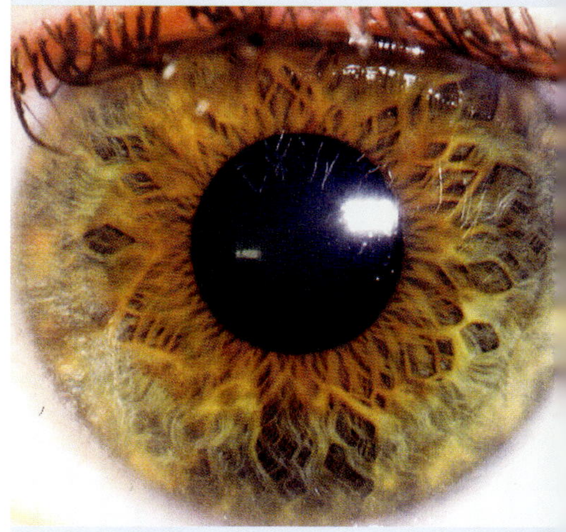

Linkes Auge

Behandlung

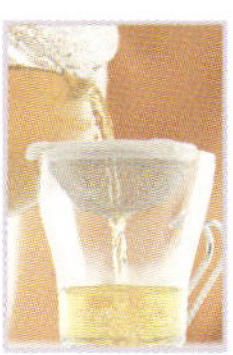

Um eine reguläre Funktion des Hormonsystems wiederherzustellen, sollte neben anderen, spezifischeren Problemen stets auch die Verdauung mitbehandelt werden. Hierzu eignen sich am besten Bitterkräuter wie Enzian, Wermut und Tausendgüldenkraut in Form von Tees oder Tinkturen. Knoblauch, Bockshornklee, die indische Heilpflanze Neem sowie Kräuter, die den Blutzuckerspiegel normalisieren (beispielsweise Klette, Sibirischer Ginseng und Heidelbeere), sind ebenfalls hilfreich. Der Patient sollte sich an die Prinzipien der Trennkost (siehe Seite 123) halten und seinen Verzehr von raffiniertem Zucker, vor allem Saccharose, reduzieren.

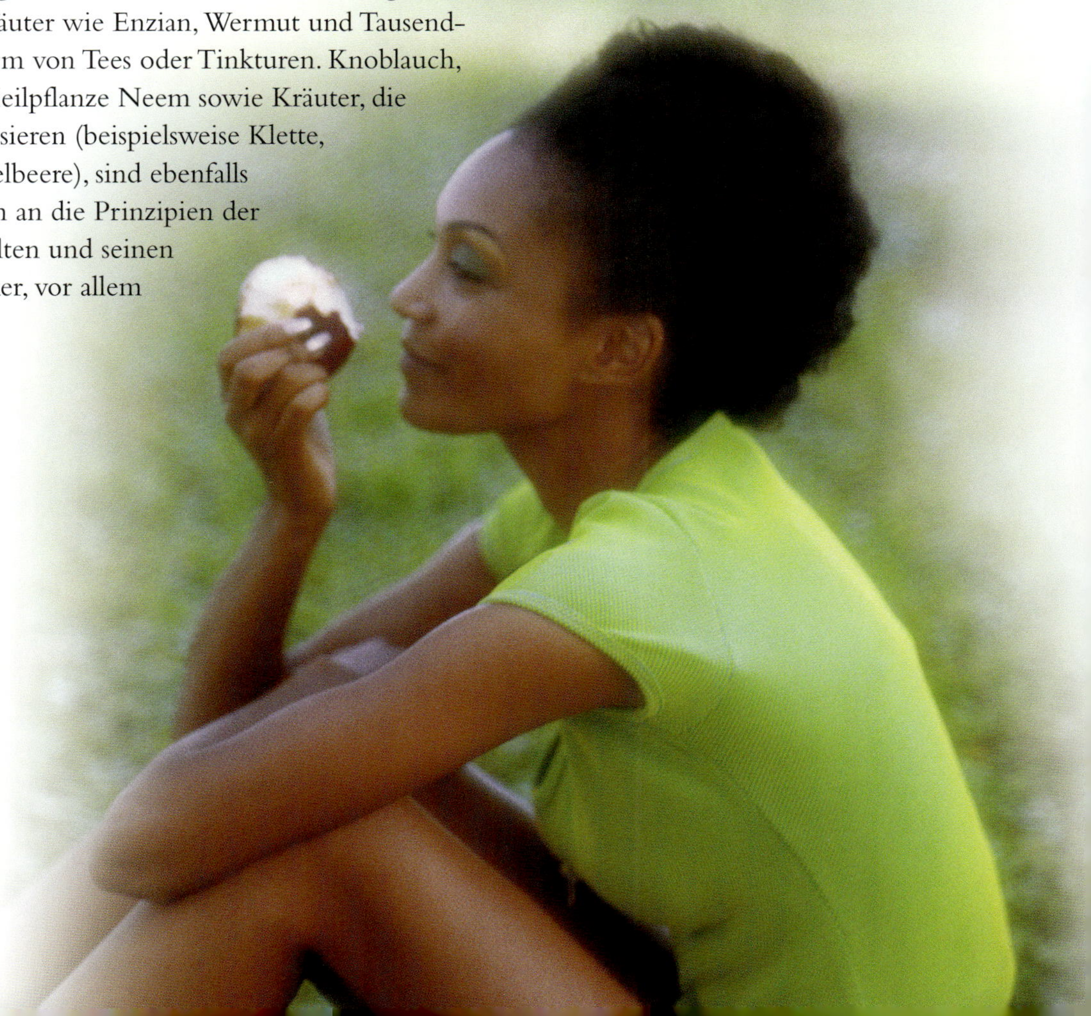

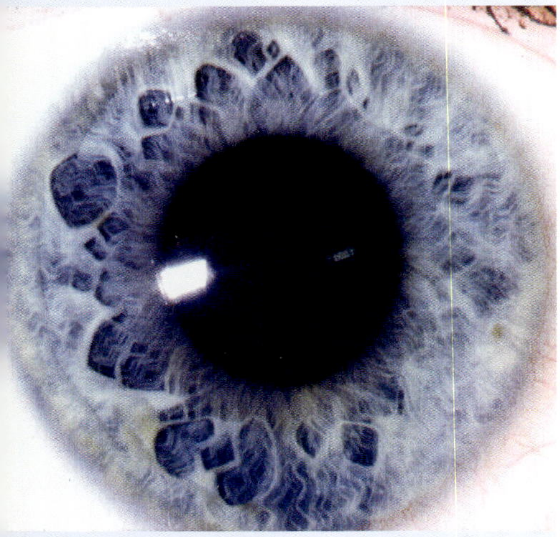

BEHANDLUNGSMASSNAHMEN

HEILPFLANZEN Für die Hirnanhangdrüse: Tees oder Tinkturen aus Mönchspfeffer und Dong quai; Heilpflanzen mit Östrogenwirkung: Rotklee, Traubensilberkerze, Salbei; Nahrungsmittel mit Östrogenwirkung: Sojaprodukte, Hülsenfrüchte; zur Anregung der Gebärmutterfunktion: Rebhuhnbeere, Himbeerblätter; adstringierende Wirkung auf die Gebärmutter: Frauenmantel, Hirtentäschel, Storchschnabel; gegen Unterleibskrämpfe: Traubensilberkerze, Schneeballbaumrinde; gegen PMS: Baldrian, Hopfen, Traubensilberkerze, Johanniskraut, Bärentraube (gegen Wassereinlagerungen im Gewebe); gegen Pilzinfektionen: Kanadische Gelbwurz, Teebaumessenz in Olivenöl

WEIBLICHES HORMONSYSTEM

Dieses System steht in enger Verbindung zu den anderen endokrinen Organen. Viele Frauen brauchen in den Wechseljahren starke Nebennieren, da ihre Eierstöcke dann die Östrogenproduktion einstellen und ein Teil dieses Hormons von da an von den Nebennieren hergestellt wird. Frauen, die übermäßigen Streß meiden und Heilpflanzen einnehmen, die die Funktion der Nebennieren anregen, beispielsweise Sibirischen Ginseng, Astragalus und Lakritze, kommen leichter durch diese Zeit.

Für die Beurteilung eines gesunden Menstruationenzyklus sind Iriszeichen in den Zonen von Hirnanhangdrüse und Nebennieren wichtig. Bei Menstruationsproblemen müssen diese Organe anhand der Iriden beurteilt und gegebenenfalls behandelt werden.

Irisdiagnose

Das Bild in der linken Spalte zeigt die rechte Iris einer 21jährigen Frau, die während der Menstruation unter Krämpfen, Übelkeit, Wassereinlagerungen im Gewebe und anderen typischen Beschwerden eines prämenstruellen Syndroms (PMS) litt. Ihre Konstitution ist lymphatisch, ihre Disposition glandulär-emotional, und in ihrer Iris ist eine auf Übersäuerung hindeutende Überlagerung zu erkennen – eine Wolkigkeit in der Ziliarzone.

Achten Sie bei den Drüsenzeichen auf die kleine, rautenförmige Krypte bei zwölf Uhr an der Iriskrause und die größere Krypte bei etwa 29 Minuten in der Nebennierenregion. Wenn Hirnanhangdrüse und Nebennieren durch Iriszeichen markiert sind, kann dies auf eine Neigung zu streßbedingten Störungen hindeuten. (Dies gilt sowohl für Männer als auch für Frauen.) Die Übelkeit, unter der diese Frau während der Menstruation litt, deutet auf eine Hypoglykämie hin; die Blattrippenlakunen, vor allem im unteren Irissektor, verweisen auf ein Bauchspeicheldrüsenproblem und einen Prädiabetes.

Im unteren Irissektor fällt eine gewisse Offenheit und mangelnde Widerstandskraft auf. Dieser Sektor umfaßt die Bereiche von Nieren, Gebärmutter und Eierstöcken. Es ist wichtig, in diesem Bereich für einen guten Lymphfluß zu sorgen, damit er frei von Giftstoffen bleibt. Das kann man beispielsweise durch Rizinusölpackungen (siehe Seite 108 /109) erreichen. Die linke Iris zeigt eine Aufblähung und lockere Struktur im Sigmabereich. Dieser Teil des Dickdarms schlingt sich um den hinteren Teil von Gebärmutter und Eierstöcken; Verstopfung in diesem Dickdarmabschnitt beeinträchtigt die Gesundheit der weiblichen Geschlechtsorgane. Außerdem gerät dadurch während der Menstruation, wenn sich die Gebärmutter vergrößert, der gesamte Bereich unter Druck.

Auf Wassereinlagerungen im Gewebe deuten die extreme Rarefikation im Nierenbereich und die Übersäuerungsüberlagerung hin – das typische Bild einer entzündlichen Beckenerkrankung, möglicherweise kombiniert mit einer Endometriose.

Behandlung

Siehe Heilpflanzenliste in der linken Spalte.

FALLBEISPIEL ... Endometriose

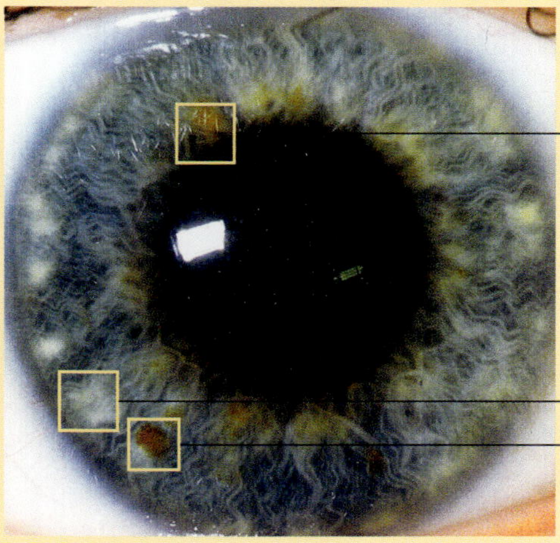

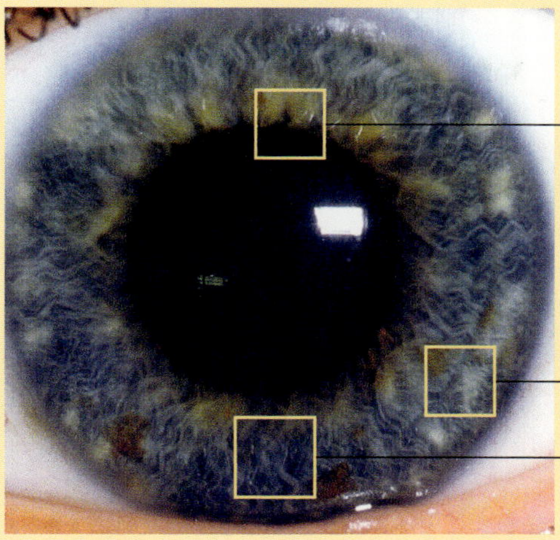

Tricia war 38 Jahre alt und litt unter Endometriose, einer schmerzhaften Erkrankung, bei der sich Gebärmutterschleimhautgewebe außerhalb der Gebärmutter und in der Bauchhöhle anlagert. Das führte zu starken, schmerzhaften Monatsblutungen, ebenfalls von Schmerzen begleiteten Zwischenblutungen, Übelkeit und Erbrechen. Sie entwikkelte während der Menstruation auch stets eine ausgeprägte Hypoglykämie.

Tricia hatte über drei Jahre Hormonpräparate eingenommen, die lange recht gut gewirkt hatten, in der letzten Zeit aber nicht mehr zu helfen schienen oder das Problem sogar noch verschlimmerten. Daraufhin hatte man ihr eine Hormonspirale eingesetzt, um die Menstruation zu unterdrücken; die Spirale verursachte ihr jedoch Schmerzen und mußte daher wieder entfernt werden.

Tricia litt zudem an Schwellungen und Zysten in Nacken und Brüsten (seit der Hormonbehandlung), nervösen Verdauungsstörungen, Angstzuständen und Verstopfung. Ein Szintigramm ergab Fibrome und Polypen in der Gebärmutter und eine Eierstockzyste. In ihrer Familie waren schon Darmkrebs, Schlaganfall, Durchblutungsstörungen, Arthrose und Angststörungen vorgekommen.

Tricia nahm viele Kohlenhydrate, tierische Eiweiße und Koffein zu sich, trank sehr wenig Wasser und rauchte.

Irisdiagnose

Tricia gehört dem lymphatischen Iristyp (blau) an; ihre Iris weist einen lymphatischen Rosenkranz (weiße, perlenartige Flecken im äußeren Irisring) auf. Der Lymphfluß ist gestört – daher die Neigung zu Lymphödemen und Zysten. Die Medikamente, die sie hatte einnehmen müssen, führten zu einer Überlastung ihres Lymphsystems.

Ihre Iriden weisen zahlreiche orangefarbene und rote/braune Pigmente auf, was auf eine Schwächung der Leber (Toxizität) und der Bauchspeicheldrüse (abnormaler Blutzuckerspiegel, gestörte Verdauungsfunktion) hindeutet.

Die Iriskrause ist zum Pupillenrand hin zusammengezogen, und die Nutritionszone ist schmal – ein Zeichen für eine schlechte Verdauung. Oben scheint die Krause den Pupillenrand sogar zu berühren, was ebenfalls auf eine beeinträchtigte Verdauung, Reizdarmbeschwerden und Verstopfung hinweist. Die Krause weist weißliche, flammende Ausläufer in die obere Irisregion hinein auf – Merkmal einer Verschleimung des Verdauungstrakts. Kleine Radiärfurchen in der linken Iris (ebenfalls im oberen Segment) verraten Streß, der auf den Magen schlägt, und möglicherweise auch ein beginnendes Magengeschwür. Beide Zeichen deuten gleichzeitig auf toxische Kopfschmerzen und ein hohes Streßniveau hin.

Die unteren Quadranten beider Iriden sind lockerer strukturiert und dunkler – ein Hinweis auf eine schlechte Drainage durch die Nieren, eine Stauung im Beckenbereich und Streß in bezug auf Identitätsfragen, Selbstwertgefühl und Durchhaltevermögen.

Im Leberbereich in der rechten Iris (acht Uhr) sind ein Keil aus weißen Fasern und eine Verdickung der lymphatischen Flockung kennzeichnend – ein heller weißer Fleck in der Randzone, der auf Stauung und Verschleimung hinweist. Einen ähnlichen weißen Bereich findet man bei vier Uhr in der rechten Iris (Leber) und in der linken Iris (Milz).

Behandlung

Für den lymphatischen Typ sind Entgiftungsmaßnahmen am wichtigsten – vor allem, wenn die Iris zusätzlich einen lymphatischen Rosenkranz aufweist. Also ergriff ich Maßnahmen zur Aktivierung von Därmen, Leber, Nieren, Haut und Lymphgefäßen. Tricia begann mit einem Entgiftungsprogramm, das eine erhöhte Wasseraufnahme, Nieren- und Leberspülungen (siehe Seiten 114/115), Darmreinigung (siehe Seite 113), Trockenbürstmassagen (siehe Seiten 110/111) und Rizinusölpackungen auf den Unterleib (siehe Seiten 108/109) umfaßte. Außerdem trank sie jetzt regelmäßig frischgepreßte Obst- und Gemüsesäfte aus biologischem Anbau, begann sich vegetarisch zu ernähren und hörte mit dem Kaffeetrinken und Rauchen auf. Ich verschrieb ihr Heilpflanzen zur Unterstützung von Leber, Verdauung, Nieren und Nebennieren sowie des Lymph- und Hormonsystems.

Ihre erste Menstruation nach Beginn dieser Behandlung war viel weniger schmerzhaft. Nach einer halbjährigen Therapie hatte Tricia kaum noch Schmerzen bei der Monatsblutung. Ihre Menstruation war auch nicht mehr so stark, und sie hatte zwischendurch keine Blutungen und sonstigen Beschwerden mehr. Eine Szintigrafie zeigte, daß ihre Eierstockzyste sich verkleinert hatte.

Atemwegserkrankungen

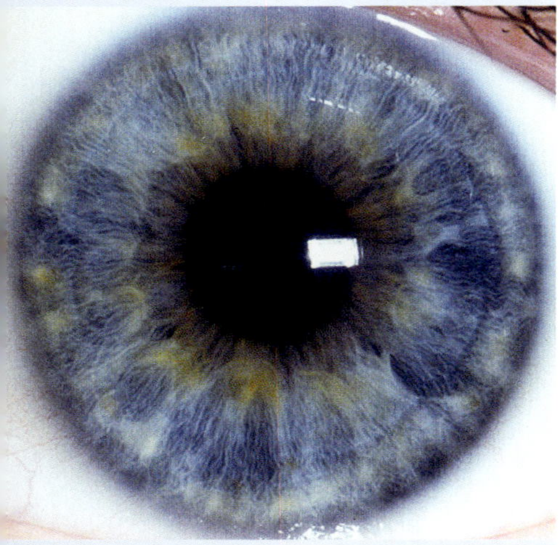

Das Atemwegssystem erlaubt unserem Körper, Sauerstoff zu verarbeiten. Daher ist es wichtig, unsere Atemwege funktionstüchtig zu erhalten. Das Aufgeben des Rauchens ist für die Heilung von Atemwegserkrankungen unerläßlich.

Iriszeichen

Die häufigsten Zeichen einer Lungenerkrankung sind Rarefikationen und offene Lakunen, die häufig auch noch andere Iriszeichen in dem entsprechenden Sektor in sich einschließen – Transversalen, Defektzeichen, Tophi (weiße, watteähnliche Flecken, die auf einen Lymphstau hindeuten) und Kontraktionsfurchen, vor allem, wenn sie im Lungenfeld abbrechen oder unterbrochen sind. Ein weiteres Zeichen – ein tuberkuläres Miasma – zeigt ebenfalls eine Anfälligkeit für Lungenkrankheiten an. Folgende Merkmale sind kennzeichnend:

- wellige oder flutende Fasern, die sich von der Iris (insbesondere der Krause) losgelöst zu haben scheinen und manchmal über die Pupille ragen
- welliges Aussehen der obersten Irisfaserschicht (wie »gekämmtes Haar«)
- Lakune, Krypte oder dunkle Rarefikation im oberen rechten Lungenbereich (rechte Iris, 45–50 Minuten)
- spondylarthritischer Bogen (siehe Seite 90)

Behandlung

Menschen mit solchen Iriszeichen sollten besonders auf ihr Immunsystem achten, weil diese Zeichen auf eine angeborene Schwäche hindeuten. Ihr Immunsystem kann zu überschießenden Reaktionen neigen.

ASTHMA

Iriszeichen

Asthma kann verschiedene Ursachen haben. Einige mögliche Ausdrucksformen sind:

- Allergisches Asthma: weiße Iriszeichen, lymphatischer Rosenkranz, feine, fadenähnliche Blutgefäße im Weißen des Auges und am Limbus oder Irisrand (Allergieneigung)
- Nervöses Asthma: kreuz und quer verlaufende Fasern in der Lungenzone (»Neuronennetz«), Kontraktionsfurchen, vor allem, wenn sie in der Lungenzone durchbrochen sind (die Lungen sind besonders anfällig für Streß und psychosomatische Störungen)
- Stauungsasthma: Rarefikation in beiden Lungen- und Nierenzonen (unzureichende Drainage – die Lungen können sich mit Flüssigkeit füllen)

Beachten Sie auf dem Foto links die dunklen Sektoren bei drei und sechs Uhr in der linken Lunge und Niere, die weißen Stauungszeichen in der Zone, die dem Lymphsystem zugeordnet ist, und die in der Lungenzone bei drei Uhr durchbrochenen Kontraktionsfurchen.

Behandlung

Siehe Heilpflanzenliste in der linken Randspalte.

BEHANDLUNGSMASSNAHMEN

Asthma

HEILPFLANZEN Gegen nervöses Asthma: Buschwindröschen, Lindenblüten (als Tees oder Tinkturen); gegen Angstzustände: Lobelie (vor der Einnahme ärztlichen Rat einholen!), Heilziest, Baldrian, Passionsblume; bei Asthma mit allergischer Komponente: Wegerichblätter, Roter Sonnenhut (Echinacea), Brennessel; zur Ausscheidung von Flüssigkeitsansammlungen: Löwenzahn, Wilde Möhre, Buchu, Goldrute; zur Erweiterung der Bronchien: Kaffee; gegen wunde und entzündete Schleimhäute: Eibischblättertee

Hautprobleme

Hauptprobleme werden von drei Faktoren beeinflußt: dem Nervensystem (einschließlich emotionaler Probleme und Streß), der Filterung und Reinheit des Blutes (was von Leber und Nieren abhängt) und dem Immunsystem (Allergien und Autoimmunstörungen).

Menschen mit entzündlichen Hauterkrankungen beobachten häufig, daß ihr Zustand sich bei Streß verschlimmert. Die Haut ist unsere Grenze zur Außenwelt; ein Hautproblem kann für einen Konflikt mit der Umwelt oder mit engen Bekannten stehen. Manchmal muß man sich Ärger, Wut oder Groll erst einmal offen eingestehen, um sich besser von einer Hautkrankheit befreien zu können.

Ein dunkler Irisaußenrand bedeutet fast immer, daß die Haut in irgendeiner Form an der Störung oder Erkrankung beteiligt ist. Vielleicht ist sie nur trocken oder juckt; es können aber auch Ekzeme oder eine Psoriasis sein. Der Hautrand deutet auch auf eine innere Vergiftung durch unzureichende Ausscheidung von Schlacken und Giftstoffen hin. Dieses problematische »Festhalten« kann sich auch auf den emotionalen Bereich beziehen: Unter Umständen fällt es dem betreffenden Menschen schwer, sich seine Gefühle einzugestehen oder problematische Emotionen loszulassen.

Iriszeichen

Das Foto rechts zeigt die typische Iris eines für Hautprobleme anfälligen Menschen. Seine Kondition ist lymphatisch, und zwar vom rheumatischen Subtypus (weiße Fasern) – ein Hinweis auf überschießende Reaktionen. Die Iris ist dicht strukturiert; es handelt sich also um einen Widerstandstyp, dessen Sensibilität sich in den Kontraktionsfurchen zeigt. Seine Iris weist einen sehr dunklen Hautrand auf.

Die braunen Pigmente rund um die Iriskrause sind hepatotrop, das heißt, sie deuten auf mögliche Leberprobleme hin; außerdem findet sich eine zickzackförmige Reizfaser in der Hauptleberzone bei acht Uhr. Wahrscheinlich war die Leber außergewöhnlichen Belastungen ausgesetzt. Am zur Nase hin gelegenen Irisrand sind viele fadenförmige, durchbrochene Blutgefäße in der Lederhaut (dem Weißen des Auges) erkennbar, was auf eine Neigung zu Allergien hinweist.

Behandlung

Umstimmende oder blutreinigende Kräuter helfen gegen Hauterkrankungen wie Ekzeme und Psoriasis, denn sie verbessern die Leber- und Nierenfunktion. Einer meiner Patienten, ein 49jähriger Mann, hatte so lange Kortikoide gegen seine Ekzeme eingenommen, daß seine Haut jedes Mal aufplatzte und zu bluten begann, wenn er sich irgendwo anschlug oder streifte. Sobald er die Kortikoide absetzte, brachen seine Ekzeme wieder aus und waren unkontrollierbar. Ich empfahl ihm, die Medikamente trotzdem abzusetzen, und ergriff Maßnahmen zur Blutreinigung und Beruhigung seines Nervensystems; tatsächlich stabilisierte sich sein Hautzustand daraufhin. (Die Heilpflanzen, die man dafür einsetzen kann, sind in der rechten Randspalte aufgeführt.)

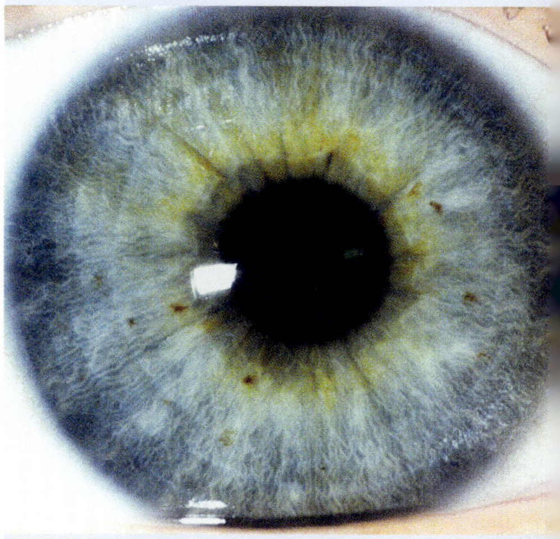

BEHANDLUNGSMASSNAHMEN

HEILPFLANZEN Tees oder Tinkturen von Gewöhnlicher Mahonie (Mahonia aquifolium), Klettenwurzel, Rotklee, Rotem Sonnenhut (Echinacea); für die Nerven: Helmkraut, Passionsblume; gegen Ekzeme und Psoriasis: Mariendistel (regt außerdem die Leber an), umstimmende und blutreinigende Heilpflanzen

Nieren und Harnwege

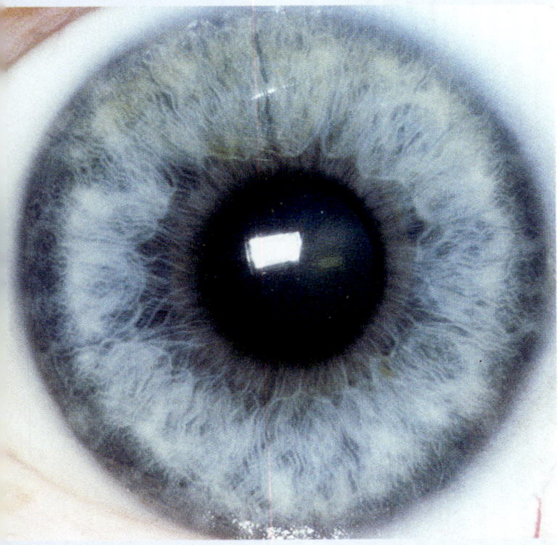

BEHANDLUNGSMASSNAHMEN

ERNÄHRUNG Mindestens zwei Liter Wasser pro Tag; Preiselbeersaft gegen Blasenentzündung

HEILPFLANZEN Buchublätter und Bärentraube (Tees oder Tinkturen) als harntreibende und antiseptische Mittel; zur Beruhigung der Harnwege: Eibischwurzel; Adstringentien für die Harnwege: Schachtelhalm, Odermennig; zur Auflösung von Steinen: Wasserdost, Hortensienwurzel

Eine unzureichende Nierenfunktion kann viele Probleme verursachen, zum Beispiel Bluthochdruck, Hautprobleme, arthritische und rheumatische Erkrankungen, Asthma, Wasseransammlungen mit Anschwellung der Extremitäten und andere Stauungszustände wie beispielsweise Nasennebenhöhlenentzündungen und eine allgemeine Trägheit des Lymphflusses.

Dabei findet man häufig Rarefikationen oder Auflockerungen der Faserstruktur im Nierenbereich. Das ist ein wichtiges Zeichen für die diagnostische Abklärung von chronischer Müdigkeit und Schwächezuständen. Zwischen Nieren und Nebennieren besteht eine enge Verbindung. In der chinesischen Medizin ist eine Erschöpfung des Nieren-»Chi« (der Nierenenergie) als Ursache für Schwäche und Abgeschlagenheit anerkannt, ein Phänomen, das die westliche Medizin vielleicht als Erschöpfung der Nebennieren bezeichnen würde.

Krypten in den Nierenbereichen zeigen manchmal eine Neigung zu Nierensteinen an. Sie können auch darauf hinweisen, daß ein anderes Mitglied der Familie (normalerweise der Vater) dieses Problem hatte. Liegt zusätzlich eine Übersäuerungsüberlagerung vor, so verstärkt sich diese Tendenz.

Iriszeichen

Die Harnblasenregion liegt bei 23 Minuten in der rechten und bei 38 Minuten in der linken Iris. Weiße Stellen oder helle Fasern in diesem Sektor können auf eine Anfälligkeit für Blasenentzündungen hindeuten. Es ist auch wichtig, sich die kleineren Zonen der Harnleiter (die von den Nieren zur Harnblase führen) und der Harnröhre (die den Urin von der Blase nach außen führt) anzuschauen.

Behandlung

Achten Sie darauf, genügend Wasser zu trinken (mindestens zwei Liter täglich). Preiselbeersaft lindert Beschwerden einer Blasenentzündung. Buchublätter und Bärentraube (als Tees oder Tinkturen) wirken harntreibend und antiseptisch; Eibischwurzel beruhigt die Harnwege; Schachtelhalm und Odermennig wirken adstringierend und helfen gegen häufiges und nächtliches Wasserlassen; Wasserdost und Hortensienwurzel tragen zur Auflösung von Steinen bei.

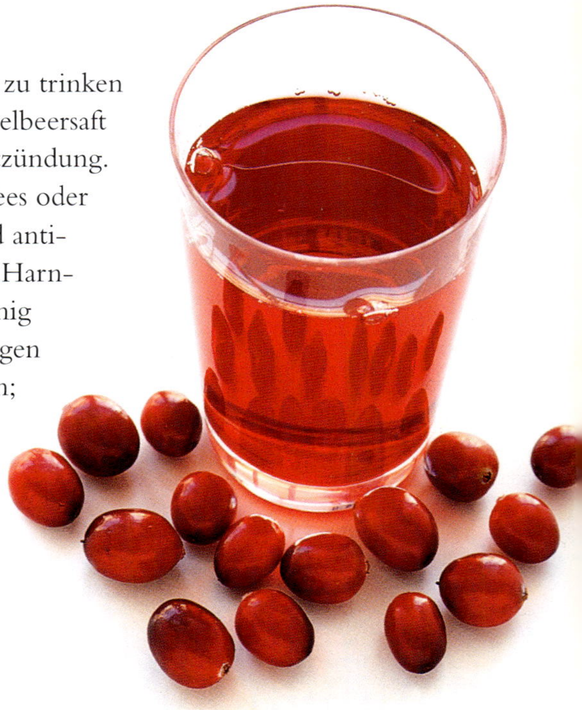

FALLBEISPIEL ... Nierensteine

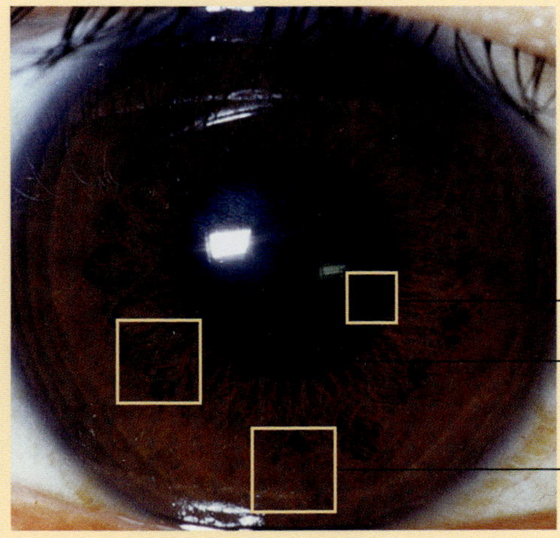

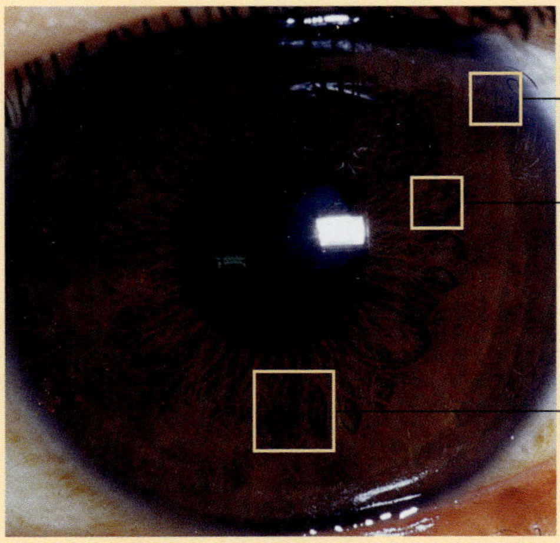

Raju ist ein 40jähriger Arzt oder »Medizinmann«, der traditionelle nepalesische Heilkunde praktiziert. Er litt unter Nierenkoliken und Hämaturie (Blut im Urin). Die naheliegende Ursache waren Nierensteine; doch eine Ultraschalluntersuchung gab keinen Aufschluß. Raju hatte vor rund 20 Jahren schon einmal unter diesem Problem gelitten.

Raju führte ein sehr stressiges Leben, denn er war ein bekannter und begehrter Arzt für nepalesische Heilkunde und außerdem der letzte Überlebende, der dieses Wissen für die Nachwelt überliefern konnte. Deshalb wollte er eine Stiftung zur Bewahrung und Verbreitung seiner medizinischen Tradition ins Leben rufen. Er arbeitete sehr hart und unter großem Druck.

Seine Ernährung spielte für seine Beschwerden ebenfalls eine wichtige Rolle. Er trank zwar jeden Morgen ein Glas Wasser mit Zitronensaft, nahm aber für den Rest des Tages kein Wasser mehr zu sich. Bei jedem Hausbesuch wurde ihm Hirsewein angeboten, so daß er mehr als eine Flasche täglich davon trank.

Raju ernährte sich hauptsächlich von Hühnchen und Gemüse mit Reis; diese Gerichte waren aber stets stark gesalzen. Außerdem trank er jeden Tag zwei Gläser Coca-Cola. So kam es, daß er ziemlich ausgetrocknet war und an Verstopfung litt; er hatte nur jeden zweiten Tag Stuhlgang.

Irisdiagnose

Raju hat eine rein hämatogene Konstitution. Er neigt zu Ansammlung und Überschuß und ist anfällig für Selbstvergiftung und Stoffwechselstörungen des Blutes. Steinbildung ist ein typisches Leiden solcher Menschen.

Seine Nutritionszone ist erweitert, und die Iriskrause weist Krypten und Lakunen auf. Das deutet auf Magenprobleme und Anfälligkeit für eine träge Verdauung und Verstopfung hin. Die wabenförmig angeordneten Krypten am äußersten Rand der Krausenzone im linken Auge bei ungefähr 27 Minuten lassen Probleme im Sigmabereich vermuten.

Der Irisrand weist eine blaue Tönung auf, die auf eine Stauung und Stagnation im Venenkreislauf hindeutet – also ein weiterer Hinweis auf Stauungsprobleme im Bereich des Blutkreislaufs. Kontraktionsfurchen und eine vergrößerte Pupille (vor allem in der rechten Iris) zeigen angestauten Streß, aber auch eine Fähigkeit zu konzentriertem Arbeiten an. Die offene Struktur und die Krypten in der Nutritionszone deuten auf Verstopfung, gleichzeitig jedoch auf einen hochentwickelten, feinen Instinkt und Rajus Fähigkeit hin, auf sein »Bauchgefühl« zu hören.

In der Nierenregion befinden sich ein dunkler Bereich und eine Rarefikation – in der rechten Iris bei 29, in der linken bei 31 Minuten, mit Krypten. Solche Zeichen findet man häufig bei Menschen mit Nierensteinen.

Behandlung

Am wichtigsten war es, etwas gegen Rajus Blutungen zu tun. Also nahm er täglich ein pflanzliches Mittel zur Auflösung von Harnwegssteinen ein: Er entsaftete so viele Äpfel, daß er zwei Liter Saft erhielt, und brachte diesen dann zusammen mit je 30 Gramm Wasserdost *(Eupatorium purpurea)* und Hortensienwurzel *(Hydrangea arborescens)* zum Kochen. Außerdem fügte er auch noch 15 Gramm Eibischwurzel hinzu, um seine Harnwege zu befeuchten und zu beruhigen. Beim Urinieren benutzte er ein Sieb, um beobachten zu können, ob Steine abgingen.

Schon am dritten Behandlungstag hatte er kein Blut mehr im Urin, und es war ein drei bis vier Millimeter großer Stein abgegangen. Seitdem ist das Problem nicht wieder aufgetreten. Raju trinkt jetzt mehr Wasser und ernährt sich weniger salzreich.

Das zweite Behandlungsstadium umfaßte eine Aktivierung seiner Därme und Maßnahmen zur Blutreinigung, um sicherzugehen, daß die Beschwerden nicht wiederkehrten. Vielleicht waren seine Blutungen Ausdruck eines Gefühls der Machtlosigkeit, Sinnlosigkeit und Frustration angesichts seiner kaum lösbaren Mission, sein traditionelles medizinisches Wissen zu schützen und für die Zukunft zu bewahren. Schließlich gelang es Raju aber doch, eine Stiftung zur Bewahrung seiner Heilkunde und sogar eine Schule in Nepal zu gründen, an der traditionelle nepalesische Medizin gelehrt wird.

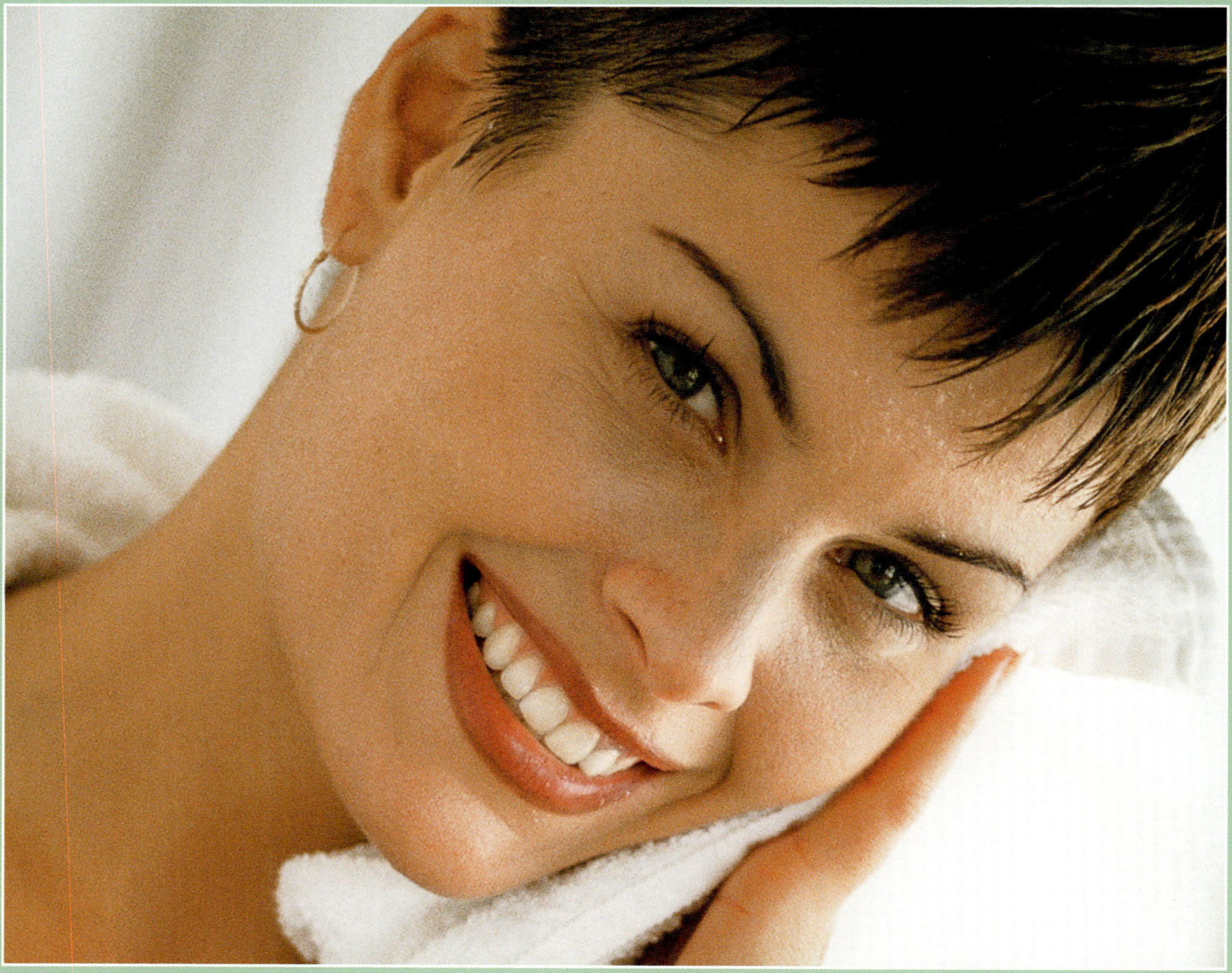

9

ENTGIFTUNGSMASSNAHMEN

Ihr Organismus entgiftet sich tagtäglich. Doch viele Menschen überschreiten entweder die »sicheren« Grenzen der Giftstoffaufnahme in ihrer Ernährung oder in anderen Lebensgewohnheiten wie Alkoholkonsum oder Rauchen; oder sie haben eine angeborene Neigung zur Schwäche bestimmter Ausscheidungsprozesse. Physischer, emotionaler und geistiger Streß kann diese Faktoren verschlimmern.

Auf den folgenden Seiten finden Sie Techniken zur Entgiftung, die Sie problem- und risikolos bei sich zu Hause durchführen können, die aber dennoch ein wichtiger Bestandteil vorbeugender und heilender Behandlungsmaßnahmen sein können. Die meisten dieser Verfahren beseitigen Hindernisse, die Ihrer Gesundheit im Wege stehen; sie entgiften Ihren Körper über die natürlichen Ausscheidungskanäle und stellen eine gesunde Funktion des gesamten Organismus wieder her. Sie können sie entweder regelmäßig als vorbeugende Maßnahme durchführen oder als Teil eines Programms zur Wiederherstellung Ihres optimalen Gesundheitszustandes nach einer Erkrankung.

Rizinusölpackungen

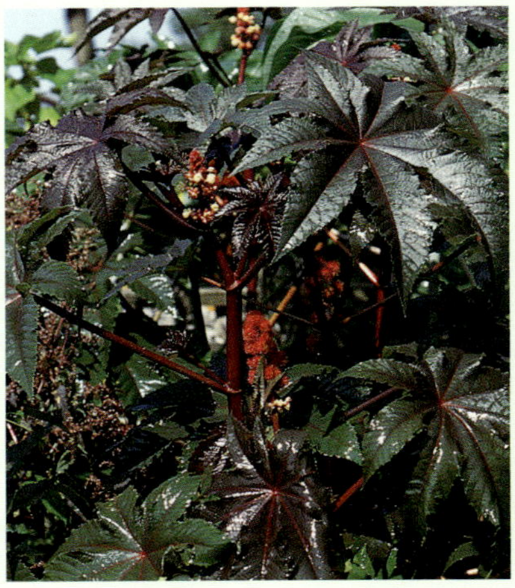

Rizinuspflanze

Mit Rizinusöl lassen sich Stauungen über die Haut ableiten. Das kann helfen, Menstruationsbeschwerden und Schmerzen bei einer Colitis oder Divertikulitis zu lindern. Man entstaut damit aber auch Leber und Nieren; dazu wird die Ölpackung auf den Bauch gelegt. Man kann sie auch auf den Nacken, unter den Arm oder in die Leistengegend legen, um Lymphödeme zu beseitigen.

WAS DAMIT BEHANDELT WERDEN KANN

Der Schlüsselbegriff für Probleme, gegen die eine solche Behandlung zu helfen vermag, lautet Stauungszustände. Wenn unsere Gewebe sich nicht richtig über die dafür bestimmten Kanäle entwässern können, sammeln sich Flüssigkeiten und Abfallstoffe an. Das führt mit der Zeit zu Stauungen.

Stauungsprobleme

Die Irisdiagnostik eignet sich sehr gut zur Identifikation von Bereichen, die von Schmerzen, Entzündungen und Schwellungen (den Hauptsymptomen einer Stauung) betroffen sein können. Wenn Därme, Nieren, Leber oder Lymphgefäße blokkiert sind oder nicht richtig funktionieren, sammeln sich Abfallstoffe an, die zu einer Entzündung und Reizung im betroffenen Bereich führen.

Entzündliche Beckenerkrankung

Das ist ein Oberbegriff für verschiedene Probleme, die die weiblichen Geschlechtsorgane betreffen, beispielsweise Menstruationsprobleme, Eierstockzysten, Fibrome und Endometriose. Oft sind Unterleibsprobleme auf Verstopfung oder eine zu seltene Darmentleerung zurückzuführen. Stuhl, der sich im Sigma (der »S-Kurve« am unteren Ende des Dickdarms) ansammelt, beginnt Giftstoffe in die umliegenden Gewebe abzugeben, und da die weiblichen Geschlechtsorgane in unmittelbarer Nähe des Sigmas liegen,

Zubereitung und Anwendung einer Rizinusölpackung

DAS BRAUCHEN SIE DAZU

- Qualitativ hochwertiges Rizinusöl (am besten aus biologischem Anbau; gibt es in den meisten Supermärkten und Reformhäusern)
- Ein weiches, ungefärbtes, ungebleichtes Baumwolltuch
- Plastikfolie
- Ein Handtuch
- Eine Wärmflasche oder Wärmepackung

Wenn Sie unter einem der oben beschriebenen Probleme leiden, sollten Sie die Rizinusölpackung jeden zweiten Tag oder zweimal pro Woche anwenden. Manchmal werden Sie beim Abnehmen der Packung gelbe oder braune Ablagerungen auf dem Baumwolltuch entdecken. Das ist ein Zeichen dafür, daß Gifte und Unreinheiten durch die Haut aus Ihrem Körper herausgezogen wurden. In diesem Fall sollten Sie das Tuch nicht mehr weiter benutzen, sondern wegwerfen oder waschen und für die nächste Packung wie‡der verwenden.

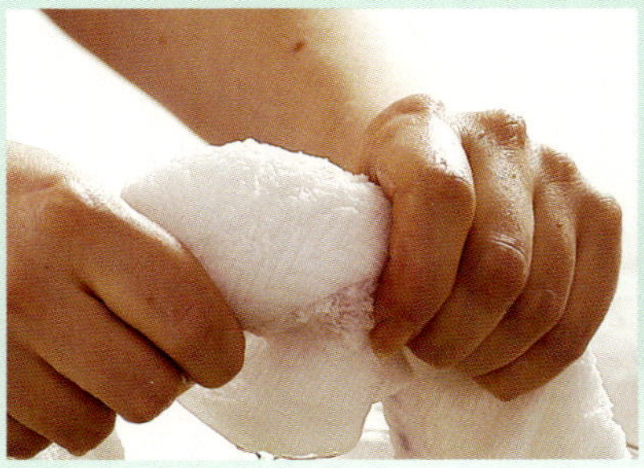

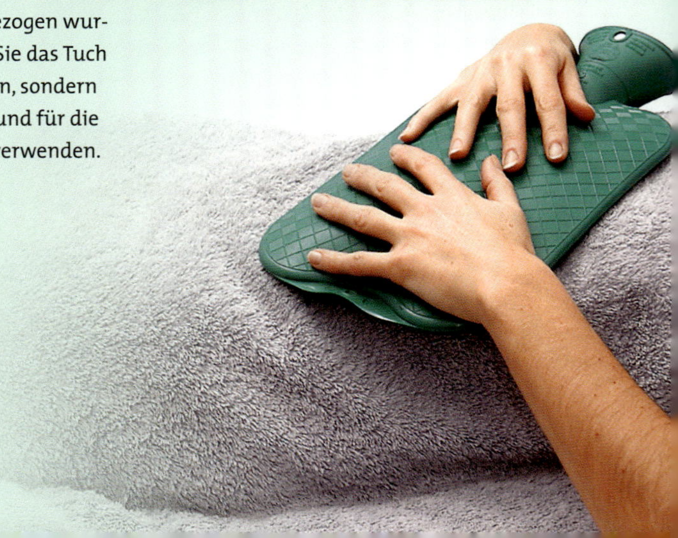

haben sie am meisten unter diesem Problem zu leiden.

Verwachsungen
Verwachsungen (die manchmal als unerwünschter Nebeneffekt eines operativen Eingriffs im Bereich der Geschlechtsorgane oder Harnwege entstehen) sind eine weitere häufige Ursache von Unterleibsschmerzen. Selbst die endoskopische »Schlüsselloch-Chirurgie« kann in dieser Hinsicht gravierende Folgen haben. Denn wann immer man in den Körper hineinschneidet, muß er sich wieder reparieren. Dazu sondert er eine Art Klebstoff ab – und zwar ziemlich viel davon, um sicherzugehen, daß das Ganze auch wirklich funktioniert. Das kann zu einer »Verklebung« innerer Gewebe und Organe führen, die man als Verwachsung (Adhäsion) bezeichnet. Eine Rizinusölpackung gilt als besonders geeignetes Heilmittel für solche Verwachsungen; sie weicht und löst die Blockaden auf, und zwar auf sanfte, natürliche Weise, ohne die Wunde selbst wieder zu öffnen.

KONTRAINDIKATIONEN
Schwangere und stillende Frauen sollten keine Rizinusölpackungen anwenden. Auch auf offene Wunden sollten sie nicht aufgelegt werden.

VORSICHT

Die Rizinuspflanze *(Ricinus communis)* ist äußerst giftig für Menschen und Tiere; ihr Verzehr führt zum Tod. Das Gift (Rizin), ein wasserlöslicher Eiweißstoff, ist in den Rizinussamen in konzentrierter Form enthalten, wobei auch die restliche Pflanze als leicht giftig gilt. Kommerziell hergestelltes Rizinusöl enthält aber keinerlei Giftstoffe mehr.

1 Wärmen Sie 4 bis 5 Eßlöffel (50 ml) Rizinusöl in einem Kochtopf bis auf eine Temperatur an, die Sie auf der Haut gerade noch ertragen können.

2 Weichen Sie das Tuch etwa eine Minute lang in dem Öl ein, und drücken Sie überschüssiges Öl dann vorsichtig aus (das Tuch aber nicht auswringen – es sollte feucht bleiben).

3 Legen Sie das Tuch auf die Körperregion, die Sie behandeln möchten.

4 Nun decken Sie das Tuch mit Plastikfolie ab. (Wenn die Folie groß genug ist, können Sie sie um Ihren ganzen Körper herumwickeln, damit die Packung nicht verrutscht.)

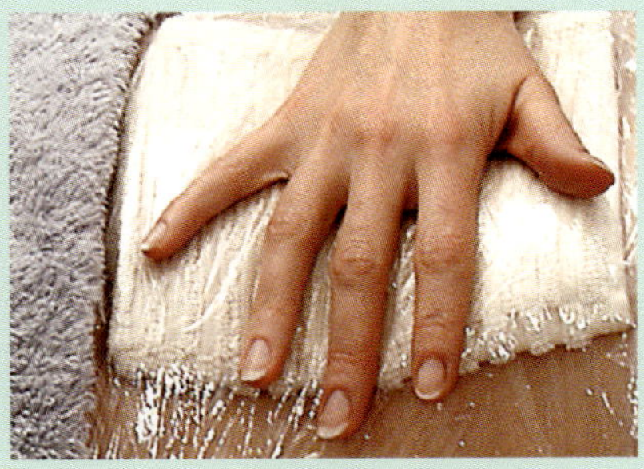

5 Legen Sie ein Handtuch und eine Wärmflasche oder Wärmepackung auf den zu behandelnden Körperbereich.

6 Bleiben Sie 30 bis 40 Minuten lang so liegen. Anschließend duschen Sie die behandelte Stelle ab.

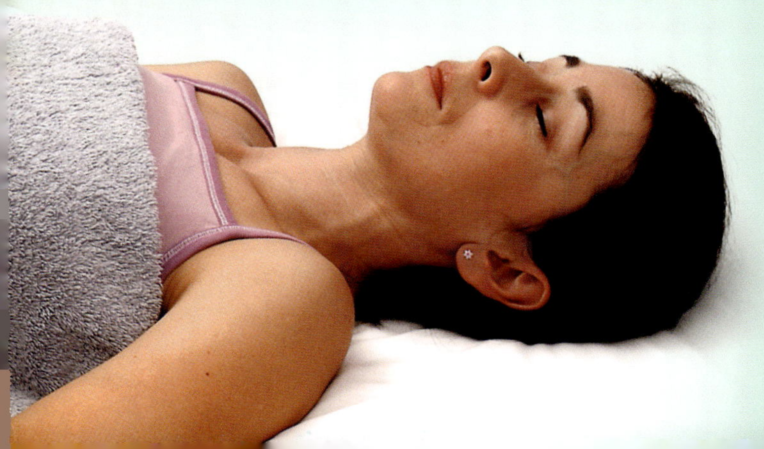

Trockenbürstmassagen

Der Körper scheidet Abfallstoffe über die Haut aus. Um das möglichst effektiv tun zu können, müssen Sie dafür sorgen, daß die Haut ihre Ausscheidungsfunktion ungehindert erfüllen kann. Nicht atmungsaktive Kleidungsstücke aus Chemiefasern und Antitranspiranzien wirken sich negativ aus; daher sollten Sie solches meiden. Außerdem können Sie Ihre Haut durch ein paar einfache Techniken zu einer besseren Funktion anregen, beispielsweise durch Trockenbürstmassagen. Dadurch werden abgestorbene Hautschuppen abgeschält, und der Blut- und Lymphfluß wird angeregt. Hinterher spüren Sie ein angenehmes, warmes Kribbeln auf der Haut, und mit der Zeit wird sie dadurch seidig glatt und jünger wirken.

WAS DAMIT BEHANDELT WERDEN KANN

Trockenbürstmassagen eignen sich gut für Menschen, deren Iris einen dunklen Hautrand aufweist, egal, ob sie Hautprobleme haben oder nicht. Solche Massagen unterstützen die Ausscheidung, entlasten die Nieren und sind ein wichtiger Bestandteil jedes allgemeinen Entgiftungsprogramms. Außerdem verbessern sie den Zustand der Haut, verleihen ihr wieder neuen Glanz und ein strahlend gesundes Aussehen. Trockenbürstmassagen kann man auch bei Hautentzündungen durchführen, solange man offene oder nässende Stellen ausspart.

KONTRAINDIKATIONEN

Bürsten Sie nicht über offene oder nässende Hautbereiche wie beispielsweise Ekzeme und auch nicht über von Akne befallene Körperpartien. Hervortretende Muttermale sollten ebenfalls ausgespart werden.

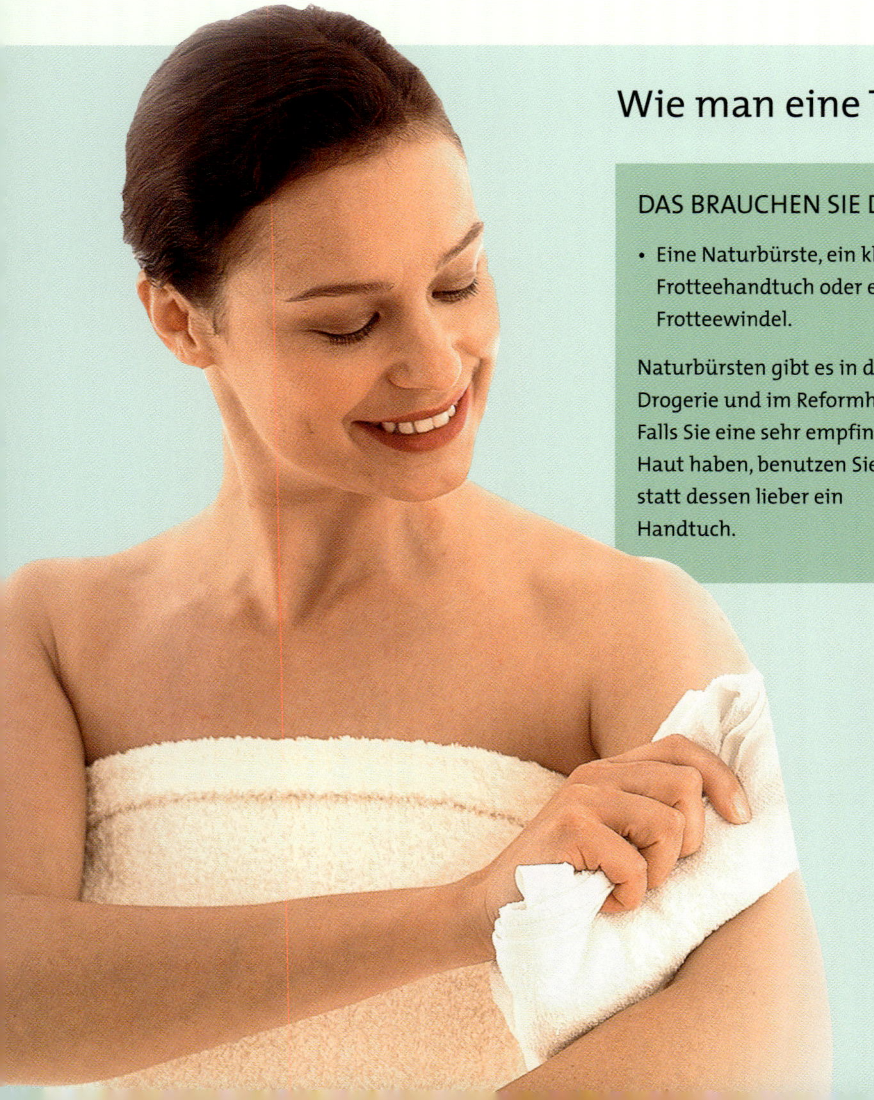

Wie man eine Trockenbürstmassage durchführt

DAS BRAUCHEN SIE DAZU

- Eine Naturbürste, ein kleines Frotteehandtuch oder eine Frotteewindel.

Naturbürsten gibt es in der Drogerie und im Reformhaus. Falls Sie eine sehr empfindliche Haut haben, benutzen Sie statt dessen lieber ein Handtuch.

Bürsten Sie einmal täglich Ihre ganze Haut leicht ab, am besten vor dem Duschen oder Baden. Bürsten Sie in kleinen Kreisen von den Extremitäten zum Herzen hin.

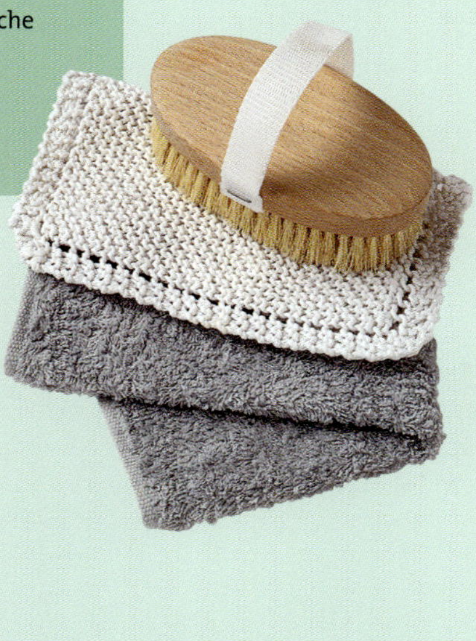

Viel Wasser trinken!

Ihr Körper besteht zu 70 Prozent aus Wasser, das ständig erneuert und ersetzt werden muß. Deshalb sollten Sie täglich ungefähr zwei Liter reines Wasser trinken; wenn Sie Alkohol, Kaffee, bestimmte Tees oder zucker- und kohlensäurehaltige Getränke zu sich nehmen, brauchen Sie noch mehr Wasser, um die austrocknende Wirkung solcher Getränke zu kompensieren. Eine sehr salzreiche Ernährung erhöht Ihren Flüssigkeitsbedarf ebenfalls.

Wenn Sie zur Zeit nicht genügend Wasser trinken, versuchen Sie, Ihren täglichen Wasserkonsum über einen Zeitraum von mehreren Wochen hinweg allmählich zu erhöhen, indem Sie sich immer ein bestimmtes Tagespensum vornehmen. Sobald Sie sich angewöhnt haben, mehr zu trinken, wird es Ihnen leicht fallen, diese Angewohnheit beizubehalten, und Sie werden den Flüssigkeitsmangel spüren, sobald Sie einmal weniger trinken.

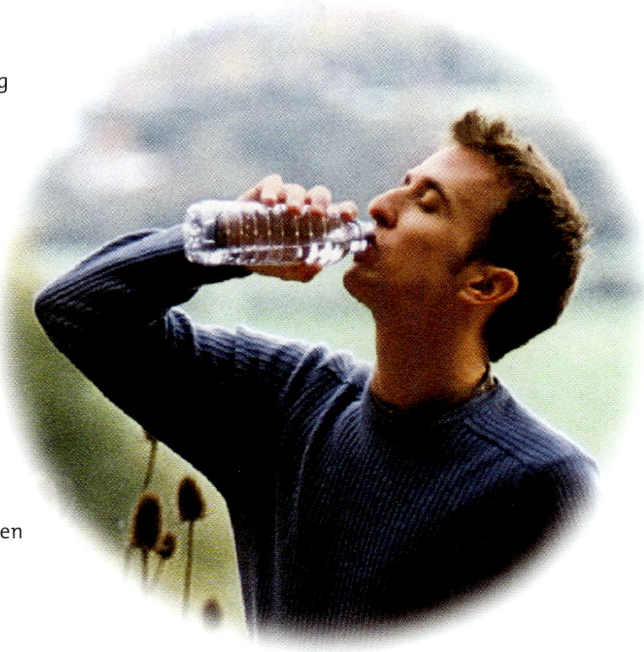

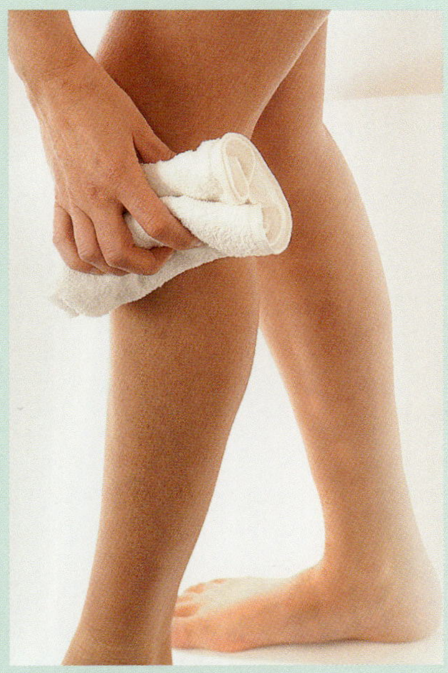

1 Beginnen Sie bei den Füßen, und arbeiten Sie sich an den Beinen hoch bis zum Gesäß.

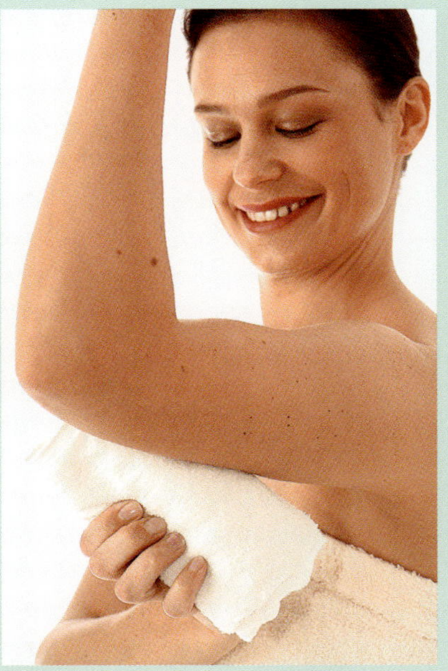

2 Dann bürsten Sie Ihre Arme. Beginnen Sie an den Händen, und arbeiten Sie sich bis zu den Schultern vor. Anschließend bürsten Sie rund um Ihren Brustkorb und umkreisen jede einzelne Brust von außen in Richtung Herz.

3 Sobald Sie beim Bauch angelangt sind, bürsten Sie ungefähr fünfmal in weiten Kreisen im Uhrzeigersinn rund um den Nabel.

4 Zum Schluß bürsten Sie sanft Ihr Gesicht: zuerst die Stirn, dann beide Seiten von oben nach unten. Bürsten Sie von innen nach außen über Ihre Wangenknochen und seitlich den Hals hinunter. Dann setzen Sie die Massage an Oberlippe und Kinn fort, und zwar von der Mitte nach außen, und fahren schließlich mit der Bürste den Nacken hinunter, der Richtung des Lymphflusses folgend.

Rückenmassage

Wenn Sie möchten, können Sie eine Naturbürste mit langem Stiel benutzen, um auch Ihren Rücken zu erreichen. Bürsten Sie von den Schultern nach unten, so weit Sie kommen.

Hydrotherapie

Wasseranwendungen regen den Kreislauf, aber auch die Ausscheidungsfunktion der Haut und anderer Körperorgane an. Daher ist Hydrotherapie eine sehr wirksame Ergänzung zu jedem Gesundheitsprogramm.

Die besten Resultate erzielen Sie mit täglichen Wasseranwendungen. Sie können den Wasserstrahl auf bestimmte behandlungsbedürftige Organe oder Körperteile richten, zum Beispiel auf ein schmerzendes Gelenk oder eine gestaute Leber oder Niere. Schon durch die Anregung des Blutkreislaufs in diesen Bereichen können Sie die Selbstheilungskräfte Ihres Körpers in die gewünschte Richtung lenken. Sauna- und Dampfbäder mit anschließenden kalten Güssen sind ebenfalls ein wichtiger Bestandteil der Hydrotherapie. In manchen Bädern gibt es spezielle Schläuche, mit denen man einen Hochdruckwasserstrahl auf bestimmte Körperpartien richten kann.

WAS DAMIT BEHANDELT WERDEN KANN

Hydrotherapie kann einen wichtigen Bestandteil eines allgemeinen Entgiftungsprogramms bilden. Es lassen sich damit aber auch alle möglichen lokalen Probleme behandeln, von der Leberstauung bis hin zur Arthritis. Bei chronischen Entzündungen wirkt sie besonders gut. Arthritischen Gelenken tut nicht nur die Kreislaufanregung gut; auch Schmerzen lassen sich lindern. Man kann den Wasserstrahl direkt auf bestimmte Stellen (auch auf Leber, Nieren und andere innere Organe) richten, um die Durchblutung in diesen Bereichen anzuregen.

KONTRAINDIKATIONEN

Überbewegliche Gelenke sollten nicht überwärmt und rheumatische Gelenke nicht zu sehr gekühlt werden. Wenn Sie unter solchen Problemen leiden, verwenden Sie lieber warmes/kühles Wasser. Mit der Zeit wird der Zustand Ihrer Gelenke sich verbessern, und Sie werden mehr Hitze beziehungsweise Kälte vertragen, wenn Sie die Wasseranwendungen regelmäßig praktizieren.

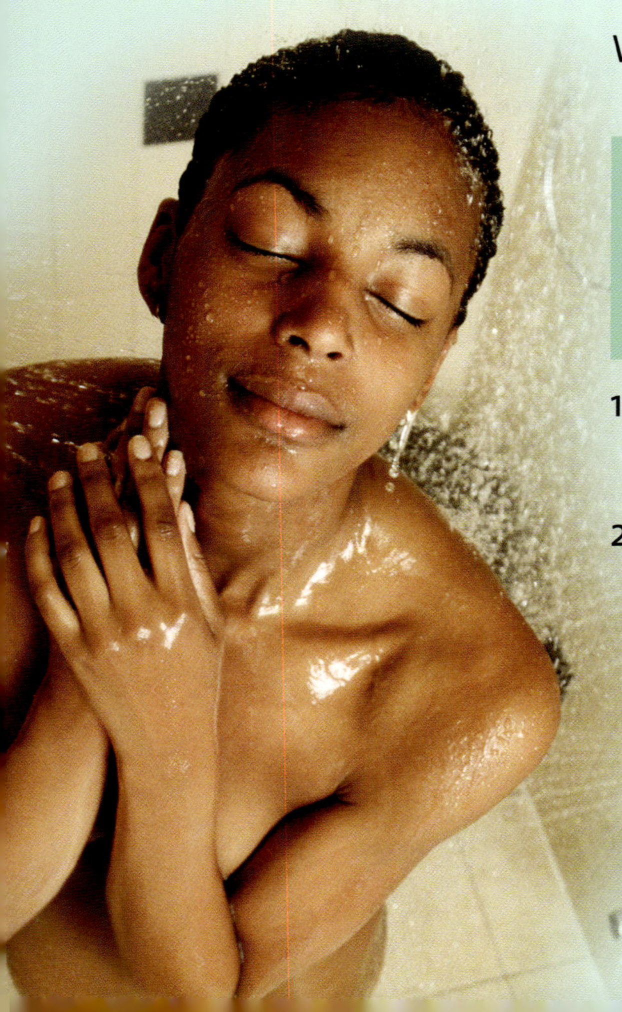

Wie man Hydrotherapie praktiziert

DAS BRAUCHEN SIE DAZU

- Eine Dusche (oder eine Badewanne mit Duschbrause) mit heißem und kaltem Wasser.

1 Begeben Sie sich im Anschluß an die Trockenbürstmassage (siehe Seite 110) in Ihre Duschkabine oder Badewanne.

2 Duschen Sie den ganzen Körper mit Wasser ab, das so heiß sein sollte, wie Sie es für 30 Sekunden bis eine Minute aushalten können.

3 Anschließend duschen Sie Ihren Körper 30 Sekunden bis eine Minute lang so kalt wie möglich ab.

4 Wiederholen Sie diese Wechseldusche mehrmals: Jeder kalte und jeder heiße Guß sollte jeweils 30 Sekunden bis eine Minute dauern. Wenn Sie mit gemäßigten Temperaturen beginnen, werden Sie bald feststellen, daß Sie allmählich immer heißere und kältere Duschen vertragen.

5 Beenden Sie die Wechseldusche möglichst mit einer Kaltwasseranwendung. (Nur wenn Sie unter Rheuma oder Arthritis leiden, ist es besser, mit einem warmen Guß zu enden.)

Darmreinigung

Ohne Berücksichtigung der Därme, unseres Hauptausscheidungskanals, wäre jedes Entgiftungsprogramm unvollständig. Die Darmreinigung mit Heilpflanzen, Einläufen oder Kolon-Hydro-Therapie kann ein wichtiger Bestandteil eines Heilungsprogramms sein. Allerdings sollten Sie vorher professionellen Rat einholen.

Gesunde Därme sind eine Grundvoraussetzung für die Gesundheit unseres ganzen Organismus. Giftstoffe, die im Darm zurückgehalten werden, können in die umliegenden Gewebe und ins Blut übergehen, andere Organe schädigen und viele Beschwerden wie beispielsweise Müdigkeit, Kopfschmerzen, Kreislauf-, Menstruations- und hormonelle Probleme, aber auch Störungen des Immunsystems verursachen. Deshalb ist eine gründliche Darmreinigung so wichtig.

Der erste Schritt auf dem Weg zu einer guten Darmgesundheit ist ausreichende Flüssigkeitszufuhr. Erwachsene Menschen sollten mindestens zwei Liter Wasser täglich trinken. Bei einer Darmreinigung ist es ganz besonders wichtig, genügend Flüssigkeit zu sich zu nehmen. Eine der Funktionen des Dickdarms besteht darin, dem Stuhl Wasser zu entziehen, das unser Organismus dann wieder verwerten kann. Wenn wir zuwenig Wasser trinken, wird unser Stuhl hart und trocken, was die Ausscheidung erschwert.

Der Nahrungsbrei sollte für seine Reise durch den Körper etwa zehn bis zwölf Stunden brauchen. Ideal ist es, pro Mahlzeit mindestens einmal Stuhlgang zu haben.

Darmreinigungsprogramme auf Heilpflanzenbasis bestehen aus abführenden Kräutern, die die für die Darmperistaltik zuständigen Muskeln anregen, sowie Schleimstoffen und reizlindernden Mitteln, die die Darmschleimhäute beruhigen und das Stuhlvolumen erhöhen. Außerdem setzen wir auch noch Ingredienzen zur Absorption von Stuhlresten und sonstigen Substanzen ein, die an den Innenwänden der Därme oder in kleinen Aussackungen (Divertikeln) haftenbleiben. (Solche Aussackungen entwickeln sich bei den meisten Menschen in höherem Lebensalter.)

WAS DAMIT BEHANDELT WERDEN KANN

Stauungszustände, systemische Vergiftung, Verstopfung, Leberstauung, Menstruationsprobleme, Kopfschmerzen, Hals- und Nasennebenhöhlenprobleme.

KONTRAINDIKATIONEN

Bei ernsthaften Erkrankungen sollten Sie einen Arzt oder Heilpraktiker zu Rate ziehen. Bei einer entzündlichen Darmerkrankung wie beispielsweise Colitis ulcerosa ist das komplette Darmreinigungsprogramm möglicherweise nicht für Sie geeignet.

WICHTIGE INGREDIENZEN

Holen Sie vor der Durchführung einer Darmreinigung professionellen Rat ein. Kapseln zum Abführen oder ein Mittel zur Absorption von Verunreinigungen im Darm können Sie auch selbst herstellen. Für die Abführkapseln brauchen Sie:

- Aloe-, Faulbaumrinden-, Sennesblätter-, Ingwer-, Cayennepfeffer-, Knoblauch- und Berberitzenwurzelrindenpulver. Diese Pflanzen regen die Darmperistaltik an, schaffen ein gesundes Milieu im Verdauungstrakt, dämmen die Candida-Besiedlung des Darms ein und regen die Immunabwehr Ihres Körpers an.

Für die Mixtur zur Absorption von Verunreinigungen im Darm benötigen Sie:

- Flohsamenhülsen, Leinsamen, Fenchelsamen, Ulmenrinde, Eibischwurzel, Aktivkohle, Bentonit oder französische grüne Tonerde und Apfelpektin (alles pulverisiert). Dieses Pulver absorbiert toxische Substanzen, so daß sie ausgeschieden werden können.

Einläufe

Einläufe kann man als heilende Maßnahme und Bestandteil eines Genesungsprogramms, aber auch zur Vorbeugung durchführen. Regelmäßig praktiziert, können sie den Organismus kräftigen und reinigen, die Abwehrkräfte und die allgemeine Belastbarkeit stärken. Allerdings sind sie kein Ersatz für den natürlichen Stuhlgang. Wenn Sie Ihren Darm nicht regelmäßig auf natürliche Weise entleeren können, sollten Sie einen naturheilkundigen Arzt oder einen Darmspezialisten zu Rate ziehen.

Einen Irrigator für Einläufe zu Hause können Sie in der Apotheke kaufen; es ist jedoch wichtig, vorher einen ausgebildeten Arzt oder Heilpraktiker um Rat und Anleitung zu bitten.

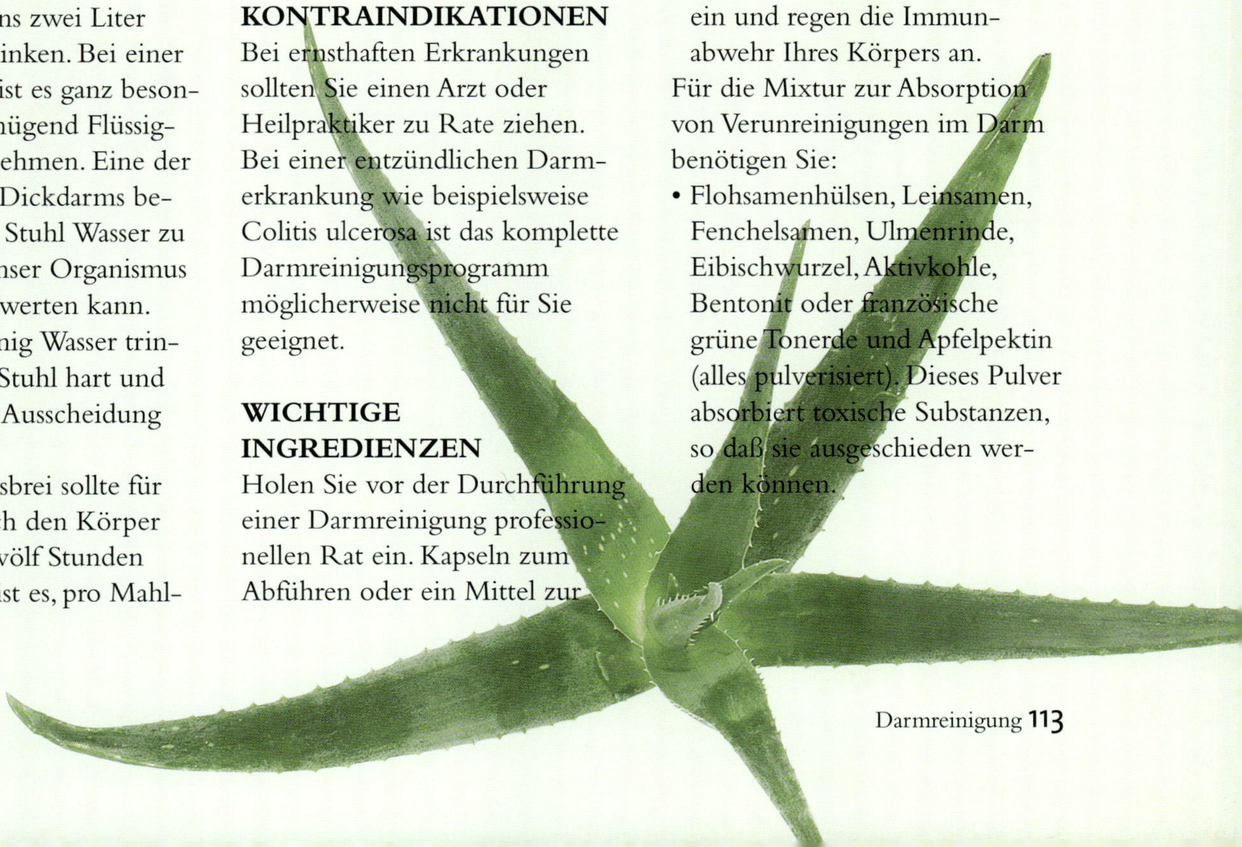

Nierenspülung

Dieses erprobte und bewährte naturheilkundliche Verfahren ist eine einfache und doch wirksame Methode zur Entgiftung der Nieren. Sie können es regelmäßig jeden Morgen durchführen oder auch nur dann praktizieren, wenn Sie morgens das Gefühl haben, eine zusätzliche Reinigung und Entgiftung zu benötigen, also zum Beispiel, wenn Sie sich müde und träge fühlen. Morgens entgiftet Ihr Körper sich ohnehin ganz automatisch und auf natürliche Weise. Sie werden feststellen, daß diese Nierenspülung Sie anregt und belebt. Wichtig ist, sie auf nüchternen Magen durchzuführen.

WAS DAMIT BEHANDELT WERDEN KANN
Allgemeine Stauungszustände, Nasennebenhöhlenentzündungen, Wasseransammlungen im Gewebe, leichte Arthritis oder leichten Rheumatismus und Durchblutungsstörungen.

KONTRAINDIKATIONEN
Wenn Sie öfter unter einem übersäuerten Magen und Reflux leiden, können Zitronen dieses Problem verschlimmern. Dann sollten Sie nur eine halbe Zitrone verwenden oder statt dessen auf Apfelessig zurückgreifen.

Zubereitung der Nierenspülung

DAS BRAUCHEN SIE DAZU

- 2 Zitronen oder eine Zitrone und eine Limette, am besten ungewachst und aus biologischem Anbau
- Einen Entsafter
- Einen Viertelliter reines Wasser (kalt oder heiß)
- Cayennepfeffer oder Cayennepfeffertinktur
- Ahornsirup zum Süßen, falls erwünscht

1 Geben Sie die ganzen Zitrusfrüchte in den Entsafter. Deren Schale und Fleisch enthalten viele wertvolle ätherische Öle und beugen einem übersäuerten Magen vor, der nach dem Genuß solcher Früchte sonst droht.

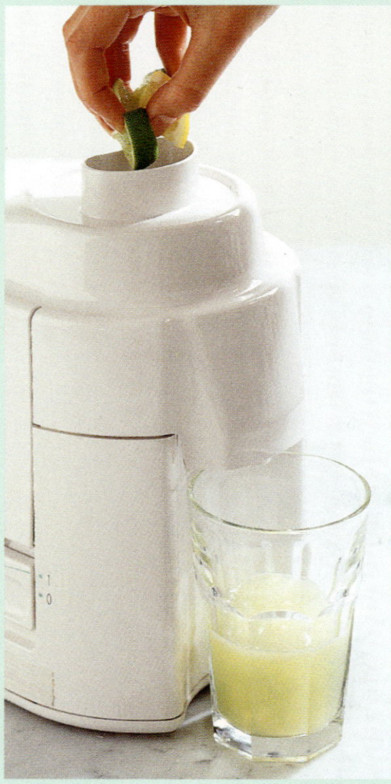

2 Vermischen Sie den Saft mit mindestens einem Viertelliter reinem Wasser, das heiß oder kalt sein kann.

3 Fügen Sie zehn Tropfen Cayennepfeffertinktur oder eine Prise Cayennepfeffer hinzu. Wenn Sie das Getränk süßen möchten, verwenden Sie dazu weder Zucker noch Honig,

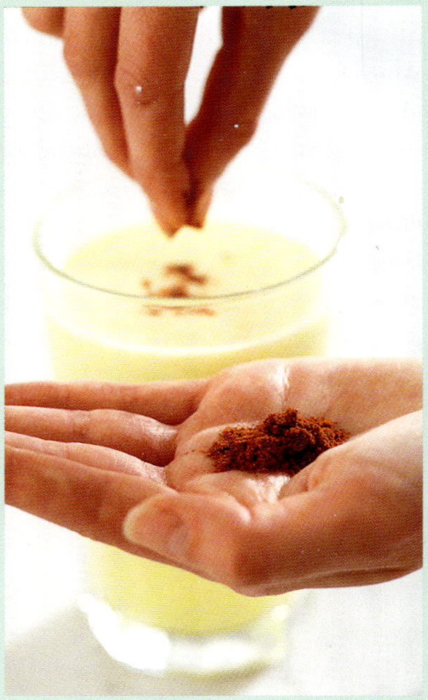

sondern Ahornsirup aus biologischem Anbau.

4 Essen Sie erst eine halbe Stunde nach der Nierenspülung etwas.

Leberspülung

Mit diesem morgendlichen Getränk können Sie die Leber entgiften, indem Sie die Produktion und den Fluß von Galle durch die Gallenwege in den Verdauungstrakt anregen. Hinterher werden Sie sich leichter fühlen und mehr Energie haben. Außerdem unterstützt die Leberspülung Immunsystem und Verdauung und hilft dem Organismus, sich besser gegen bakterielle oder Virusinfektionen zu wehren.

Trinken Sie die Leberspülung morgens als allererstes, noch ehe Sie etwas gegessen haben. Anfangs werden Sie sich vielleicht ein bißchen schwach oder flau im Magen fühlen oder leichte Kopfschmerzen bekommen – das ist das Resultat einer vorübergehenden Hypoglykämie (eines zu niedrigen Blutzuckerspiegels), weil Sie nicht zur gewohnten Zeit gefrühstückt haben. Doch wenn Sie die Leberspülung regelmäßig praktizieren, werden Sie sich daran gewöhnen. Der in der Spülung enthaltene Knoblauch ist ein wunderbares Heilmittel für die Bauchspeicheldrüse, denn er korrigiert Blutzuckerspiegelschwankungen und regt die Ausschüttung von Verdauungsenzymen an.

Ehe Sie mit der Leberspülung beginnen, sollten Sie erst einmal ein paar Tage lang die Nierenspülung praktizieren. Anschließend führen Sie fünf Tage hintereinander jeden Morgen die Leberspülung durch, pausieren dann zwei Tage und legen noch fünf weitere Leberspülungstage ein. Sie können diese Spülung jederzeit wiederholen, wenn Sie sich ein bißchen müde und träge fühlen oder zu übermäßig gegessen oder getrunken haben, oder auch regelmäßig zu jedem Jahreszeitenwechsel, weil solche Übergangszeiten den Organismus normalerweise besonders stark belasten.

WAS DAMIT BEHANDELT WERDEN KANN

Allgemeine Stauungszustände, Völlegefühl und aufgeblähter Bauch, geschwächte Immunabwehr, Menstruationsprobleme, Allergien, häufige Kopfschmerzen (im letzteren Fall sollten Sie aber vorher ärztlich abklären lassen, ob keine ernstere Ursache dahintersteckt).

KONTRAINDIKATIONEN

Bei Gallensteinen oder einer Lebererkrankung wie beispielsweise Hepatitis sollten Sie vor der Leberspülung einen Arzt oder Heilpraktiker um Rat fragen. Sie dürfen die Spülung auch während der Schwangerschaft durchführen, sollten dann aber statt des Entgiftungstees einen einfachen Kräutertee (am besten Pfefferminztee) verwenden.

Zubereitung der Leberspülung

DAS BRAUCHEN SIE DAZU

- 1 Zitrone
- 1 Viertelliter frisch gepreßten Apfelsaft (biologischer Anbau)
- 1 Eßlöffel kaltgepreßtes natives Olivenöl
- 1 Knoblauchzehe
- 1 kleines Stück frische Ingwerwurzel
- Entgiftungskräutertee (siehe Seite 117)

- Essen Sie vor der Leberspülung nichts.
- Geben Sie die ganze Zitrone in den Entsafter.
- Zerdrücken Sie die Knoblauchzehe und schneiden Sie sie klein.
- Reiben Sie den Ingwer.
- Geben Sie alle Zutaten in den Mixer und mischen Sie sie.
- Trinken Sie die Mischung langsam.
- Bereiten Sie den Entgiftungskräutertee zu.
- Beginnen Sie eine Viertelstunde nach der Leberspülung, mindestens zwei Becher des Tees in kleinen Schlucken zu trinken (etwa eine Stunde lang). Essen Sie nach Beginn dieser Maßnahme zwei Stunden lang nichts. Auch hinterher sollten Sie nur ein leichtes Frühstück (am besten Obst) zu sich nehmen.

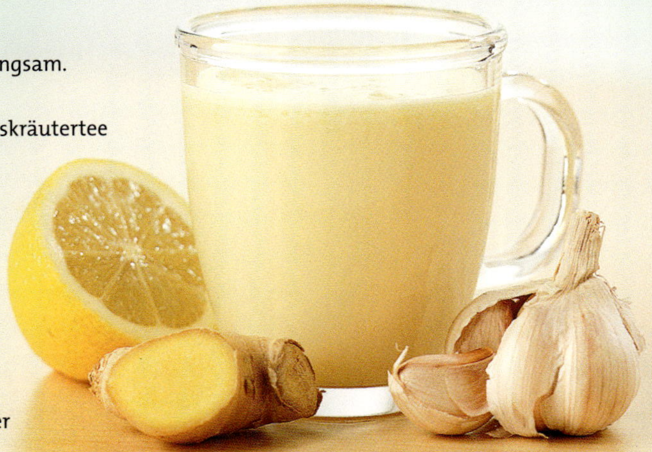

Kräuterzubereitungen

Aufgüsse, Abkochungen, Tinkturen und Tees haben ein breites Anwendungsgebiet. Die Zubereitungsmethoden sind immer die gleichen, unabhängig vom Iristyp. Mit jedem dieser Verfahren kann man die heilenden Substanzen des betreffenden Pflanzenteils besonders gut extrahieren.

WAS DAMIT BEHANDELT WERDEN KANN
Sie finden in diesem Buch immer wieder Empfehlungen für verschiedene Kräuterzubereitungen, je nachdem, was für eine Konstitution und was für Probleme Sie haben. Der Entgiftungskräutertee wird zusammen mit der Leberspülung (siehe Seite 115) eingenommen. Sie können ihn aber auch als allgemeine Maßnahme gegen Stauungszustände, Wasseransammlungen im Gewebe, Immunschwäche und Blähungen anwenden.

KONTRAINDIKATIONEN
Wenn Sie schwanger sind, sollten sie den Entgiftungstee nicht trinken, und falls Sie unter zu hohem Blutdruck leiden, lassen Sie die Lakritzwurzel weg. Halten Sie sich ansonsten an die Empfehlungen an den betreffenden Stellen im Buch.

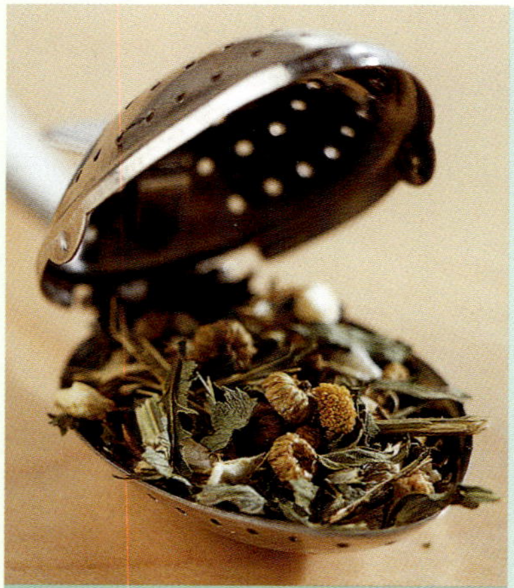

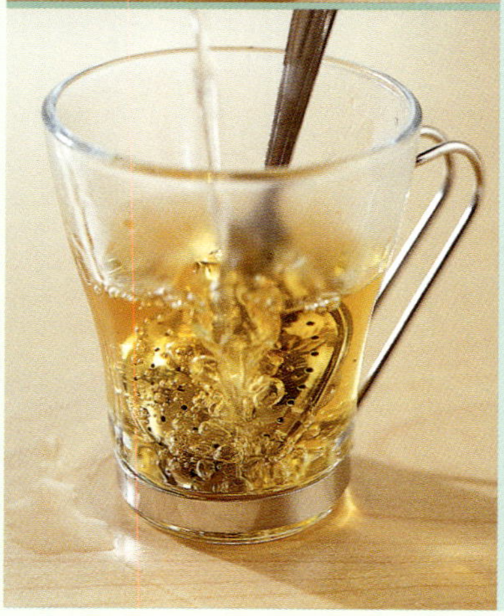

Aufguß

Dieses Zubereitungsverfahren eignet sich für getrocknete Blätter, Blüten und alle oberen Pflanzenteile.

1 Geben Sie 1 Teelöffel getrocknetes Kraut in einen Tee-Einsatz oder ein Tee-Ei.

2 Geben Sie den Einsatz in eine Teetasse, und gießen Sie sprudelnd kochendes Wasser darüber.

3 Lassen Sie den Tee 10 Minuten ziehen, und trinken Sie ihn dann.

Sie können auch 1 Dessertlöffel voll getrocknetes Kraut in eine Teekanne mit ½ Liter kochendem Wasser geben, den Tee wie oben beschrieben ziehen lassen und anschließend trinken.

Abkochung

Diese Methode eignet sich für Wurzeln, Samen, Rinde und Beeren.

1 Geben Sie 1 Dessertlöffel voll getrocknetes Kraut in einen Kochtopf.

2 Bringen Sie das Kraut mit ½ Liter Wasser zum Kochen, und lassen Sie es 10–15 Minuten lang sieden.

3 Seihen Sie die Flüssigkeit ab, und trinken Sie den Absud.

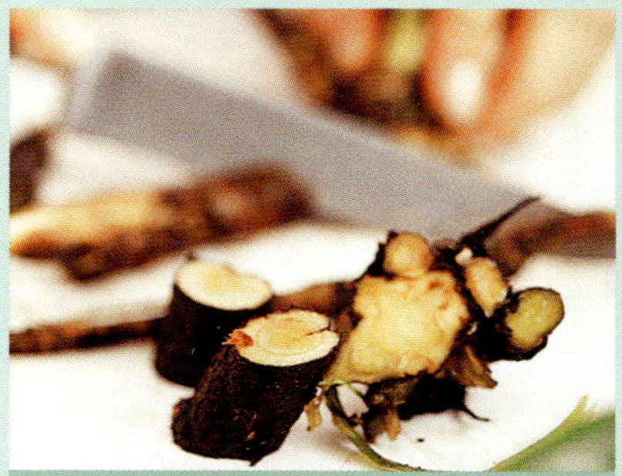

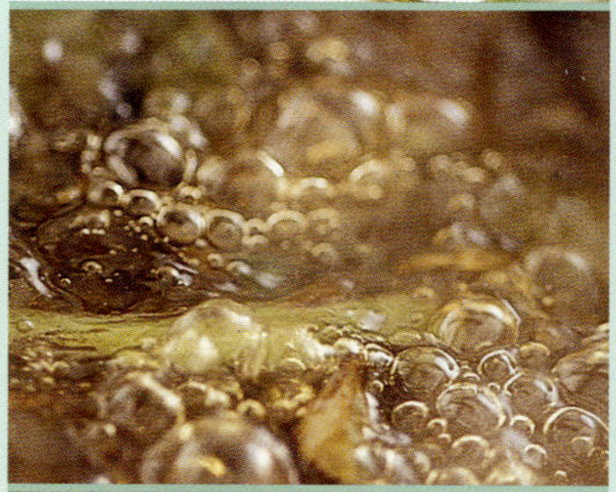

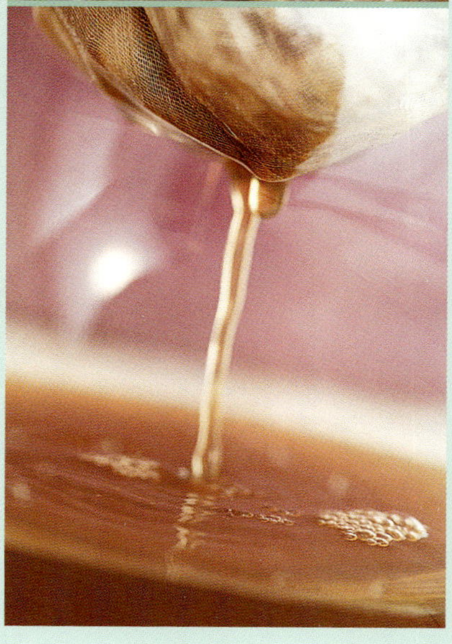

Tinkturen und Flüssigextrakte

Dabei handelt es sich um stark konzentrierte Alkohol- und Wasserextrakte. Man bekommt sie in allen größeren Apotheken und Kräuterhandlungen. Die Dosierung hängt von der Stärke des Extrakts ab, doch als grobe Richtlinie gilt: dreimal täglich einen Teelöffel für Tinkturen, dreimal täglich einen halben Teelöffel für Flüssigextrakte.

Entgiftungskräutertee

DAS BRAUCHEN SIE DAZU

- 1 gehäuften Dessertlöffel von allen oder einigen der folgenden Kräuter: Pfefferminze, Fenchelsamen, frische Ingwerwurzel, Brennesselblätter, Wurzel von Krausem Ampfer, Löwenzahnwurzel, Klettenwurzel, Rotkleeblüten, Bockshornklee, Gewürznelken, Lakritzwurzel, Orangenschalen, Lapacho, Wacholderbeeren, Kardamomkapseln
- 1 Liter Wasser

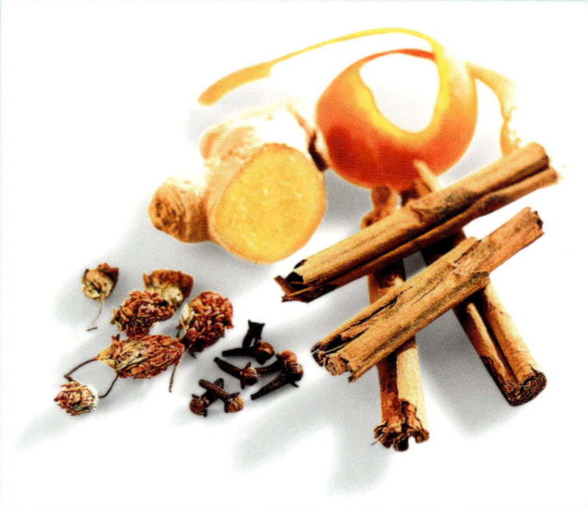

1 Lassen Sie die Kräuter entweder 15 Minuten in heißem Wasser ziehen, oder geben Sie, um eine stärkere Wirkung zu erzielen, 1 gehäuften Dessertlöffel voll in einen Kochtopf.

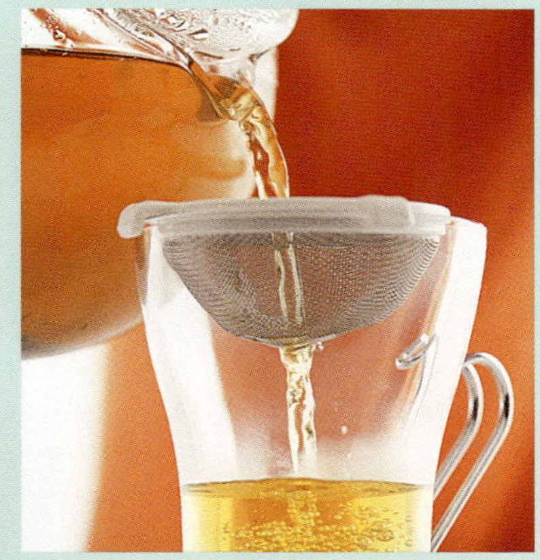

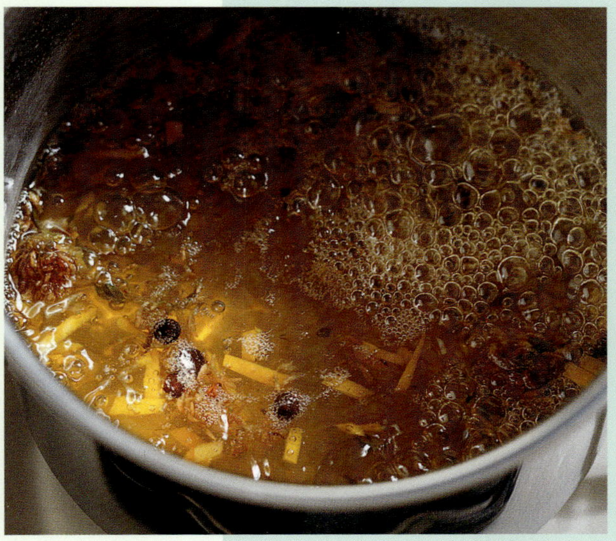

2 Fügen Sie 1/2 Liter Wasser hinzu, bringen Sie das Ganze zum Kochen, und lassen Sie es 10 Minuten sieden.

3 Seihen Sie das Wasser ab, geben Sie die Kräuter zusammen mit einem weiteren halben Liter Wasser in den Topf, und wiederholen Sie das Ganze.

Trinken Sie diesen Tee nicht während der Schwangerschaft. Bei zu hohem Blutdruck sollten Sie die Lakritzwurzel weglassen.

Tiefenatmung

Tiefes Atmen trägt nicht nur dazu bei, sich ausgeglichen und voller Energie zu fühlen, sondern hält auch die Lymphe im Fluß. Unser Hauptlymphgefäß ist der Milchbrustgang, der direkt durch das Zwerchfell führt. Da sich das Zwerchfell bei jedem Atemzug bewegt, wird der Milchbrustgang dadurch massiert, und die Lymphe zirkuliert durch den ganzen Organismus. Die meisten Menschen atmen flach und nur mit der Brust. Dadurch wird der Körper nicht nur unzureichend mit Sauerstoff versorgt, sondern es hat zusätzlich den Nachteil, daß das Zwerchfell nicht an der Atmung beteiligt ist.

Mit ein bißchen Disziplin läßt sich die Tiefenatmung selbst in das hektischste Leben einbauen. Am wichtigsten ist es, daß Sie es sich dabei bequem machen. Man kann sie im Sitzen, Liegen oder Stehen praktizieren. Falls Sie dabei stehen möchten, achten Sie darauf, sich gerade hinzustellen, die Füße hüftbreit auseinander, die Knie nicht durchgedrückt, sondern ganz entspannt; die Arme hängen locker an den Seiten herab.

VISUALISATION

Stellen Sie sich beim Einatmen vor, wie Ihr Körper sich mit weißem oder goldenem Licht füllt, das bis in Ihr tiefstes Inneres eindringt. Beim Ausatmen visualisieren Sie, wie alle Spannungen und Blockaden, sämtliche Gifte und Stauungen und alles Negative aus Ihnen herausfließen.

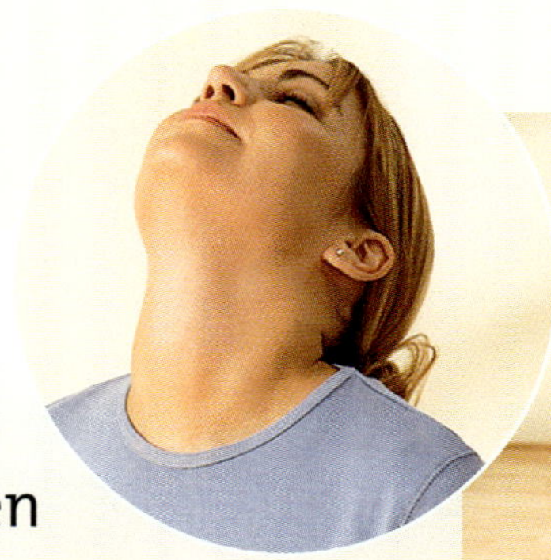

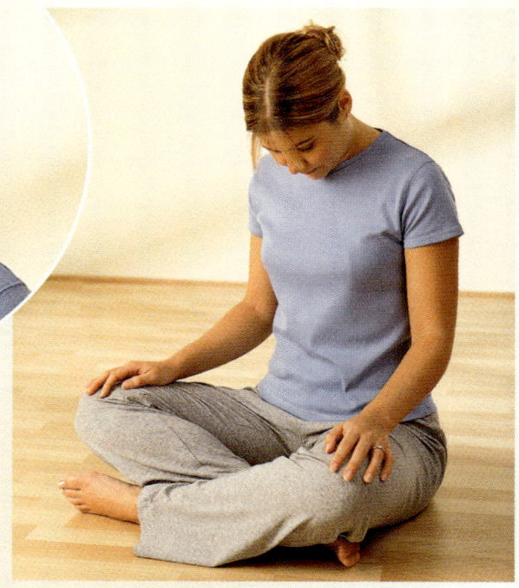

Im Sitzen

1 Entspannen Sie zunächst Ihren ganzen Körper. Drehen Sie den Kopf zuerst nach rechts, dann nach links; drücken Sie das Kinn zur Brust hin und dann zur Decke.

2 Lassen Sie Ihre Schultern rückwärts und vorwärts kreisen.

3 Kippen Sie Ihr Becken vor und zurück.

4 Strecken Sie die Beine aus, und bewegen Sie die Füße vor und zurück.

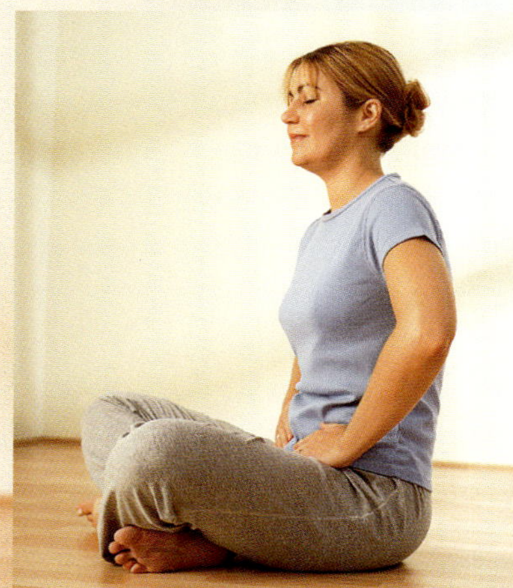

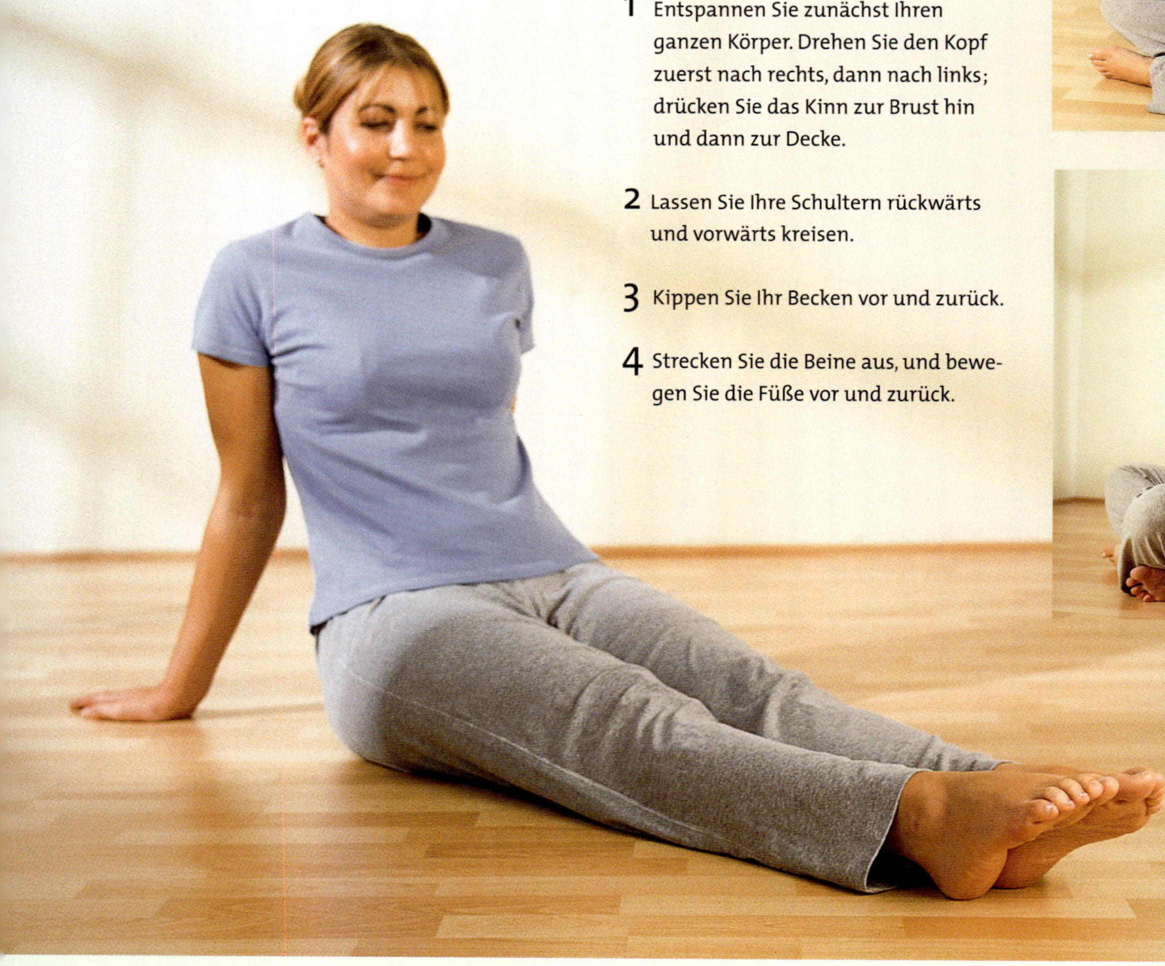

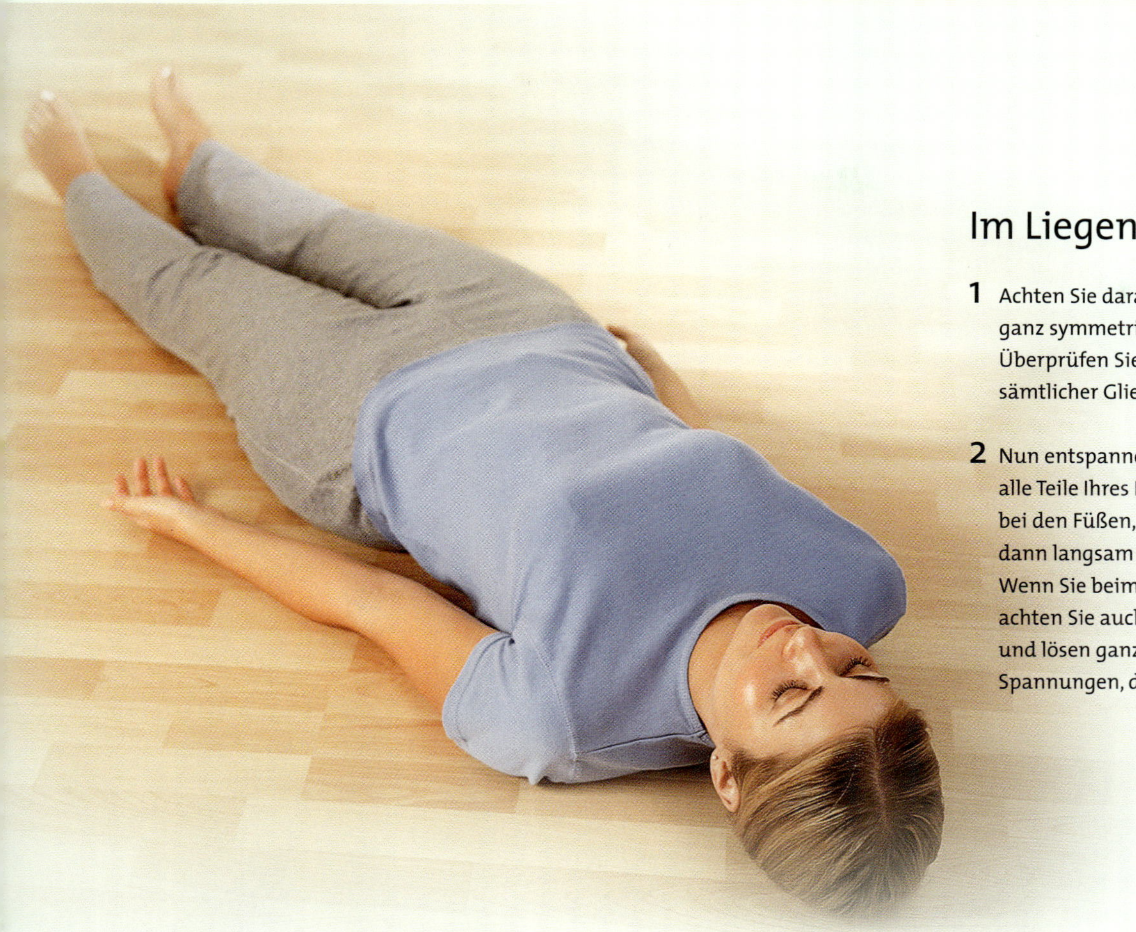

Im Liegen

1 Achten Sie darauf, daß Ihr Körper ganz symmetrisch ausgerichtet ist. Überprüfen Sie dazu die Lage sämtlicher Gliedmaßen und Muskeln.

2 Nun entspannen Sie nacheinander alle Teile Ihres Körpers. Beginnen Sie bei den Füßen, und arbeiten Sie sich dann langsam bis nach oben vor. Wenn Sie beim Kopf angelangt sind, achten Sie auch auf Augen und Hals und lösen ganz bewußt sämtliche Spannungen, die Sie dort spüren.

So wird es gemacht

1 Beginnen Sie langsam und gleichmäßig einzuatmen, und ziehen Sie die Atemluft dabei tief in Ihren Bauch hinein. Legen Sie die Hände auf den Bauch, um zu spüren, wie er sich beim Einatmen hebt.

2 Atmen Sie weiter ein, bis die Atemluft im oberen Teil Ihres Brustkorbs angekommen ist. Halten Sie den Atem nicht an.

3 Nun lassen Sie die Atemluft langsam und natürlich wieder ausströmen, ohne sich dabei anzustrengen.

4 Wiederholen Sie das mindestens zehnmal pro Sitzung, und praktizieren Sie diese Tiefenatmung so oft, wie Sie das Bedürfnis danach haben. Hinterher sollten Sie sich regeneriert, belebt und voller Energie fühlen.

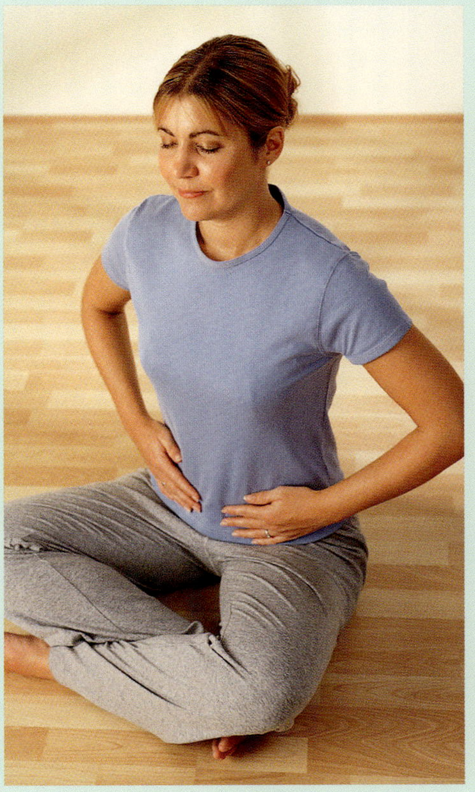

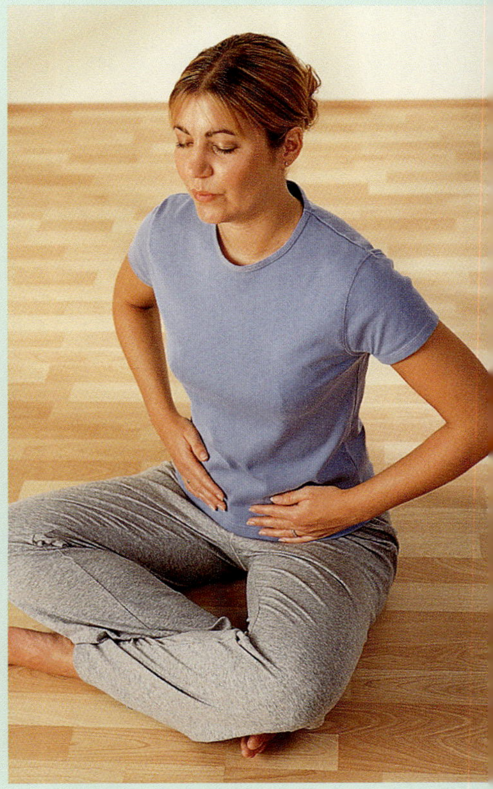

Dehnübungen

Mit diesen Übungen können Sie Ihren Körper von Anspannungen befreien und gleichzeitig Ihren Geist beschäftigen. Dehnübungen können vor allem dem Widerstandstyp helfen, seinen Koffein- und Zuckerkonsum zu reduzieren: Machen Sie die Übungen immer dann, wenn Sie Heißhunger auf Süßes oder Durst auf koffeinhaltige Getränke verspüren.

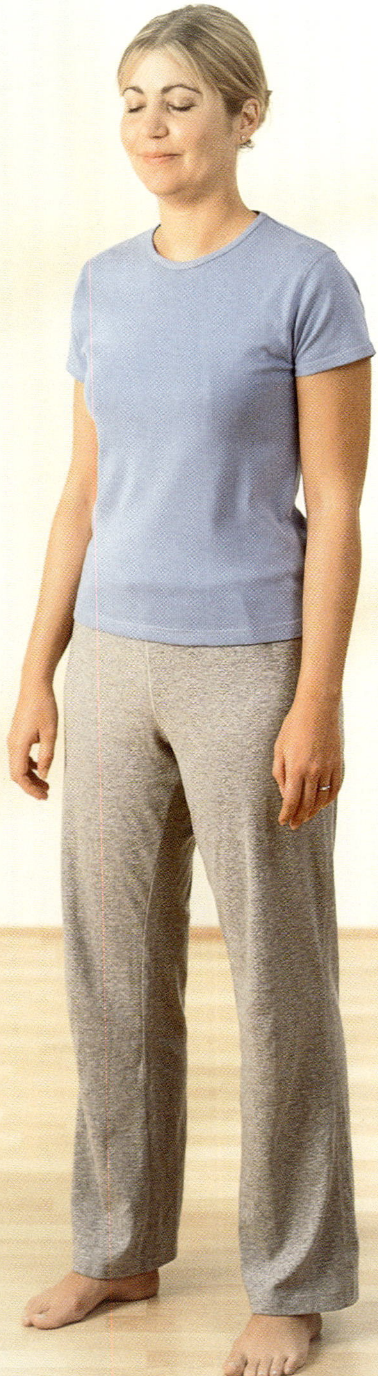

So wird es gemacht

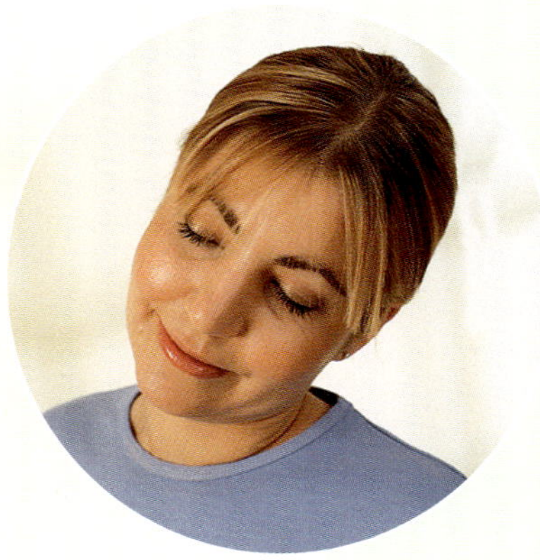

1 Stehen Sie auf. Dehnen Sie zunächst Nacken und Kopfbereich, indem Sie Ihren Kopf von links nach rechts rollen.

2 Ziehen Sie die Schultern so weit hoch, wie Sie können, und lassen Sie sie dann wieder sinken. Wiederholen Sie das mehrmals, und lassen Sie die Schultern anschließend ein paarmal vorwärts und rückwärts kreisen.

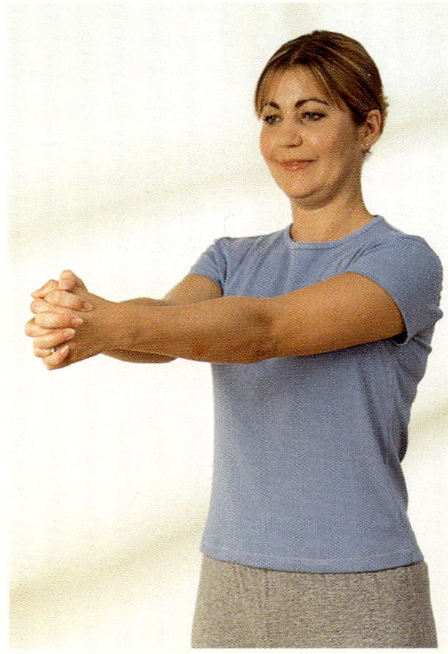

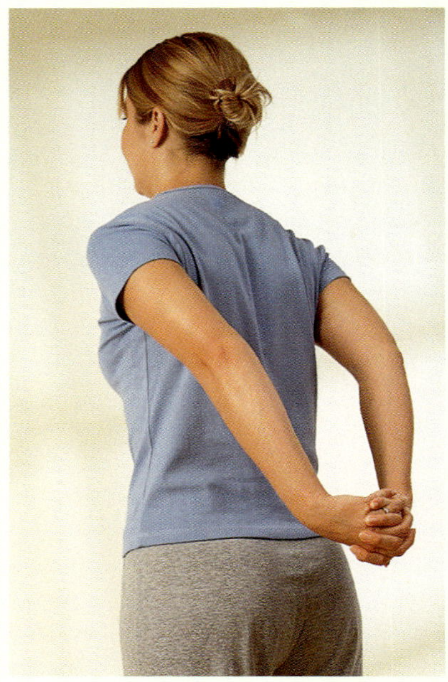

3 Verschränken Sie die Hände vor dem Bauch, und ziehen Sie sie nach vorn. Achten Sie darauf, wie der obere Teil Ihres Rückens dabei gedehnt wird. Dann verschränken Sie die Hände hinter dem Rücken und ziehen sie sanft nach hinten. Das dehnt den oberen Bereich Ihres Brustkorbs.

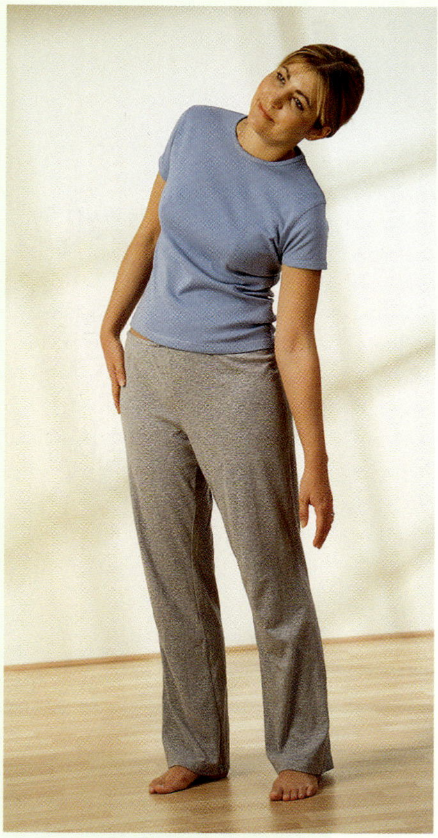

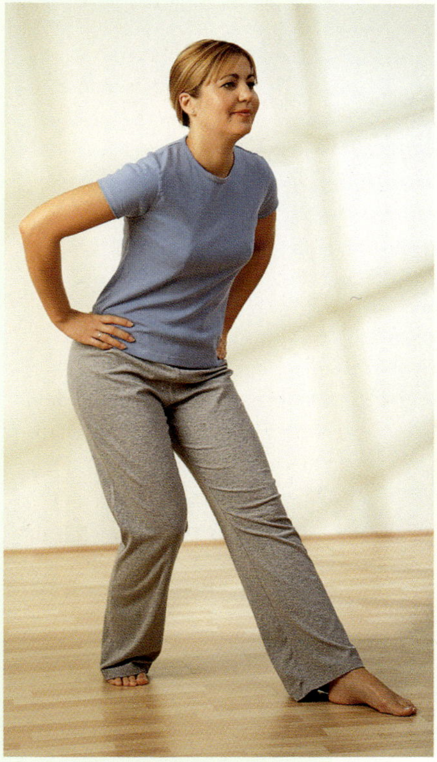

4 Als nächstes beugen Sie sich nach einer Seite und lassen die Finger dabei an der Außenseite Ihres Oberschenkels entlanggleiten, so weit es geht, ohne unangenehm zu sein. Dann neigen Sie sich zur anderen Seite.

5 Lassen Sie die Hüften ein paarmal kreisen, zuerst in die eine, danach in die andere Richtung.

6 Strecken Sie ein Bein gerade vor sich aus, während Sie das andere beugen. Neigen Sie sich nach vorn über das gestreckte Bein, und spüren Sie, wie die Hinterseite Ihres Oberschenkels und Ihrer Wade dabei gedehnt wird. Wiederholen Sie das gleiche auf der anderen Seite.

7 Zuletzt lassen Sie den Oberkörper vornüberhängen; Ihre Knie sind dabei ganz entspannt, Arme und Hände hängen locker nach unten. Atmen Sie ein paar Sekunden lang tief durch, und entspannen Sie sich. Zum Schluß trinken Sie ein großes Glas Wasser.

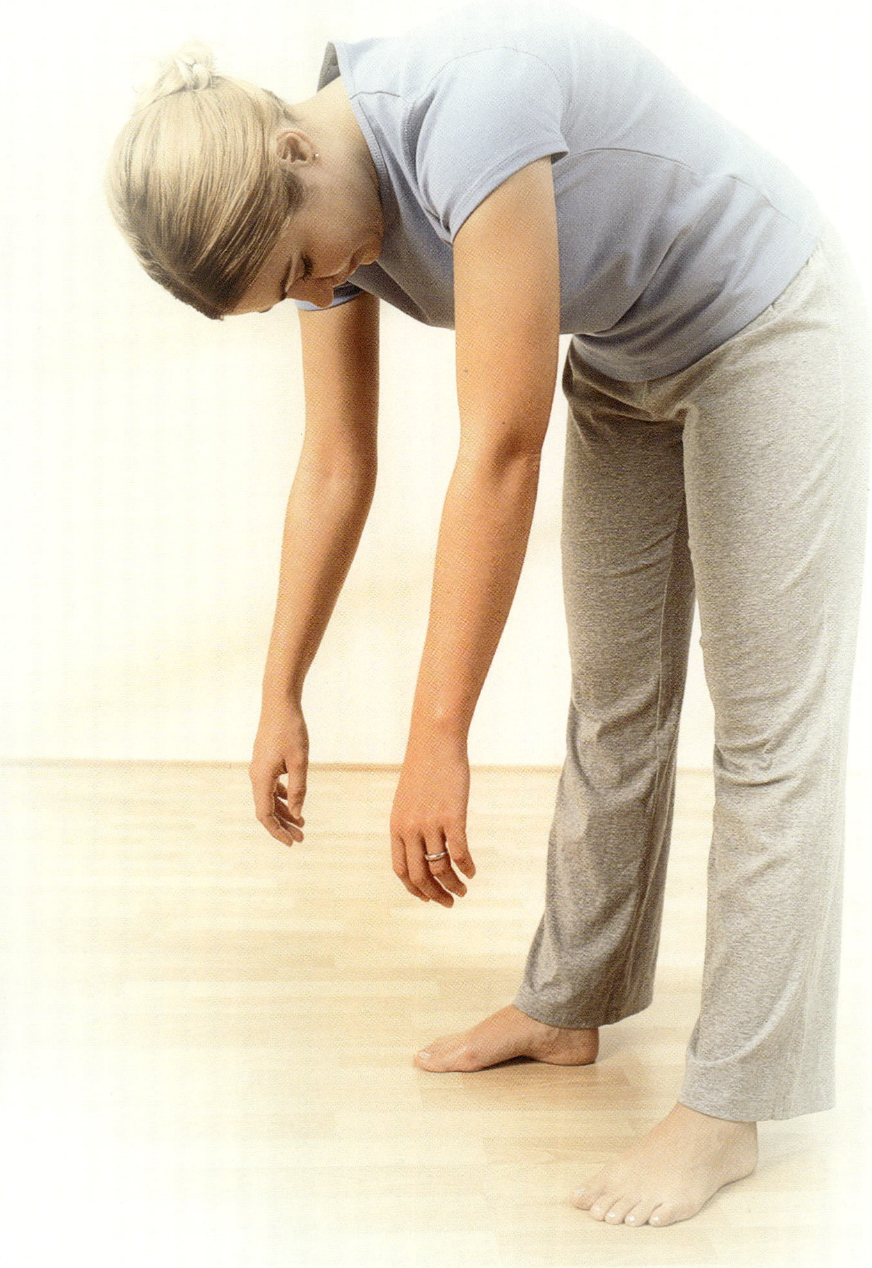

Visualisation

Visualisationen werden vor allem dazu eingesetzt, sich positive Botschaften einzugeben und sein Selbstwertgefühl zu erhöhen. Sie sind aber auch eine gute Hilfe zur Meditation, Erholung und Entspannung.

So wird es gemacht

1 Setzen, legen oder stellen Sie sich hin – je nachdem, was für Sie am bequemsten ist. Schließen Sie die Augen, und stellen Sie sich vor, sich an einem schönen Ort Ihrer Wahl zu befinden. Das kann ein tatsächlich existierender Ort sein, den Sie bereits kennen, oder auch nur eine Phantasievorstellung. Malen Sie sich diesen Ort in allen Details aus. Wie sieht die Landschaft aus, wie ist sie beschaffen, was für Farben, Geräusche und Gerüche nehmen Sie wahr?

2 Machen Sie es sich an diesem Ort so bequem wie möglich. Stellen Sie sich vor, daß Ihnen hier alles, was Sie je brauchen könnten, zur Verfügung steht und daß alles, was Sie sich wünschen, sofort Realität wird. Spielen Sie ein wenig mit diesen Gedanken, und zwar ganz ohne Werturteile oder Schuldgefühle. Sie können sich zum Beispiel ein köstliches Essen vorstellen.

3 Sobald diese Wünsche gestillt sind, stellen Sie sich vor, daß Sie nun nach Belieben durch Ihre eigene innere Welt reisen und alles erschaffen können, was Sie sich in Ihrem Leben wünschen. Gehen Sie in Gedanken alle verschiedenen Lebensbereiche durch – Beruf, Geld, Beziehung, Freizeit etc. –, und denken Sie sich, wie Ihr Leben aussehen würde, wenn all diese Dinge perfekt funktionieren würden. Malen Sie sich das absolut vollkommene Leben aus, und zwar in allen Details. Schieben Sie alle zynischen Gedanken beiseite, die Ihnen vielleicht einflüstern, daß Sie diese Vollkommenheit sowieso niemals erreichen werden.

4 Falls Sie gerade vor einem besonders schwierigen Problem stehen, stellen Sie sich vor, wie es sich vollständig löst, und zwar ganz von selbst. Es spielt keine Rolle, um was für ein Problem es sich dabei handelt – ob Sie nun das Rauchen aufgeben oder eine neue Stellung finden möchten. Was auch immer es ist: Konzentrieren Sie sich auf das erfolgreiche Endresultat und nicht auf die Schwierigkeiten, die Sie vielleicht damit haben werden, es zu erreichen. Stellen Sie sich einfach vor, Sie hätten es bereits erreicht.

5 Kehren Sie mit diesem Gefühl des Erfolgs wieder an den idealen Ort Ihrer Phantasie zurück. Schauen Sie sich dort um, und nehmen Sie die Landschaft in sich auf, bevor Sie sich von dem Ort verabschieden – bis zum nächsten Besuch. Dann kehren Sie allmählich in die Außenwelt zurück.

6 Visualisieren Sie stets das hundertprozentig Vollkommene, und analysieren Sie Ihre Phantasievorstellungen nicht. Betrachten Sie sie einfach als Samenkorn für etwas Positives, das Sie in die Erde gelegt haben und das bestimmt zu seiner Zeit wachsen und Wirklichkeit werden wird. Warten Sie voll innerer Gewißheit und Optimismus darauf, daß es sich in Ihrem Leben manifestiert.

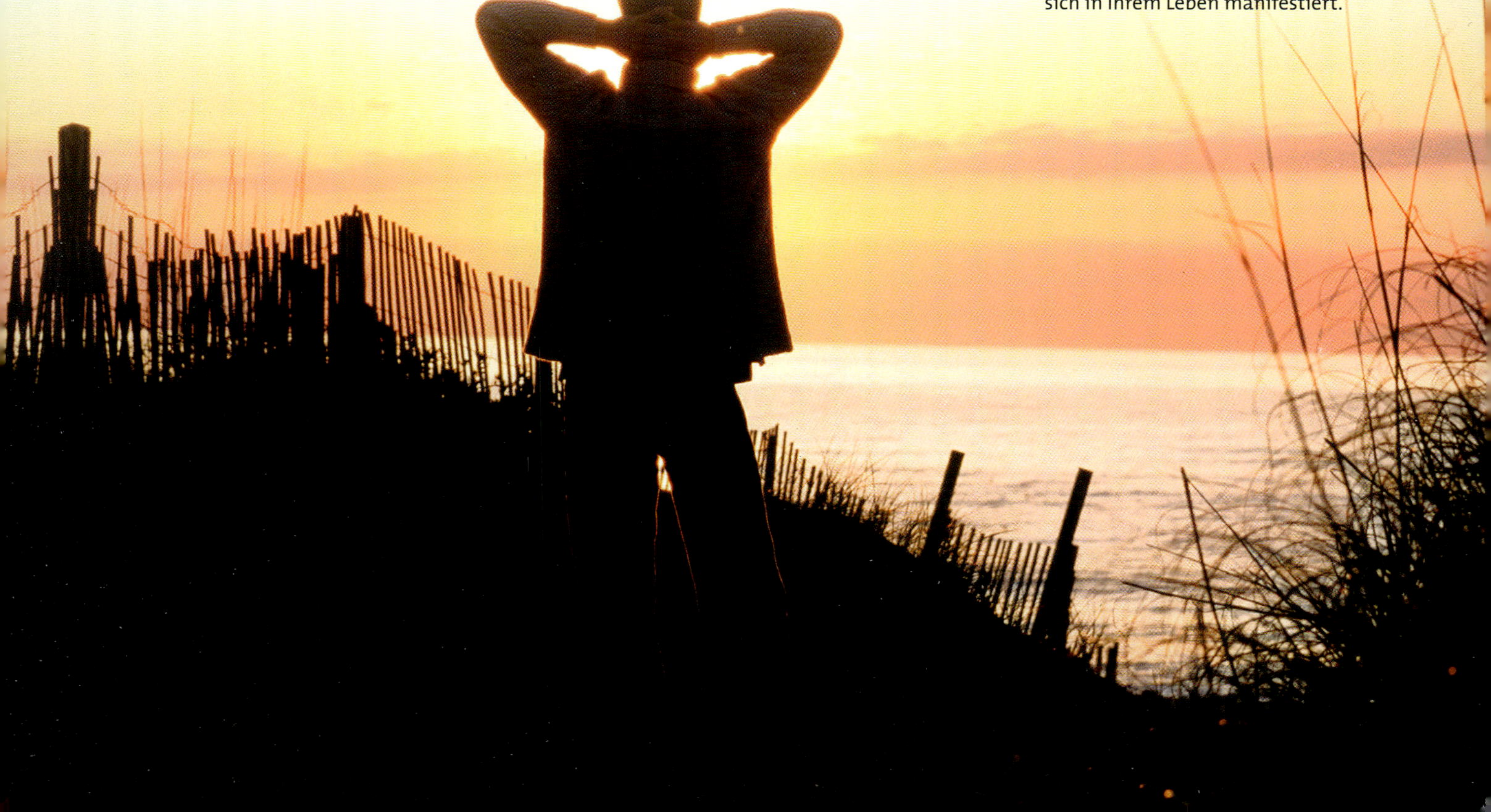

Trennkost

Gewisse Nahrungsmittel- und Getränkekombinationen können eine wertvolle Hilfe beim Abnehmen und bei der Behandlung bestimmter Verdauungsstörungen sein. Einer der Vorteile einer solchen Ernährungsweise besteht darin, daß sie Verdauung und Ausscheidung erleichtert und verbessert. Bekannte Trennkost-Formen sind beispielsweise die Hay-Diät und das Fit-for-Life-Programm.

WAS DAMIT BEHANDELT WERDEN KANN

Gewichtsprobleme und Fettleibigkeit, Abnormalitäten des Blutzuckerhaushalts, Völlegefühl und Blähungen, Magenübersäuerung, Nahrungsmittelallergien und -unverträglichkeiten.

KONTRAINDIKATIONEN

Keine.

REGELN FÜR DIE TRENNKOST

- Essen Sie Obst nur zum Frühstück. Sie können soviel davon essen, wie Sie möchten; aber verzehren Sie nicht zu viele verschiedene Obstarten auf einmal. Vor allem Melonen sollten nicht mit anderen Früchten kombiniert werden, denn sie sind sehr leicht und schnell verdaulich – noch mehr als jedes andere Obst. Wenn man sie mit anderen Nahrungsmitteln kombiniert, fangen sie im Verdauungstrakt leicht zu gären an, was zu Blähungen und Völlegefühl führt. Sie können jedoch eines der im Kasten rechts genannten »Superfood«-Präparate einnehmen. Ihre erste richtige Mahlzeit sollte erst mittags stattfinden.
- Kombinieren Sie Obst niemals mit anderen Nahrungsmitteln; essen Sie es also beispielsweise nicht als Dessert nach einem Hauptgericht. Zwischen dem Verzehr von Obst und anderen Nahrungsmitteln sollte mindestens eine halbe Stunde liegen, und nach einem Hauptgericht sollten Sie mindestens zwei Stunden warten, ehe Sie Obst essen.
- Trinken Sie zu den Mahlzeiten nichts außer einer nicht zu großen Menge Wasser, einem Verdauungstee oder Gemüsesaft. Denn durch andere Getränke verdünnen Sie Ihre Verdauungssäfte und schwächen Ihre Verdauung.
- Tierisches Eiweiß und Kohlenhydrate sollten stets getrennt voneinander verzehrt werden. Es ist auch eine gute Idee, abwechselnd an einem Tag nur Eiweiß und am nächsten nur Kohlenhydrate zu essen. Das erfordert wahrscheinlich eine ziemlich radikale Umstellung Ihrer Ernährung, da viele bekannte und beliebte Gerichte auf einer Kombination von Eiweiß und Kohlenhydraten basieren. Durch diese Trennung läßt sich jedoch vor allem die Bauchspeicheldrüse entlasten, die dann nicht mehr so intensiv arbeiten muß. Das kann Ihre Verdauung sehr verbessern.
- Essen Sie nach acht Uhr abends nichts mehr. Denn ab dieser Zeit ist Ihre Verdauung mehr oder weniger untätig. Alles, was Sie jetzt noch zu sich nehmen, liegt Ihnen schwer im Magen und wird erst am nächsten Morgen weitertransportiert, was zu einem unruhigen und gestörten Schlaf beitragen kann.

Superfoods

Als »Superfoods« bezeichnet man pflanzliche Nahrungsmittel, die einen überdurchschnittlich hohen Gehalt an wertvollen Inhaltsstoffen haben. Das können einzelne Lebensmittel wie Alfalfa und andere Sprossen oder auch Spirulina, Chlorella und blaugrüne Algen sein. Bei den letzteren Arten handelt es sich um Süßwasseralgen. Auch Meeresalgen können Sie zu sich nehmen; sie sind besonders reich an Mineralstoffen. Superfoods gibt es auch in kombinierter Form als Nahrungsergänzungsmittel (normalerweise pulverisiert).

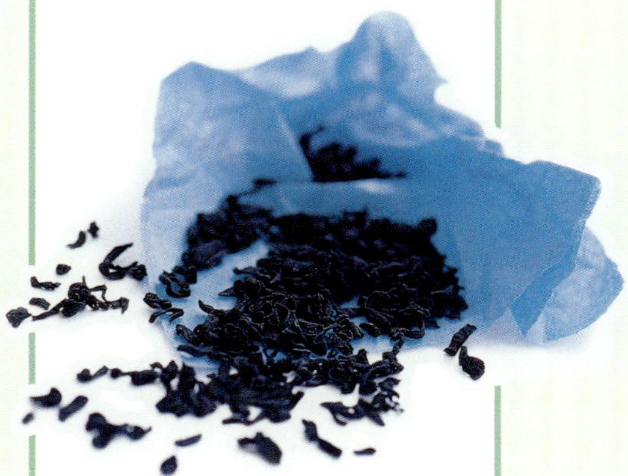

WAS DAMIT BEHANDELT WERDEN KANN

Müdigkeit/Energielosigkeit, schwache Abwehrkräfte und Verdauungsprobleme (Superfoods liefern leicht verwertbare Energie und belasten das Verdauungssystem daher nicht). Sie sind auch ein gutes Mittel gegen die negativen Auswirkungen von Streß und liefern eine Extraportion wertvoller Nährstoffe: Vitamine, Mineralstoffe, Spurenelemente und Mikronährstoffe.

KONTRAINDIKATIONEN

Überprüfen Sie die Zutatenliste auf Substanzen, gegen die Sie eventuell allergisch sind. Ansonsten gibt es keine Kontraindikationen.

Glossar: Fachbegriffe der Irisdiagnostik

Fettgedruckte Wörter im erläuternden Text verweisen auf Begriffe, die einen eigenen Eintrag im Glossar haben.

ABSORPTIONSRING (PUPILLENRAND, PUPILLENSAUM) Der schmale Ring aus pigmentiertem Gewebe, der die innere Begrenzung der Iris bzw. die äußere Begrenzung der Pupille bildet; wird auch als Absorptionsring bezeichnet, weil manche Forscher (vor allem Jensen) der Ansicht sind, daß er für die Funktionstüchtigkeit (d. h. die Absorptionsfähigkeit) der Innenwände des Verdauungstrakts steht.

AKUT Ein aktiver Krankheitsprozeß, der normalerweise kurze, aber relativ schwerwiegende Auswirkungen (z. B. Fieber, Entzündung) hat; das Gegenteil von **chronisch.**

ARCUS SENILIS Ein nicht ganz geschlossener weißlicher Plaque-Ring in der **Hornhaut,** der die äußere Iriszone frontal (manchmal auch **ventral)** verwischt und als Ablagerung von Cholesterin, Triglyzeriden, anorganischem Natrium und anderem Plaque-Material gilt, das die Arterien verstopft. Der Beiname »senilis« deutet darauf hin, daß man diesen Ring normalerweise bei älteren Menschen findet. *Siehe auch* **Cholesterinring.**

BLATTRIPPENLAKUNE Eine **Lakune** unmittelbar außerhalb der **Iriskrause,** deren Faserung an die Rippen eines Blattes erinnert. Deutet auf eine Funktionsstörung der Hohl- und Hormonorgane hin.

CHOLESTERINRING Milchigweißer Ring, der die gesamte äußere Zone der Iris umgibt (im Unterschied zum **Arcus senilis,** der keinen geschlossenen Ring bildet).

CHRONISCH Lang andauernder Krankheitsprozeß, der mit Degeneration und Nervenschädigungen verbunden sein kann. Zeigt sich durch dunkle Iriszeichen. Gegenteil von **akut.**

DEFEKTZEICHEN Auch unter dem Begriff »Substanzverlustzeichen« bekannt: ein kleines schwarzes Zeichen, häufig innerhalb einer **Krypte** oder **Lakune** gelegen. Weist auf einen degenerativen Prozeß hin.

DEPIGMENTIERUNG Pigment- oder Farbverlust in der Iris. Manche Schulen der Irisdiagnostik betrachten die Depigmentierung als Genesungszeichen; in manchen Fällen kann sie jedoch auch eine pathologische Bedeutung haben, d. h. durch eine Erkrankung, Virusinfektion oder Autoimmunstörung verursacht sein.

DIATHESE Überdurchschnittlich hohe Anfälligkeit für bestimmte Erkrankungen; eine Regulationsstörung, die angeboren oder erworben sein kann.

DICHTE Ein Maß für die Nähe der Irisfasern zueinander. Bestimmt die **Widerstandskraft** und Erholungsfähigkeit eines Menschen.

DISPOSITION Ein Begriff, der sich auf die **Dichte** und Struktur der Iris bezieht (Hauser) und das angeborene Ausmaß sowie die Verteilung von Vitalität und **Widerstandskraft** im Körper bezeichnet. Daraus lassen sich Schlüsse über die individuelle **Konstitution** ziehen.

DYSCHROMIE *siehe auch* **pathochromes Zeichen;** Pigmente in der Iris, die auf eine Stoffwechselstörung hindeuten.

EPITHEL Äußere oder innere Auskleidung eines Organs (manchmal auch als Endothel bezeichnet).

FLOCKUNGEN Helle, flockige Zonen, normalerweise in der äußeren Iriszone.

HAUTRAND, DUNKLER Verdunkelter äußerer Irisrand; Hinweis auf einen Rückfluß oder eine Reabsorption toxischer Materialien aufgrund mangelnder Ausscheidung durch die Haut.

HINTERE MEMBRAN Die Irisschicht, in der der Pupillenerweiterer liegt; besteht aus einer dünnen Muskelfaserschicht.

HORNHAUT Die durchsichtige Membran, die den vorderen Teil des Auges und teilweise auch die Augenkammer schützend umhüllt.

HUMORALE REGION Die Zone unmittelbar außerhalb der **Iriskrause.** Ihr ist der kardiovaskuläre und der Lymphkreislauf zugeordnet; außerdem liefert sie Informationen über Absorption und Verteilung von Nährstoffen im Körper sowie die hormonelle Aktivität.

HYPER- Übermäßig; verstärkt.

HYPO- Zuwenig; verringert.

IRISKRAUSE Gefäßstruktur, die die Iris in zwei konzentrische Kreise unterteilt: die **Krausenzone** (die ungefähr das innere Irisdrittel einnimmt) und die **Ziliarzone,** die etwa die äußeren zwei Drittel umfaßt.

IRISRAND (LIMBUS) Äußerer Rand, der die Iris von der **Lederhaut** abgrenzt.

KONSTITUTION Typische Reaktions- und Funktionsweise des Körpers, bestimmt durch die individuellen Erbanlagen und beeinflußt durch Lebensweise und Umweltfaktoren.

KONTRAKTIONSFURCHEN Kreisförmige Rillen oder Furchen in den vorderen Irisschichten. Es können mehrere solche Furchen in konzentrischem Muster vorhanden sein. Sie können einen vollständigen oder auch nur einen teilweisen Kreis bilden und an manchen Stellen durchbrochen sein. Kontraktionsfurchen zeigen die Auswirkungen von Streß auf den Organismus, bestimmte neuromuskuläre Muster, Mineralstoffmangel sowie durch das Nervensystem vermittelte Ungleichgewichte im Stoffwechsel an und werden auch als Krampfringe bezeichnet.

KRAMPFRINGE *siehe* **Kontraktionsfurchen.**

KRAUSENZONE Ungefähr das innere Drittel der Iris, das durch die **Iriskrause** von der **Ziliarzone** (den äußeren zwei Irisdritteln) abgetrennt wird.

KRYPTE Kleine, dunkle, häufig rautenförmige Öffnung in der Textur des **Stromas.** Liegt fast immer an oder in der Nähe von der **Iriskrause** (entweder innerhalb oder außerhalb der Krause).

LAKUNE Eine Öffnung im **Stroma,** normalerweise in Form eines ovalen Lochs in der Stromatextur, obwohl man häufig auch andere Formen findet. Lakunen können »geschlossen« (völlig von einer Faserstruktur umgrenzt) oder »offen« (nur teilweise von einer Faserstruktur umgeben) sein.

LÄSION Bruch in einem Gewebe oder einer Struktur. In der Irisdiagnostik wird dieser Begriff normalerweise gleichbedeutend mit **Krypte** oder **Lakune** gebraucht.

LEDERHAUT Das Weiße des Auges; eine durchscheinende, aus festem Bindegewebe bestehende Membran, die das Innere des Auges vor Verletzungen schützt.

LIMBUS *siehe* **Irisrand.**

LYMPHATISCHER ROSENKRANZ Ein Ring aus Tophi oder **Flockungen** in der äußeren Iriszone; man findet ihn bei der hydrogenoiden Konstitution. Er deutet auf eine Neigung zu Lymphstauungen hin.

NETZHAUT Innerste Schicht des Augapfels; eine Erweiterung oder Fortsetzung des Sehnervs, die visuelle Reize aufnimmt.

NUTRITIONSZONE Auch unter der Bezeichnung **Pupillarzone** bekannt; ist dem Verdauungstrakt zugeordnet.

ORGANFELD (ORGANBEREICH) Topographischer Sektor der Iris, der einem bestimmten Organ zugeordnet ist. Faserstruktur und Iriszeichen in Organfeldern geben Aufschluß über den Gesundheitszustand bzw. über Erkrankungen des betreffenden Organs.

PATHOCHROMES ZEICHEN Ein Pigmentzeichen in der **vorderen Grenzmembran** der Iris; nicht zu verwechseln mit der **sektoralen/zentralen Heterochromie.** Kann die verschiedensten Farben haben, von blaßgelb bis dunkelbraun; die Farbe weist auf die Art der möglichen Erkrankung hin.

PUPILLARZONE Irisabschnitt, der innen vom Pupillenrand und außen von der **Iriskrause** begrenzt wird. Auch unter der Bezeichnung **Nutritionszone** bekannt.

PUPILLENRAND *siehe* **Absorptionsring**.

PUPILLENSCHLIESSER Ein Muskelband in der **Nutritionszone (Pupillarzone)** der Iris, das die Pupille zusammenzieht.

RADIÄRFURCHEN Sternförmig angeordnete Furchen im Irisgewebe, an der Basis breiter, zum Irisrand hin spitz zulaufend. Größere Radiärfurchen gehen von der **Pupillarzone** aus und durchschneiden die **Iriskrause;** kleinere Radiärfurchen beginnen erst an der Krause und reichen bis zum **Irisrand.**

RADII SOLARIS Andere Bezeichnung für **Radiärfurchen.**

RAREFIKATION Stellenweise Auflockerung der Faserstruktur des Stromas, die auf einen Mangel an Widerstandskraft in dem diesem Irisfeld zugeordneten Organ hindeutet.

REAKTIVITÄT Fähigkeit eines Organismus, auf Bedrohungen durch Giftstoffe oder Krankheitserreger zu reagieren; zeigt sich in der relativen Farbschattierung des **Stromas** oder der **Trabekel.**

SCHNABEL-LAKUNE **Lakune** mit schnabelartiger Spitze, die die **Iriskrause** durchdringt; weist auf einen möglichen Tumor hin. Sie kann krummschnabelig (gutartiger Tumor) oder geradschnabelig (bösartiger Tumor) sein.

SEKTORALE HETEROCHROMIE Andersfarbige Pigmentierung eines deutlich abgegrenzten radialen Irissektors.

SPONDYLARTHRITISCHER BOGEN Milchiger Bogen an der Grenzlinie zwischen **Lederhaut** und Iris, normalerweise zur Nase, manchmal auch zur Schläfe hin gelegen. Anfälligkeit für Arthritis, Kalziummangel, Osteoporose.

STROMA Die Gefäßschicht, die die Grundmasse der Iris ausmacht.

TOPHI *siehe* **Flockungen**.

TOPOLABIL Ein Iriszeichen, dessen Bedeutung nicht in seiner genauen topographischen Position auf der Iriskarte, sondern in seinem allgemeinen Erscheinungsbild liegt.

TOPOSTABIL Ein Iriszeichen, dessen Bedeutung in seiner topographischen Position auf der Iriskarte liegt.

TRABEKEL Die Gefäßfasern, die das **Stroma** der Iris bilden.

TRANSVERSALE Eine »gegen den Strich« verlaufende Irisfaser.

VASKULARISATION Abtrennung der äußeren Umhüllung einer Irisfaser, die dann so aussieht, als sei sie von einem rosafarbenen Faden durchzogen. Zeichen einer Streßbelastung oder Verletzung des Organs im entsprechenden **Organfeld.**

VENTRAL Der untere Teil der Iris.

VORDERE AUGENKAMMER Mit Flüssigkeit (Kammerwasser) gefüllter Raum hinter der **Hornhaut** vor der Iris.

VORDERE GRENZMEMBRAN (VORDERE GRENZSCHICHT) Die oberste Irisschicht, die **pathochrome Zeichen** aufweisen kann; diese kommen durch Pigmentzellen in dieser Schicht zustande. In diesem Fall ist die vordere Grenzmembran auch von einer dünnen Endothelmembran umschlossen.

WABE Eine **Lakune** mit mehreren »Kammern«.

WIDERSTANDSKRAFT Fähigkeit eines Organismus, sich gegen krankhafte oder bedrohliche Einflüsse zu wehren; zeigt sich in der relativen **Dichte** des **Stromas**.

WURZELTRANSVERSALE Eine **Transversale** mit zwei oder mehreren Verzweigungen.

ZENTRALE HETEROCHROMIE Ein Pigment, das sich nur über dem zentralen Teil der Iris befindet und die **Pupillarzone,** manchmal auch noch die **Iriskrause** und die **humorale Region** bedeckt. Deutet auf mögliche Funktionsstörungen des Verdauungstrakts hin.

ZERVIKAL Den Hals betreffend.

ZILIARZONE Ungefähr die äußeren zwei Drittel der Iris, zwischen **Iriskrause** und **Irisrand (Limbus).**

Register

Danksagungen

Mein Dank geht an: Anji Jackson-Main für ihre unendliche Liebe, Ermutigung und Unterstützung; Richard Schulze dafür, daß er den Horizont meiner Vorstellungen von Gesundheit und Krankheit mehr erweiterte, als ich es mir je hätte träumen lassen; Harri Wolf für seine klare, präzise Unterweisung und seine genialen Irisdiagnosen, die mich bei meiner langjährigen Forschungsarbeit sehr beflügelt haben; Michelle Bernard dafür, daß sie mich zum Schreiben dieses Buches ermutigte; und allen Mitarbeitern von Carroll & Brown dafür, daß sie meine Arbeit an diesem Buch so angenehm gestaltet haben; Angela und Peter Bradbury, Jill Davies, Farida Sharan, Harri Wolf und Ellen Tart-Jensen für ihre bereitwillige Unterstützung; meinen Eltern, meiner Frau Anji und meinen Kindern Seth, Aaron, Jasper und Chloe für die vielen Einblicke in das Wunder der Vererbung und dafür, daß sie mir geholfen haben, den Sinn in meinem Leben zu finden; und den Pionieren der Irisdiagnostik, die mit ihrer Arbeit alle irgendwie zu den hier präsentierten Informationen beigetragen haben.

Bildnachweis

S. 12 und 13 (oben) The Guild of Naturopathic Iridologists, 94 Grosvenor Road, London SW1 3LF, www.gni-international.org
S. 13 (unten) David Christopher, www.herballegacy.com
S. 108 (oben) Brian Carter/Garden Picture Library
S. 108 (unten) Imagesprite.com
S. 109 Imagesprite.com
S. 122 John Henley/Corbis

Hilfreiche Websites

www.iridology.de
www.iridologie.de
www.ak-augendiagnose.de
www.iris-diagnostik.com
www.thenaturalcentre.com
www.gni-international.org

AT Verlag
Bahnhofstraße 41
CH-5000 Aarau
Telefon +41 (0)58 200 44 00
Fax +41 (0)58 200 44 01
E-Mail: info@at-verlag.ch
Internet: www.at-verlag.ch